Kohlhammer

Die Autorin

Dorothee Wellens-Mücher, MTR-A, Altenpflegerin, Heilpraktikerin, Alexandertechniklehrerin (AT) studiert seit 1980 in Deutschland und den USA Akupressur und Qi Gong, unterrichtet seit 1985 bundesweit. Sie begründete die Schule MediAkupress® und entwickelte das Konzept »Begleitende Hände«. https://www.mediakupress.de/

Dorothee Wellens-Mücher

Akupressur in Pflege und Betreuung

Praktische Anwendung des Konzepts
»Begleitende Hände«

4., aktualisierte Auflage

Verlag W. Kohlhammer

Dieses Werk einschließlich aller seiner Teile ist urheberrechtlich geschützt. Jede Verwendung außerhalb der engen Grenzen des Urheberrechts ist ohne Zustimmung des Verlags unzulässig und strafbar. Das gilt insbesondere für Vervielfältigungen, Übersetzungen, Mikroverfilmungen und für die Einspeicherung und Verarbeitung in elektronischen Systemen.

Pharmakologische Daten verändern sich fortlaufend durch klinische Erfahrung, pharmakologische Forschung und Änderung von Produktionsverfahren. Verlag und Autoren haben große Sorgfalt darauf gelegt, dass alle in diesem Buch gemachten Angaben dem derzeitigen Wissensstand entsprechen. Jeder Benutzer ist dringend angehalten, die gemachten Angaben, insbesondere in Hinsicht auf Arzneimittelnamen, enthaltene Wirkstoffe, spezifische Anwendungsbereiche und Dosierungen anhand des Medikamentenbeipackzettels und der entsprechenden Fachinformationen zu überprüfen und in eigener Verantwortung im Bereich der Patientenversorgung zu handeln. Aufgrund der Auswahl häufig angewendeter Arzneimittel besteht kein Anspruch auf Vollständigkeit.

Die Wiedergabe von Warenbezeichnungen, Handelsnamen und sonstigen Kennzeichen in diesem Buch berechtigt nicht zu der Annahme, dass diese von jedermann frei benutzt werden dürfen. Vielmehr kann es sich auch dann um eingetragene Warenzeichen oder sonstige geschützte Kennzeichen handeln, wenn sie nicht eigens als solche gekennzeichnet sind.

Dieses Werk enthält Hinweise/Links zu externen Websites Dritter, auf deren Inhalt der Verlag keinen Einfluss hat und die der Haftung der jeweiligen Seitenanbieter oder -betreiber unterliegen. Zum Zeitpunkt der Verlinkung wurden die externen Websites auf mögliche Rechtsverstöße überprüft und dabei keine Rechtsverletzung festgestellt. Ohne konkrete Hinweise auf eine solche Rechtsverletzung ist eine permanente inhaltliche Kontrolle der verlinkten Seiten nicht zumutbar. Sollten jedoch Rechtsverletzungen bekannt werden, werden die betroffenen externen Links soweit möglich unverzüglich entfernt.

Piktogramme

 Beispiel   Definition

 Wichtig   Warnung

4., aktualisierte Auflage 2025

Alle Rechte vorbehalten
© W. Kohlhammer GmbH, Stuttgart
Fotos: Fotodesign Jürgen Gocke, Emmendingen, www.fotodesign-gocke.de und Dorothee Wellens-Mücher
Grafiken und Zeichnungen: Designbüro Volker Dominiczak, Bremen, www.dbd-bremen.de

Gesamtherstellung: W. Kohlhammer GmbH, Heßbrühlstr. 69, 70565 Stuttgart
produktsicherheit@kohlhammer.de

Print:
ISBN 978-3-17-045361-6

E-Book-Formate:
pdf: ISBN 978-3-17-045362-3
epub: ISBN 978-3-17-045363-0

Inhalt

Übersicht über das elektronische Zusatzmaterial............		9
Geleitwort..		11
Vorwort..		13
Entstehung und Entwicklung des Konzeptes: »Begleitende Hände – Akupressur in Pflege und Betreuung«............		13
1 Grundlagen.......................................		**15**
1.1	Punkte....................................	15
1.2	Leitbahnen................................	16
1.3	*qi*	17
1.4	*Yin* und *Yang*.............................	18
1.5	Funktionskreise und Wandlungsphasen...........	20
2 **»Begleitende Hände« – Punktlokalisation, Druckstärke, Verweilen**..		**25**
2.1	*Wuwei*	25
2.2	Punkte finden..............................	26
2.3	Verweilen auf den Punkten....................	29
2.4	Patienten sind bekleidet bei der Anwendung der Punkte.....................................	31
3 **Anleitung von Angehörigen**.........................		**32**
4 **Kontraindikationen und mehr**......................		**38**
4.1	Kontraindikationen aus Sicht der Pflege-/Betreuungskraft.............................	38
4.2	Kontraindikationen aus Sicht der Patienten........	39
4.3	Dauerstimulationen.........................	39
4.4	Häufigkeit der Anwendung von Akupressursequenzen.......................	39
5 **Dauerstimulation einzelner Punkte**..................		**40**
5.1	Dauerstimulation einzelner Fernpunkte..........	40
5.2	Dauerstimulation von Lokalpunkten mit Gitterpflastern.............................	43

	5.3	Kombination von Gitterpflastern mit Dauerstimulation von Fernpunkten 46
	5.4	Allgemeine Empfehlungen und Kontraindikationen 46
6	**Basisbausteine** **48**	
	6.1	Basisbaustein: Das *qi* wecken.................... 48
	6.2	Basisbaustein: Schulter, Kiefer, Nacken 58
	6.3	Basisbaustein: *ampuku*-Bauchmassage 66
	6.4	Handakupressur................................... 75
7	**Regional wirksame und andere Fernpunkte zur Behandlung von Schmerzen, Spastik, Kontrakturen und mehr** **84**	
	7.1	Zusammenhang von Qi-Fülle bzw. -Leere, Muskeltonus, Beweglichkeit und Schmerz.......... 84
	7.2	Regional wirksame Fernpunkte 86
	7.3	Weitere Punkte für spezifische Symptome.......... 93
8	**Behandlung von Kontrakturen, Schmerz und Bewegungseinschränkungen nach dem *wuwei*-Prinzip..**	**100**
	8.1	Akupressur zur Vorbereitung der Kontrakturbehandlung 100
	8.2	Mobilisation kontrakter Gelenke nach dem *wuwei*-Prinzip................................. 102
9	**Behandlung von Atemstörungen** **107**	
	9.1	Pathologie und Behandlung 107
	9.2	Unfähigkeit zur vollständigen Einatmung – Schwäche 108
	9.3	Die Unfähigkeit vollständig auszuatmen – Blockade, Stauung und Fülle 110
	9.4	Wirkung der einzelnen Punkte in Bezug auf die Atmung...................................... 112
10	**Behandlung von Ödemen und Harnverhalt**........... **114**	
	10.1	Ödeme in der oberen Körperhälfte................ 114
	10.2	Gesichtsödeme 116
	10.3	Ödeme in der unteren Körperhälfte 118
	10.4	Harnverhalt..................................... 122
	10.5	Wirkung der einzelnen Punkte in Bezug auf Ödeme... 123
11	**Behandlung von Übelkeit, Appetitlosigkeit und Schluckauf** **124**	
	11.1	Pe 6 124
	11.2	Übelkeit, Appetitlosigkeit, Schwäche 130

11.3	Schluckauf	131
11.4	Regulierung des Speichelflusses	132

12 Behandlung von Verstopfung und Durchfall **134**
- 12.1 Verstopfung 135
- 12.2 Durchfall.. 139
- 12.3 Wirkung der einzelnen Punkte in Bezug auf Durchfall und Verstopfung 139

13 Behandlung von Angst, Unruhe, Schmerz und Schlaflosigkeit **141**
- 13.1 Angst und Unruhe aus Sicht der chinesischen Medizin.. 141
- 13.2 Pathologie und Behandlung 144
- 13.3 Schmerz 150
- 13.4 Schlaflosigkeit.................................. 151
- 13.5 Wirkung der einzelnen Punkte in Bezug auf Angst und Unruhe 152

14 Behandlung bei demenzbedingten Symptomen **154**
- 14.1 Akupressur kann Demenzkranke beruhigen........ 154
- 14.2 Projekt zur Wirkung von Akupressur auf demenzspezifische Symptome.................... 154
- 14.3 Bausteine.. 158
- 14.4 Besonderheiten zur Ausführung................. 158
- 14.5 Demenz und Schmerz 159

15 Finalphase... **162**
- 15.1 Seele 162
- 15.2 Wenn *Yin* und *Yang* sich trennen 163
- 15.3 Bausteine.. 165

16 Punkte, Lokalisationen und Indikationen **167**
- 16.1 Punkte der Lungenleitbahn..................... 168
- 16.2 Punkte der Dickdarmleitbahn 170
- 16.3 Punkte der Magenleitbahn 172
- 16.4 Punkte der Milzleitbahn 179
- 16.5 Punkte der Herzleitbahn 182
- 16.6 Punkte der Dünndarmleitbahn 185
- 16.7 Punkte der Blasenleitbahn...................... 187
- 16.8 Punkte der Nierenleitbahn 194
- 16.9 Punkte der Pericardleitbahn 197
- 16.10 Punkte der dreifachen Erwärmerleitbahn 201
- 16.11 Punkte der Gallenblasenleitbahn 204
- 16.12 Punkte der Leberleitbahn 208
- 16.13 Punkte des Konzeptionsgefäßes 210
- 16.14 Punkte des Lenkergefäßes...................... 215

17	Zusammenfassung der Punkte nach Regionen und Indikationen	218
18	Leitbahnen und Handakupressur	220

Zusatzmaterial zum Download.......................... 236

Schulungen.. 237

Danke 238

Literatur 239

Übersicht über das elektronische Zusatzmaterial

Kapitel 17: Zusammenfassung der Punkte nach Regionen und Indikationen

- **Tabellen:** Lokal- und Fernpunkte

Kapitel 18: Leitbahnen und Handakupressur

- **Abb. 18.1:** Lungenleitbahn
- **Abb. 18.2:** Dickdarmleitbahn
- **Abb. 18.3:** Magenleitbahn
- **Abb. 18.4:** Milzleitbahn
- **Abb. 18.5:** Herzleitbahn
- **Abb. 18.6:** Dünndarmleitbahn
- **Abb. 18.7:** Blasenleitbahn
- **Abb. 18.8:** Nierenleitbahn
- **Abb. 18.9:** Pericardleitbahn
- **Abb. 18.10:** Dreifache Erwärmerleitbahn
- **Abb. 18.11:** Gallenblasenleitbahn
- **Abb. 18.12:** Leberleitbahn
- **Abb. 18.13:** Ren Mai Konzeptionsgefäß
- **Abb. 18.14:** Du Mai Lenkergefäß
- **Abb. 18.15:** 1. Umlauf
- **Abb. 18.16:** 2. Umlauf
- **Abb. 18.17:** 3. Umlauf

Geleitwort

Dorothee Wellens-Mücher hat mit dem vorliegenden Werk etwas Besonderes geschaffen: Einerseits fehlte es schon seit langem an einem Leitfaden für Pflegende im Bereich Akupressur/Shiatsu, andererseits hat sie den Anspruch noch getoppt, indem sie diesen Behandlungsansatz auch noch für die palliativmedizinischen Belange erschlossen hat.

Frau Wellens-Mücher versteht es vor allem, die komplexe Thematik sehr bildhaft und damit sehr verständlich darzustellen. In feinfühliger Weise führt sie die Leser und Leserinnen zur Kontaktaufnahme an die Patienten heran. Schon die Formulierungen sind hervorragend gelungen und erleichtern den praktischen Zugang für die Anwender deutlich. Eine Fülle von Fotos verdeutlicht plastisch die manuelle Umsetzung der ausgesprochen sanften Methode, die sich deutlich von der wesentlich robusteren Akupressur unterscheidet. Dies macht MediAkupress® mit dem Konzept »Begleitende Hände« wesentlich geeigneter speziell für die palliativen Indikationen.

Das Buch ist sehr übersichtlich aufgebaut und erschließt sich inhaltlich wie von selbst. Der anschauliche Stil und eine Vielzahl von Beispielen machen das Lesen zum Vergnügen. Das Buch eignet sich auch sehr gut zur Vorbereitung auf praktische Einführungs- und Umsetzungskurse.

Allen medizinisch und physiotherapeutisch Tätigen bis in den palliativmedizinischen Bereich ist das Buch wärmstens zu empfehlen und im besten Sinn an die Hand zu geben.

Raymund Pothmann,
Facharzt für Neuropädiatrie, Schmerztherapie und Palliativmedizin
Hamburg, im Herbst 2013

Vorwort

Entstehung und Entwicklung des Konzeptes: »Begleitende Hände – Akupressur in Pflege und Betreuung«

Als ich 2003 meine mehr als 20-jährige Erfahrung im Unterrichten von Physio- und Ergotherapeuten in Akupressur sowie in der Behandlung von Patienten in der Methode MediAkupress® zusammenfasste, hatte ich keine Ahnung, wie sich diese Arbeit weiterentwickeln würde. Ausgelöst durch Judith Israel, eine Physiotherapeutin aus Neubrandenburg, die im Rahmen ihrer Arbeit auf der Palliativstation Punktkombinationen in die Lymphdrainage integrierte, entwickelte sich das Konzept »Begleitende Hände«. Die Palliativärzte Dr. med. Axel Goepel und Dr. med. Marcus Wyrwol baten um eine Akupressurschulung für Pflegekräfte. Das war eine große Herausforderung, da es galt, kurze, wirksame und einfache Punktkombinationen zur Integration in die Pflege zusammenzustellen. Um dieser gerecht zu werden, betreute ich Gäste im Hospiz sowie krebskranke Kinder auf der Onkologie in Bremen und Bewohner eines Altenheims mit Akupressur. Mit der Zeit kristallisierten sich kurze, effektive Punktsequenzen heraus, die die Arbeit im Pflege- und Betreuungsalltag unterstützen und erleichtern können.

Am häufigsten wurde das Konzept »begleitende Hände« in Hospizen, auf Palliativstationen, in SAPV-Teams und in der ambulanten Pflege integriert und angewendet. In diesen Bereichen ist es einfacher, sich die Zeit zu nehmen, die am Anfang notwendig ist, um die Akupressur zu implementieren. Inzwischen gibt es viele Teams, in denen fast alle Mitarbeiter geschult sind, was eine große Kontinuität in der Anwendung garantiert. Die Erleichterungen, die sich für die Patienten und die Betreuenden daraus ergeben, sind enorm und führen zudem langfristig zu einer großen Zeitersparnis. Auch viele Angehörige oder Patienten werden von diesen Teams angeleitet und mit in die Akupressur einbezogen. Besonders bei Patienten mit langwierigen, chronischen Erkrankungen sind alle froh, mit der Akupressur eine einfache Möglichkeit zur Symptomlinderung gefunden zu haben. Die Teams profitieren von der zunehmenden Kompetenz der Patienten und Begleitenden. Manche von ihnen gehen dann mit Hilfe dieses Buches ihren eigenen Weg und setzen vieles selbstständig und kreativ um (▶ Kap. 3). Damit dies noch einfacher gelingt, wurden die Leitbahnen in ihren Verläufen als Abbildungen aufgenommen und durch eine Symptomliste ergänzt, in der die häufigsten Symptome und die möglichen Punkte zur Behandlung zusammengefasst worden sind.

Vor acht Jahren, als die 2. Auflage erschien, war es mein Wunsch, dass das Konzept »begleitende Hände« einen Weg in Altenheime und Behinderteneinrichtungen findet. Dieser hat sich erfüllt, viele Pflege- und Betreuungskräfte und Therapeut/-innen sind geschult.

Da wir MediAkupress®-Dozentinnen in einem engen Austausch untereinander und mit den Kursteilnehmenden sind, bleiben wir immer nahe an der Praxis und hören die Fragen und Wünsche, die in diesem Zusammenhang geäußert werden. Das inspiriert uns dazu, neue Ideen zu entwickeln, auszuprobieren und weiterzugeben. So ist der neue Basisbaustein »Handakupressur« entstanden und auch die Arbeit mit den Gitterpflastern. Diese habe ich zum Anlass genommen, die Zusammenhänge von *Qi*, Muskeltonus, Schmerz und Beweglichkeit genauer zu erläutern, wodurch mehr Klarheit und Sicherheit entstanden ist. Bei allen Veränderungen und Neuerungen ist es uns wichtig, dass die Grundprinzipien – Achtsamkeit, mitfühlender Kontakt, patientenorientiertes Arbeiten und die Grundlagen der traditionellen chinesischen Medizin gewahrt bleiben. Weiterhin ist das Kap. 17 »Zusammenfassung der Punkte nach Regionen und Indikationen« komplett überarbeitet worden.

Wie vielfältig dieses Konzept einsetzbar ist, lässt sich an den unterschiedlichen Facharbeiten erkennen, die inzwischen geschrieben worden sind und hier zum Teil zitiert werden. Sie sind in ganzer Länge unter https://www.mediakupress.de/links zu finden.

Diese 4. Auflage widme ich meinem Bruder Gregor und meiner Freundin Marga. Mein Bruder litt während seiner Krebserkrankung unter großen Ängsten und Unruhe. Nachdem ich bei ihm die Handakupressur zum ersten Mal angewendet habe, war er sehr entspannt und sagte: »jetzt könnte ich sterben«. Bis zu seinem Tod hat er sich oft diese Behandlung gewünscht. Meine Freundin Marga, die im Alter von 78 Jahren an Darmkrebs gestorben ist hat sich anhand des Buches bei unterschiedlichsten Symptomen selbst behandelt und dadurch viel Linderung erfahren. Damit hat sie mir Mut gemacht die Anleitung von Patienten zur Selbstbehandlung in den Fokus zu stellen.

Nun wünsche ich Ihnen viel Freude bei der Anwendung von MediAkupress® und erfüllende Begegnungen.

Dorothee Wellens-Mücher   November 2024

1 Grundlagen

Die Anfänge der chinesischen Medizin liegen sehr weit in der Vergangenheit, die ersten Aufzeichnungen sind auf das dritte Jahrhundert v.Chr. datiert. Wie genau sie sich entwickelt hat, lässt sich aus den Texten nicht entnehmen, aber so wie nachfolgend dargestellt, könnte es sich zugetragen haben.

1.1 Punkte

Wie überall auf der Welt werden sich wohl auch im alten China die Menschen intuitiv dort berührt haben, wo sie Schmerzen und Unwohlsein im Körper erlebten. Mit Sicherheit wussten sie auch damals schon, wie wohltuend es ist, sich bei Verspannungen den Nacken zu reiben, bei Kopfweh die Schläfen oder die Stirn zu massieren oder den Rücken bei Schmerzen und Schwäche zu stützen. Sie entdeckten dabei, dass es nicht nur die Berührung an sich war, die gut tat, sondern dass es bestimmte kleine Bereiche waren, mit denen sie Beschwerden besonders erfolgreich lindern konnten. Man begann dann wohl, dieses intuitive Handeln und die besonders wohltuenden Stellen, die heute als Akupunktur- und Akupressurpunkte bekannt sind, genauer zu erforschen. Dabei wurde eine ganze Reihe von Entdeckungen gemacht, so zum Beispiel, dass die Punkte anatomisch bei allen Menschen an den gleichen Stellen liegen und dass sich die Beschwerden, bei denen diese gehalten oder gerieben werden, jeweils sehr ähnlich sind. Aufgrund der sich wiederholenden Erfahrungen im Laufe der Jahrtausende wurden die Indikationen für den Einsatz dieser Punkte immer genauer und detaillierter beschrieben. Dabei werden Punkte, die dort liegen, wo auch die Beschwerden sind, Lokal- oder auch Nahpunkte genannt.

Auch andere menschliche Gesten, z.B. das Reiben der Handflächen bei Nervosität, weckten Aufmerksamkeit. Wie schon bei den Lokalpunkten wurden Zusammenhänge in Bezug auf Beschwerden erkennbar. Immer mehr Punkte, die an Armen und Beinen liegen und von dort aus auf die Symptome von Beschwerden wirken, kamen dazu. Diese werden Fern- oder Distalpunkte genannt. Später wurde begonnen, Lokal- und Fernpunkte miteinander zu kombinieren.

Ort der Einflussnahme

1 Grundlagen

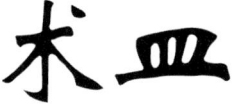

Abb. 1.1:
Ort der Einflussnahme

»Im chinesischen heißen diese Orte *shu-xue,* was so viel wie ›Loch‹, ›Öffnung‹, ›Vertiefung‹ oder auch ›Ort der Einflussnahme‹ heißt. […] Diese Orte nennen wir Akupunkturpunkte. Es handelt sich bei den Akupunkturpunkten also nicht um beliebige Punkte auf der Haut, sondern um Einlässe zu den sogenannten Energieleitbahnen, über die man auf den energetischen Prozess Einfluss nehmen kann« (Hempen 1988, S. 169–170).

»In alten Zeiten, als die chinesischen Städte noch von Mauern umgeben waren, wurden die Tore geöffnet, um Versorgungsgüter hineinzulassen, und geschlossen, um Schaden abzuwehren. Die Akupunkturpunkte sind solche Tore, subtile Pforten des Körpers, die geöffnet und geschlossen werden, um seine Dynamik zu regeln« (Beinfield & Korngold 2003, S. 291).

- Nah- oder Lokalpunkte sind Punkte, die am Ort von Beschwerden bzw. in deren Nähe liegen und Einfluss auf diese haben.
- Fern- oder Distalpunkte wirken aus der Distanz regulierend auf unterschiedliche Funktionen im Menschen.

1.2 Leitbahnen

Einige Menschen beschrieben von den Punkten ausgehend kribbelnde, pulsierende, strömende, warme oder kühle Ausstrahlungen. Es zeigte sich, dass es in den Beschreibungen dieser Phänomene große Übereinstimmungen gab. Durch jahrhundertelange Erfassungen dieser Aussagen wurden immer genauere »Wege« beschrieben, die den Körper durchziehen und die Punkte miteinander verbinden.

»Der chinesische Begriff *jing-luo* wird […] mit Leitbahnen übersetzt. […] *jing* heißt ›durchgehen‹ oder ›der Faden eines Stoffes‹ und *luo* heißt ›etwas, was verbindet oder anknüpft‹ beziehungsweise ›ein Netz‹ […] In der chinesischen Theorie gelten die Bahnen als unsichtbar; nichtsdestoweniger denkt man sie als eine physische Realität. […] Die Leitbahnen verbinden das Innere des Körpers mit dem Äußeren […] eine Behandlung an der Oberfläche des Körpers gelegener Punkte wirkt sich auf das Innere des Körpers aus« (Kaptchuk 1988, S. 90).

»Es werden Leitbahnen beschrieben, von denen genau vorhergesagt werden kann, dass hier energetische Prozesse hindurch ziehen, die jedoch mit keinem Mikroskop sichtbar gemacht werden können, die bei keiner anatomischen Sezession gefunden werden. Vergleichbar sind diese energetischen Prozesse auch mit den Bahnen der Planeten, die nach unseren Berechnungsmöglichkeiten exakt bestimmt werden können. Schon seit langem sind genaue Vorhersagen über konkrete Orte des Himmels möglich, an denen zu bestimmten Zeiten ein Planet vorbeikommt. In der übrigen Zeit ist die postulierte Bahn nicht nachweisbar, setzt sich von ihrer Umgebung nicht nachweisbar ab« (Hempen 1988, S. 171).

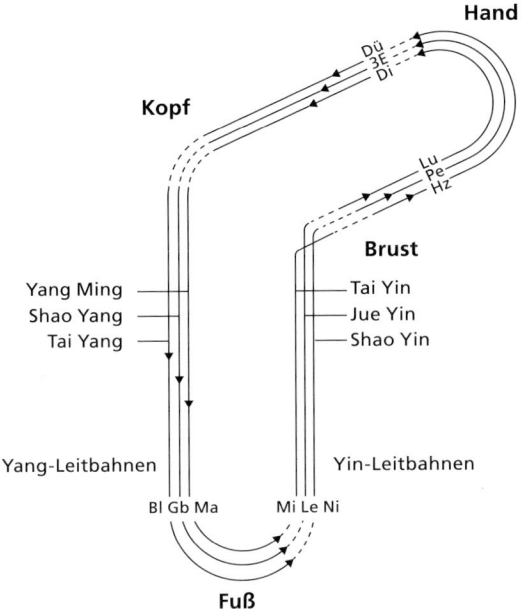

Abb. 1.2: Leitbahnen

1.3 *qi*

All diese Beobachtungen führten zu der Vorstellung, dass es eine Kraft im Körper gibt, die allen Lebensvorgängen zugrunde liegt. Sie zirkuliert entlang der Leitbahnen und verdichtet sich in den Punkten, über deren Stimulation sie reguliert werden kann. Diese Kraft wurde *qi* genannt.

»Wir können sagen, dass alles im Universum [...] aus Qi zusammengesetzt und durch sein Qi definiert ist. Aber Qi ist weder ein unveränderlicher Urstoff noch einfach die Lebensenergie, obwohl das Wort gelegentlich so übersetzt wird. [...] aber vielleicht können wir uns Qi als Materie an der Grenzlinie zur Energie oder als Energie am Punkt der Materialisierung vorstellen. [...] Qi wird vielmehr funktional verstanden: durch sein Wirken« (Kaptchuk 1988, S. 46–47).

»Laut diesen alten Philosophen sind sogar Leben und Tod nichts anderes als Aggregation und Dispersion von *qi*. Wang Chong (27–97 n.Chr.) sagt: ›Qi formt den menschlichen Körper genauso, wie Wasser zu Eis wird. So wie Wasser friert, um Eis zu werden, so ballt sich auch das Qi zusammen, um den menschlichen Körper zu formen. Wenn Eis schmilzt, wird es zu

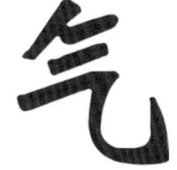

Abb. 1.3: *qi*

Wasser. Wenn der Mensch stirbt, wird er oder sie wieder zu Geist – shen. Es wird jetzt *Geist* genannt, genauso wie geschmolzenes Eis seinen Namen zu Wasser ändert«< (Maciocia 1994, S. 40).

Zusammenfassung

> *qi* ist eine Kraft, deren Fließen im Körper auf unterschiedlichste Weise zu erfahren ist. Als Ausbreitung und Strömen entlang der Leitbahnen in Form von Wärme, Taubheit, Kribbeln oder einer Art Schauer. *qi* verdichtet sich in Punkten. Diese sind deutlich zu spüren, wenn sie z. B. mit Druck stimuliert werden. Über die Punkte kann auf das Wirken von *qi* Einfluss genommen werden. Das betrifft alle körperlichen, seelischen und geistigen Vorgänge im Menschen.

1.4 *Yin* und *Yang*

Aus Sicht der chinesischen Philosophie und Medizin ist der Mensch untrennbar mit der Natur verbunden. Es ist durch das Erforschen und Verstehen der äußeren Phänomene gelungen, innere Vorgänge im Menschen – Physiologie – zu erklären sowie Erkrankungen und ihre Symptome – Pathologie – zu verstehen.

Das Urbild von *Yin* und *Yang* ist das eines Berges mit einer sonnenbeschienenen und einer Schattenseite. Die Sonnenseite wird *Yang* genannt. Dort ist es wärmer und heller. Die Pflanzen streben dem Licht entgegen und öffnen ihre Blüten, Wasser verdampft und steigt nach oben. Der Schatten entspricht dem *Yin*, es ist kühler und dunkler. Die Pflanzen schließen ihre Blüten, Wasserdampf kondensiert zu Wasser und tropft nach unten, um von der Erde aufgenommen zu werden.

Abb. 1.4: Urbild von *Yin* und *Yang*

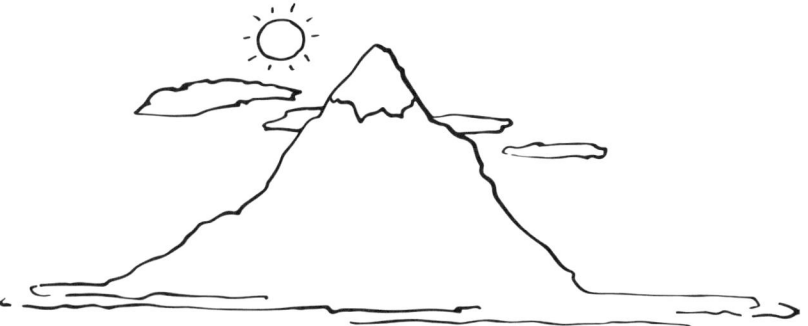

1.4 Yin und Yang

So werden dem *Yang* Wärme, Helligkeit, das Äußere, das sich Öffnende, Aufsteigende und Verströmende, die Aktivität, der Tag und der Sommer zugeordnet.

Yin steht für das Kühle, Dunkle, das Innere, sich Zusammenziehende, Aufnehmende und Bewahrende, die Nacht und den Winter.

Viel entscheidender als diese Zuordnung ist die Dynamik, die sich aus diesem Bild ergibt. Da die Sonne im Laufe des Tages wandert, verschieben sich Sonnen- und Schattenseite. Am Abend liegt der Teil des Berges im Schatten, der morgens in der Sonne war und umgekehrt. Somit handelt es sich bei *Yin* und *Yang* nicht um eine starre Zuordnung, sondern um Polaritäten. Alle Prozesse schwingen zwischen den Polen hin und her, auf und ab, nach innen und außen. So wie Tag und Nacht aufeinander folgen und sich dabei verändern, so wie die Jahreszeiten aufeinander folgen, entwickeln sich alle grundlegenden Lebensprozesse. Ruhe und Aktivität bedingen einander. Erst durch die Kraft, die beim Ruhen gesammelt wurde, erwächst der Impuls zum Handeln. Zusammenziehen und Öffnen brauchen einander, damit z.B. Bewegungen geschmeidig verlaufen. Wenn Muskeln sich zusammenziehen, dehnen sich andere. Daraus ergibt sich, dass es sich bei *Yin* und *Yang* nicht um Gut oder Schlecht handeln kann, nicht um Kräfte der Konfrontation und des Kampfes, sondern vielmehr um solche des Miteinanders und der Kooperation.

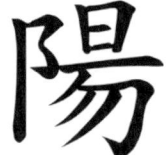

Abb. 1.5: *Yang*

»Der Himmel wurde erzeugt durch eine Ansammlung von Yang; die Erde wurde erzeugt durch eine Ansammlung von Yin. Wasser und Feuer sind die Symbole von Yin und Yang; Yin und Yang sind [...] der Anfang aller Dinge Schöpfung. Das Yang steigt zum Himmel auf; das Yin sinkt zur Erde ab. So weist das Universum Ruhe und Bewegung auf; sie werden kontrolliert durch die Weisheit der Natur. Die Natur schenkt die Macht zu empfangen und zu wachsen, zu ernten und zu speichern, zu beenden und neu zu beginnen. Huangdi Neijing ›Der gelbe Kaiser der inneren Medizin‹« (Beinfield & Korngold 2003, S. 73).

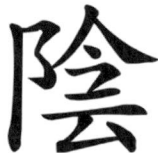

Abb. 1.6: *Yin*

Verläuft der Wandlungsprozess von *Yin* und *Yang* im Inneren des Menschen reibungslos und unbehindert, so ist dieser bei guter Gesundheit; ist der Prozess gestört, so kommt es zu Krankheiten. Diese werden anhand des Ungleichgewichtes von *Yin* und *Yang* beschrieben.

Zur Beschreibung stehen unter anderem die acht diagnostischen Leitkriterien zur Verfügung. Die Symptome werden eingeordnet in: Innen/Außen; Kälte/Hitze, Fülle/Leere; *Yin/Yang*.

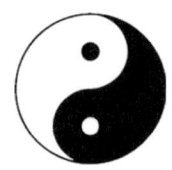

Abb. 1.7: *Yin* und *Yang*

Zum Beispiel gilt es zu klären, ob eine Störung mehr durch Kälte- oder mehr durch Hitzezeichen charakterisiert ist, ob sie sich mehr an der Oberfläche oder im Inneren des Körpers abspielt und von Mangel- oder Füllesymptomen geprägt ist.

1 Grundlagen

1.5 Funktionskreise und Wandlungsphasen

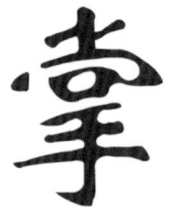

Abb. 1.8: zang

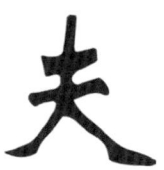

Abb. 1.9: fu

Über Jahrhunderte hinweg beobachteten chinesische Ärzte, auf welche Art und Weise und aufgrund welcher Auslöser Menschen erkrankten und welches ihre individuellen Reaktionen auf den Prozess der Erkrankung waren. Daraus ergaben sich bestimmte Muster, unter denen sich ein und dieselbe Erkrankung bei verschiedenen Menschen manifestierte. Aus dieser Erforschung der Pathologie heraus entwickelte sich das Verständnis der chinesischen Medizin für die Physiologie, die auf dem Zusammenspiel von sechs Yin- und sechs Yang-Funktionskreisen – *zang* und *fu* – beruht.

Diese werden zum besseren Verständnis ihrer Funktionen neben ihrer Kategorisierung als *Yin* und *Yang* auch in Beziehung zu den Jahreszeiten und deren Dynamik gesetzt und in Zusammenhang mit den »Wandlungsphasen« dargestellt. Eine Wandlungsphase beschreibt das Zusammenwirken eines *Yin*- und *Yang*-Funktionskreises mit ihren speziellen Fähigkeiten, einer Körperschicht, einer Geschmacksrichtung, einem klimatischen Aspekt sowie einer Emotion. Weiterhin werden jeder Wandlungsphase zwei Leitbahnen zugeordnet.

Die *Yin*-Funktionskreise haben in der Entstehung und in der Therapie von Krankheiten eine vorrangige Bedeutung.

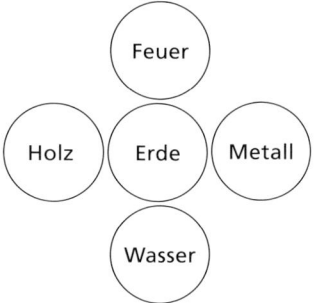

Abb. 1.10: Die fünf Wandlungsphasen

1.5.1 Wandlungsphase Metall – Funktionskreis »Lunge«

Atmung

Der Wandlungsphase Metall sind zugeordnet: die Fähigkeit zu riechen, die Haut als Körperschicht, der scharfe Geschmack, als klimatischer Einfluss die Trockenheit, als Jahreszeit der Herbst, als Himmelsrichtung der Westen, außerdem die Trauer, die weiße Farbe und als Funktionskreise *Lunge* und *Dickdarm*.

Funktionen der *Lunge*

Die *Lunge* ist zuständig für die reibungslose Einatmung von »klarem« *qi* und Ausatmung von »trübem«, verbrauchtem *qi*. In Zusammenarbeit mit *Milz* und *Niere* ist die *Lunge* mitverantwortlich für die Vitalität des Menschen. Eng verknüpft mit der Atmung ist der Geruchssinn. Die Haut wird als Körperschicht, durch die der Mensch sich einerseits begrenzt, anderseits aufgrund ihrer Durchlässigkeit im Austausch mit der Umwelt befindet, der *Lunge* zugeordnet. Diese »vernebelt« auch Flüssigkeiten, unter anderem, um damit die Nase und die Haut zu befeuchten. Essen wir Scharfes, öffnet das die Poren und wir schwitzen. Der klimatische Faktor Trockenheit schädigt im Übermaß die *Lunge*.

Auf der geistig-seelischen Ebene geht es um die Fähigkeit »Trübes« loszulassen. Voraussetzung dafür ist die Fähigkeit, »Klares von Trübem« zu unterscheiden, und damit das, was noch brauchbar ist von dem, was sich überholt hat. Ähnliches geschieht im Herbst – der Jahreszeit, der die *Lunge* zugeordnet ist –, in dem sich die Kraft in den Pflanzen langsam wieder nach unten und innen zurückzieht und die Bäume ihre Blätter verlieren. Dieser Prozess des Abschieds und Loslassens beinhaltet die Wertschätzung für das Erlebte und Erfahrene sowie die Trauer über das Vergehen. In den meisten Kulturen ist weiß die Farbe der Trauer. Die *Lunge* beherbergt *po*, die »Körperseele« (▶ Kap. 15.1.2).

<small>Geistig-seelische Ebene der *Lunge*</small>

Kommt es zu Störungen in den Funktionen der *Lunge*, so treten Symptome wie Müdigkeit, Atemnot, schwache Stimme, Erkältungsneigung, Husten, Engegefühl in der Brust auf.

<small>Störungen der *Lunge*</small>

1.5.2 Wandlungsphase Wasser – Funktionskreis »Niere«

Der Wandlungsphase Wasser sind zugeordnet: die Fähigkeit zu hören, die Knochen als Körperschicht, der salzige Geschmack, als klimatischer Einfluss die Kälte, als Jahreszeit der Winter, als Himmelsrichtung der Norden, als Emotion die Furcht, die schwarze Farbe und als Funktionskreise *Niere* und *Blase*.

<small>Essenz</small>

Die *Nieren* werden als die »Wurzel des Lebens« bezeichnet. So wie im Winter die Pflanzen ihre gesammelte und konzentrierte Kraft in der Tiefe der Wurzeln aufbewahren und vor der Kälte schützen, so speichern die *Nieren* die *Essenz*. Dabei handelt es sich um wertvolle Substanzen, die der Mensch von seinen Eltern ererbt bzw. im Laufe seines Lebens erworben hat. Die *Essenz* ist die Grundlage für Geburt, Wachstum und Fortpflanzung und nimmt im Laufe des Lebens ab, was entsprechende Alterungsprozesse zur Folge hat. Aus ihr entfalten sich das *Yin* und *Yang* aller Funktionskreise. Die kompakteste und im Körper am tiefsten liegende Struktur sind die Knochen, die sich im Rahmen des Alterungsprozesses verändern und an Stabilität verlieren. Von den Sinnesorganen liegt das Hörorgan am tiefsten verborgen und geschützt im Körper. Auch das Gehör lässt im Alter nach. Durch schwerwiegende Ereignisse, die den Menschen bis ins Mark treffen, wird die *Essenz* geschwächt. Zur Meisterung von real bedrohlichen und furchteinflößenden Situationen benötigt der Mensch Willenskraft.

<small>Funktionen der *Niere*</small>

Jede erfolgreiche Krisenbewältigung – also gesammelte Lebenserfahrung – führt zu mehr Weisheit und Ruhe.

<small>Geistig-seelische Ebene der *Niere*</small>

Der salzige Geschmack wird den *Nieren* zugeordnet, da er eine nach unten führende Wirkung hat und Einfluss auf den Wasserhaushalt im Köper ausübt, der unter anderem von den *Nieren* reguliert wird.

Störungen der Niere — Chronische sowie schwere und lang anhaltende, auszehrende Erkrankungen oder langfristig schwierige Lebenssituationen, die uns sprichwörtlich »an die Nieren gehen«, schädigen im Sinne der chinesischen Medizin die *Essenz* und damit die *Nieren*.

1.5.3 Wandlungsphase Holz – Funktionskreis »*Leber*«

Geschmeidigkeit — Der Wandlungsphase Holz sind zugeordnet: die Fähigkeit zu sehen, die Sehnen als Körperschicht, der saure Geschmack, als klimatischer Einfluss der Wind, als Jahreszeit der Frühling, als Himmelsrichtung der Osten, als Emotion der Zorn, die grüne Farbe und als Funktionskreise *Leber* und *Gallenblase*.

Funktionen der Leber — Die *Leber* ist für den harmonischen Ablauf aller Bewegungen im Menschen verantwortlich. Das beinhaltet die Peristaltik der inneren Organe und das Zusammenspiel von Muskeln und Sehnen, das sich in geschmeidigen Bewegungen zeigt. Der klimatische Faktor, der die *Leber* besonders beeinflusst, ist der Wind. Wenn er – z.B. in Form von Zugluft – im Übermaß auftritt oder auf eine geschwächte *Leber* trifft, kann das zu Kopfschmerzen, Verspannungen, Krämpfen, Spastik oder Tremor führen. Ähnliche Symptome können auftreten, wenn die *Leber* ihr *qi* nicht mehr angemessen kontrollieren kann und dieses sich übermäßig bewegt. Ein derartiges Szenario wird von der chinesischen Medizin als »Innerer Wind« bezeichnet.

Geistig-seelische Ebene der Leber — In Bezug auf die Emotionen harmonisiert die *Leber* die Wechselbeziehungen zwischen Mensch und Umwelt. Sie sorgt für die Angemessenheit gefühlsmäßiger Reaktionen und für den ungehinderten Wechsel zwischen verschiedenen Gefühlsqualitäten. Wie der Frühling für die Aktivitäten der wiedererwachenden Natur steht, die »das Gras schießen« und »die Bäume ausschlagen« lässt, so steht die *Leber* für die Fähigkeit, nach vorn gerichtete Aktivität und Aggression zu entwickeln, ganz im Sinne des lateinischen Wortes »adgredere«, das mit »voranschreiten, sich nähern, aus- und angreifen« übersetzt werden kann. Die *Leber* verleiht dem Menschen den Mut und die Entschlusskraft, sein Potenzial zu entwickeln und nach außen zu zeigen. Sie versetzt ihn in die Lage, sich für seine Ziele einzusetzen. Wut wird als ein Übermaß an Aggression verstanden, in dem das Gleichgewicht zwischen eigener Entfaltung und dem Respekt sowie der Achtung anderen Lebewesen gegenüber gestört ist. Die *Leber* beherbergt *Hun*, die »Wanderseele« (▶ Kap. 15.1.1).

Störungen der Leber — Typische Störungen der *Leber* im Sinne der chinesischen Medizin äußern sich als anfallsartige, plötzlich – wie eine Windböe – auftretende Kopfschmerzen und Migräne, als muskuläre Verspannungen, insbesondere in Schultern und Nacken, sowie als Reizbarkeit und ärgerliche Gemütsverfassung.

1.5.4 Wandlungsphase Feuer – Funktionskreis »Herz«

Der Wandlungsphase Feuer sind zugeordnet: die Fähigkeit zu sprechen, die Blutgefäße als Körperschicht, der bittere Geschmack, als klimatischer Einfluss die Hitze, als Jahreszeit der Sommer, als Himmelsrichtung der Süden, als Emotion die Freude, die rote Farbe und als Funktionskreise Herz und Dünndarm.

Kommunikation

Die wichtigste Funktion des *Herzens* ist das Beherbergen des *Geistes*. Die Bedeutung dieser Tatsache und die damit verbundenen möglichen pathologischen Muster werden in Kapitel 13 (▶ Kap. 13.1.1) über Angst und Unruhe ausführlich erläutert.

Funktionen von Herz

Das *Herz* befähigt den Menschen zu sprechen, was sowohl eine klare Artikulation als auch eine inhaltlich sinnvolle Kommunikation beinhaltet. Stottern, Aphasie oder Verwirrung werden als eine Störung des *Herzens* verstanden, wie auch ununterbrochenes Sprechen oder unangemessenes Lachen. Bitterstoffe wie Kaffee oder Tee wirken sich auf die Funktion des *Herzens* aus. Das *Herz* »regiert die Blutgefäße« und reguliert so den Blutfluss und die Stärke des Pulses.

1.5.5 Wandlungsphase Erde – Funktionskreis »Milz«

Der Wandlungsphase Erde sind zugeordnet: die Fähigkeit zu schmecken, das (Muskel-)Fleisch als Körperschicht, der süße Geschmack, als klimatischer Einfluss die Feuchtigkeit, als Jahreszeit der Spätsommer (»Altweibersommer«), als Himmelsrichtung das Zentrum inmitten der anderen Himmelsrichtungen, als Emotion das (Nach-)Denken, die gelbe Farbe von reifem Korn und als Funktionskreise Milz und Magen.

Verdauung

Die Assoziation zum Spätsommer als Zeit der Ernte entspricht der Beschreibung der *Milz* als »Vorsteher der Kornspeicher, von dem die fünf Geschmacksrichtungen stammen«. Sie ist mit der Wärme ihres *Yang* dafür zuständig, das Nahrungs-*qi* aus der Nahrung zu extrahieren und zur *Lunge* zu leiten. Dort werden das Nahrungs-*qi* und das *qi* aus der Luft zum köpereigenen *qi* zusammengeführt. Damit ist die *Milz* der wichtigste Funktionskreis in Bezug auf die gesamte Ernährung des Körpers. Aus diesem Grund wird gesagt, dass sie für die Fülle und Stärke des (Muskel-)Fleischs sowie Kraft und Ausdauer der »vier Gliedmaßen« verantwortlich ist.

Funktionen von Milz

Die *Milz* verstoffwechselt nicht nur feste, sondern auch flüssige Nahrung. Wenn sie bei dieser Aufgabe überfordert ist, können die Nahrungsflüssigkeiten nicht vollständig in Körperflüssigkeiten umgewandelt werden. Es bleiben untransformierte Stoffwechselschlacken übrig, die von der chinesischen Medizin als »Feuchtigkeit« bezeichnet werden. Symptome dieser Funktionsstörung können dann ein allgemeines Schweregefühl oder Ödeme in der unteren Körperhälfte sein. Dickt liegengebliebene Feuchtigkeit ein, so wird sie zu Schleim, der sich in den Atemwegen ablagern kann.

1 Grundlagen

Geistig-seelische Ebene von *Milz* — Die *Milz* ist auch für die gedankliche Verarbeitung zuständig, indem sie den Menschen befähigt, Informationen aufzunehmen und kreativ zu etwas Eigenem zu verarbeiten. So sind neben Störungen der stofflichen Nahrungsverarbeitung auch solche der geistigen »Verdauung« von Informationen wie übermäßiges Denken und Grübeln meist auf Fehlfunktionen der *Milz* zurückzuführen.

2 »Begleitende Hände« – Punktlokalisation, Druckstärke, Verweilen

Der Begriff Akupressur ist irreführend, da er impliziert, dass ein starker Druck auf die Punkte ausgeübt wird. Es gibt durchaus Akupressurtechniken, in denen so gearbeitet wird. Wird *wuwei* in den Mittelpunkt der Arbeit gestellt, so drückt sich dies in der Art und Weise aus, wie die Punkte aufgesucht und gehalten werden.

2.1 *Wuwei*

> »Der Weise tut nicht, und doch bleibt nichts ungetan.« (chinesisches Sprichwort)

Nicht-Tun

»Wuwei wird wörtlich mit Nicht-Tun oder Nicht-Handeln übersetzt. Es wird definiert als Nichthandeln im Sinne von Enthaltung eines gegen die Natur gerichteten Handels. Dieses Nichthandeln heißt nicht, untätig zu sein oder in einer Position zu verharren. Es bedeutet vielmehr, nicht willentlich in den Lauf der Dinge einzugreifen oder bewusst auf etwas Bestimmtes hin zu arbeiten« (Laozi`s Dao De Jing kommentiert von Meister Jan Silberstorff 2012).

Die Stärken der fernöstlichen Medizin bestehen darin, den Menschen als ein sich im Prozess befindliches Wesen zu verstehen mit seinem individuellen Weg, seinem eigenen Tempo und seiner persönlichen Ausrichtung. Dieser Prozess wird mit dem Befahren eines Flusses verglichen, der mal ruhig und breit in seinem Bett fließt und dann, an engen Stellen, wild mit Wirbeln und Wasserfällen dahinstürzt. »Enthaltung eines gegen die Natur gerichteten Handels« bedeutet, dass sich der Mensch an die Gegebenheiten des Flusses anpasst, indem er sich so gut wie möglich mit der Kraft der Strömung verbindet, anstatt zu versuchen, den Fluss in seinem natürlichen Lauf zu verändern.

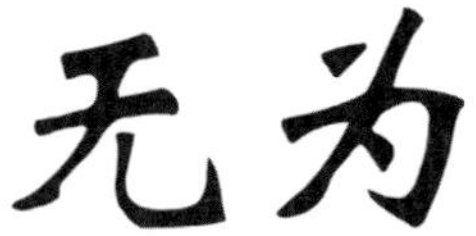

Die ▶ Abbildung 2.2 drückt alle wesentlichen Aspekte aus, die bei der Arbeit nach dem *wuwei*-Prinzip in dem Konzept der »Begleitenden Hände« wichtig sind.

Abb. 2.1: *wuwei* – nicht tun

Abb. 2.2:
Ohne Worte

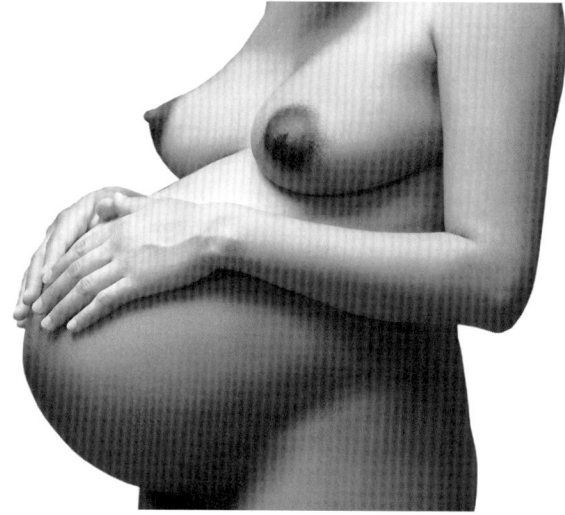

> Wird die Hand auf den Bauch einer Schwangeren gelegt, so geschieht das langsam und behutsam. Über einen leichten Druck auf den Bauch ist es möglich zu erspüren, welcher Teil des Kindes unter der Hand liegt. Dadurch, dass die Hand still auf dem Bauch ruht, ist erspürbar, ob das Kind schläft oder wach ist und ob es sich bewegt. Durch diese Art der Berührung erfahren beide Beteiligte etwas voneinander und reagieren aufeinander. Dabei sind beide gleichzeitig eigenständig.
>
> Werden Punkte auf diese Art berührt, ohne unnötig einzugreifen, entsteht durch die Präsenz des Berührenden ein Freiraum, in dem sich Wirkung entfalten kann.

2.2 Punkte finden

»Fidschis finden
Anfang der sechziger Jahre wollte ich von Tahiti zu den Fidschiinseln fliegen. Als ich mit meinem Taxi von meinem Hotel in Papeete zum Flughafen fuhr und am Hafen vorbeikam, lag da ein kleines Frachtschiff. Ich fragte den Taxifahrer: ›Wo fahren solche Frachtschiffe hin?‹ Darauf der Fahrer: ›Ich glaube, der fährt immer zu den Fidschis.‹ Ich bat den Taxifahrer umzukehren und zum Hafen zurückzufahren. Der Kapitän, als ich ihn fragte, meinte: ›Wir nehmen nie Passagiere mit‹, und nahm mich mit. Tagelang stand ich neben ihm auf der Kapitänsbrücke. Der Kompass war zugedeckt. Radar gab es zwar, aber es wurde kein einziges Mal eingeschaltet, das Funkgerät erst benutzt, als die erste Fidschiinsel in Sicht kam. Ich fragte den Kapitän: ›Wie machst du es, dass du die Fidschis findest?‹ Ich setze seine Antwort in Englisch hierher: ›I aim the Fiji`s and I`ll get there‹. Ich ziele auf die Fidschis. Ich stelle mich auf sie ein und dann komme ich hin« (Berendt 2001, S. 19).

2.2 Punkte finden

Alle Punktlokalisationen sind in Bezug auf anatomische Landmarken beschrieben. Sie sind vergleichbar mit dem Aufbau des Saturns, der in der Ebene seines Äquators von einem dichten Schwarm von Eis- und Staubteilchen umkreist wird, die sich in Form von Ringen anordnen. Dies entspricht bei den Punkten dem flüchtigeren Nebelaspekt von *qi*, bevor *qi* sich zu einem als Festigkeit spürbaren Bereich verdichtet.

Diese sind allerdings nur ein Aspekt dessen, was einen Punkt ausmacht. Ein anderer Aspekt sind die Empfindungen, die bei der achtsam tastenden Annäherung an den Punkt spürbar sind. Dieser Prozess lässt sich bildhaft vergleichen mit der Annäherung an den Planeten Saturn. Dabei stößt man zunächst auf den dichten Schwarm von Eis- und Staubteilchen, der ihn in der Ebene seines Äquators umgibt. Dieser entspricht in dem Bild des Saturns einer flüchtigen, nebelhaften Empfindung von *qi*, die wahrnehmbar ist, bevor mit dem Finger die Oberfläche des Punktes erreicht wird, wo sich das *qi* zu einem als Festigkeit spürbaren Bereich verdichtet.

»Anatomie« der Punkte

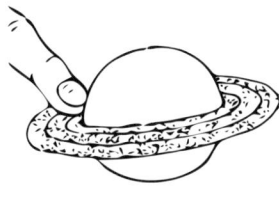

Abb. 2.3: Auf dem Punkt landen

Zum Auffinden der Punkte gibt es eine Vorgehensweise, mit deren Hilfe sie mit großer Sicherheit gefunden werden können.

Schrittweises Vorgehen bei der Punktlokalisation

- Zum Auffinden der Punkte sind die Hände weich, »horchend«, rezeptiv – wie die Hand auf dem Bauch der Schwangeren –, um so die »Anatomie« des Punktes zu erspüren.
- Anhand der anatomischen Landmarken wird die Gegend des Punktes aufgesucht und der Kontakt langsam und behutsam aufgenommen. Dabei wird die Fingerkuppe mit einem sehr leichten Druck aufgelegt, sodass der Patient die Berührung spürt.
- Der Druck wird ein wenig gesteigert und die Fingerkuppe bewegt sich sehr langsam schiebend oder kreisend, bis sie eine Art Bewegung in Form von Kribbeln, Schaukeln, Strömen oder Pulsieren spürt. Es kann aber auch ein Gefühl von Wärme oder Kühle auftreten. Bereiche, in denen diese Empfindungen wahrgenommen werden, entsprechen dem »Nebel«, dem äußeren Bereich des Punktes. Der Kontakt mit diesem Bereich geschieht mit einer inneren Haltung, in der man »sich auf den Punkt einstellt«, horcht, sich »von dem Punkt finden lässt«. Die Patienten beschreiben, dass »da etwas ist«, das sich in der Regel angenehm anfühlt.
- Der Druck wird sehr langsam gesteigert, bis in dieser »Bewegung« eine Festigkeit, etwas Stabileres auftaucht. Dies entspricht dem Bereich, wo langsam die Verdichtung oder der strukturelle Anteil des Punktes spürbar wird. Um im Bild mit dem Bauch der Schwangeren zu bleiben, ist das der Moment, wo deutlich wird, welches Körperteil des Babys unter der

Hand liegt. Die Empfindung des Patienten wird deutlicher, das Gefühl ist immer noch angenehm. Wenn es überhaupt zu einer Schmerzwahrnehmung kommt, dann nur in Form eines sogenannten »Wohl-Wehschmerzes«. Viel deutlicher sind die oben beschriebenen Phänomene von Ziehen, Kribbeln etc. Sie werden als *deqi*, das »Erlangen des *qi*« bezeichnet. Damit hat man die angestrebte Druckstärke erreicht. Mit einem anderen Bild ausgedrückt, kann dieser Prozess der Punktlokalisation auch mit dem Anlegemanöver eines Bootes verglichen werden. Mit sehr langsamer Geschwindigkeit wird das Boot in Richtung Anleger gesteuert, bis es einen leichten Ruck gibt, wenn die Fender und der Anleger zusammenstoßen. Das Boot schaukelt weiter im Wasser.

Druckstärke

Dieses schrittweise Vorgehen ist sehr wichtig, da sonst schnell der Druck zu stark wird, in der Tiefe des festen Anteils des Punktes landet oder sogar den Punkt »erdrückt«. Die Patienten sagen dann »ja, da ist etwas«, aber das Gefühl ist nicht mehr so angenehm. Dieses eher unangenehme Gefühl ist den Patienten aber durchaus vertraut – z.B. aus der Massage oder anderen Verfahren, bei denen die Muskulatur der Adressat ist – und wird dadurch als »richtig« empfunden. Wird aber das *qi* angesprochen, so geschieht dies, indem der Druck so leicht bleibt, dass er die Fingerkuppe in die Übergangszone zwischen »Nebel« und Struktur führt. Für Patienten und Ausführende fühlt sich dies auf eine charakteristische Weise an, die ihnen aber oft fremd erscheint. Die Wirkung entfaltet sich auf der Ebene des *qi* und darüber kommt es zu Regulationsvorgängen im Menschen, die weit über den Ort des Punktes hinaus wirksam werden. Dies ist vergleichbar mit einer Reihe aufgestellter Dominosteine. Wird der erste Stein leicht angestoßen, fällt er gegen den nächsten, und so fällt die ganze Reihe von Steinen, einer nach dem anderen. Ist der Anstoß aber sehr heftig, fallen die Steine chaotisch durcheinander.

Werden die Punkte bei einem Patienten mit den oben beschriebenen unterschiedlichen Druckstärken behandelt, so hat dies auch unterschiedliche Wirkungen auf seine Regulation, die sich gut mit der sogenannten Arndt-Schulz-Regel beschreiben lassen. Diese wurde 1899 von dem Psychologen Rudolf Arndt und dem Pharmakologen Hugo Paul Friedrich Schulz formuliert und lautet: »Schwache Reize fachen die Lebenstätigkeit an, mittelstarke Reize fördern sie, starke hemmen sie, stärkste heben sie auf« (Pschyrembel 2007, S. 131).

Zusammenfassung

Die einzelnen Schritte in der Zusammenfassung

1. Leichtes Auflegen der Fingerkuppen auf den Bereich, wo der Punkt anatomisch lokalisiert ist.
2. Ausüben von leichtem Druck und damit verbunden eine langsame Bewegung, um den Punkt zu treffen.
3. Langsame Drucksteigerung bis eine gewisse Festigkeit spürbar wird.
4. Fingerkuppe ruhen lassen.

Es ist sinnvoll, sich dieses schrittweise Vorgehen zum Auffinden der Punkte zu verdeutlichen. Bei dem konkreten Aufsuchen der Punkte laufen diese Schritte aber nur noch im Hintergrund mit. Ein Verhaften ist dann eher hinderlich, verleitet zum »machen«. Die Aufmerksamkeit sollte im Spüren, »Horchen« liegen.

»Tatsache ist«, sagt Kaninchen, »daß [sic] wir irgendwie vom Weg abgekommen sind.« Sie hielten gerade Rast in einer Sandkuhle im Wald. Puh war diese Sandkuhle schon ziemlich leid. Er hatte den Verdacht, daß [sic] sie ihnen überallhin folgte, denn wohin sie sich auch wandten, endeten sie doch immer wieder darin; ...

»Nun«, fing Kaninchen nach langem Schweigen wieder an, da ihm keiner für den netten gemeinsamen Spaziergang dankte, »wir gehen wohl besser weiter, denke ich. Welchen Weg wollen wir jetzt probieren?«

»Wie wäre es«, sagte Puh bedächtig, »wenn wir diese Kuhle wiederzufinden versuchen, sobald sie außer Sicht ist?«

»Was hat das für einen Wert?« fragte Kaninchen.

»Na ja«, ließ Puh verlauten, »wir suchen doch die ganze Zeit den Weg nach Hause und finden ihn nicht, und da dachte ich, wenn wir nach dieser Kuhle suchen würden, könnten wir sie bestimmt auch nicht finden, und das hätte Wert, denn wir könnten ja etwas finden, wonach wir gar nicht suchen und was vielleicht genau das ist, wonach wir eigentlich suchen.«

»Darin sehe ich keinen Sinn«, sagte Kaninchen ...

»Wenn ich von dieser Kuhle weggehe und dann wieder darauf zugehe, finde ich sie doch bestimmt wieder!«

»Na ja, ich dachte, vielleicht auch nicht«, äußerte Puh, »ich meine ja bloß so.«

»Mach einen Versuch«, sagte Ferkel plötzlich zu Kaninchen, »wir warten hier auf dich.«

Kaninchen lachte auf, um zu zeigen, wie dumm es Ferkel fand, und verschwand im Nebel. Als es hundert Schritte gegangen war, kehrte es um und ging wieder zurück ... und nachdem Puh und Ferkel zwanzig Minuten auf Kaninchen gewartet hatten, stand Puh auf.

»Ich habe eben nachgedacht«, sagte er. »Also dann, laß [sic] uns heimgehen, Ferkel.«

»Aber Puh«, rief Ferkel ganz aufgeregt, »weißt Du denn den Weg?«

»Nein«, erwiderte Puh. »Aber in meinem Küchenschrank stehen zwölf Töpfe mit Honig, und die schreien seit Stunden nach mir. Ich konnte sie vorher nicht richtig hören, weil Kaninchen in einem fort geredet hat; wenn jedoch niemand außer den zwölf Töpfen etwas sagt, glaube ich doch, Ferkel, daß [sic] ich erkenne, woher sie rufen. Also los.«

Aus: B. Hoff, Tao Te Puh 1987, S. 24

2.3 Verweilen auf den Punkten

Nachdem der Punkt oder die Punkte lokalisiert sind, ruhen die Fingerkuppen auf den Punkten. »Begleitende Hände« sind beim Lokalisieren der Punkte horchend und rezeptiv. Sie bleiben es auch, was sich in einer ruhenden Berührung ausdrückt. Die Hände sind anschmiegsam und weich. Dahinter steht auch die Absicht, dem Patienten ein Gefühl von Gehaltensein und Geborgenheit zu vermitteln. So wie die Hand auf dem Bauch der

Unterstützende Präsenz

Schwangeren liegen bleibt und sich gegebenenfalls der Bewegung des Kindes anpasst, ist auch der Druck auf die Punkte in seiner Stärke gleichbleibend. Gibt es Bewegung, die von dem Punkt ausgeht, so wird diese begleitet. Die Finger lassen sich also von den Punkten bewegen und nicht umgekehrt. Dadurch entsteht eine Qualität von unterstützender Präsenz – *wuwei*.

Irgendwann hört die Bewegung wieder auf. Bei den Punkten geschieht das erfahrungsgemäß nach ca. 2–3 Minuten, was bedeutet, dass der Kontakt mit dem Punkt langsam gelöst werden kann.

> Die Fingerkuppen ruhen auf den Punkten. Nur wenn es zu Bewegung in den Punkten kommt, gehen die Fingerkuppen mit dieser mit.

Das folgende Zitat stammt aus dem Buch »Das wiedergefundene Licht« von Jacques Lusseyran (1995, S. 25–27). Er erblindete als Kind und beschreibt, wie er auf eine neue Art wieder »sehen« lernte.

> »Als ich noch meine Augen hatte, waren meine Finger steif und am Ende meiner Hände halb abgestorben, gerade recht, die Bewegung des Greifens auszuführen. Jetzt ergriff jeder von ihnen eine Initiative. Sie wanderten einzeln über die Dinge, spielten gegeneinander und machten sich unabhängig voneinander, schwer oder leicht.
>
> Die Bewegung der Finger war sehr wichtig [...]. Doch es gab noch etwas Wichtigeres als die Bewegung: den Druck. Legte ich eine Hand auf den Tisch, so wusste ich, dass da der Tisch war, sonst aber erfuhr ich nichts über ihn. Um etwas zu erfahren, mussten meine Finger einen Druck ausüben, und das Überraschende dabei war, dass mir dieser Druck gleich erwidert wurde. [...] Meine zum Leben erwachten Hände führten mich in eine Welt hinein, in der alles ein Austausch von Druck war. Dieser Druck verdichtete sich zu Formen, und alle diese Formen hatten einen Sinn. [...] Auf diese Art – die richtige Art – die Tomaten im Garten zu berühren, den Vorhangstoff oder einen Erdklumpen, heißt, sie zu sehen, sie fast ebenso genau und vollständig zu sehen, wie Augen es vermögen. Mehr noch: Es heißt, sich auf sie einzustellen, gleichsam den elektrischen Strom, den sie enthalten, an jenen Strom, mit dem wir geladen sind, anzuschließen, anders ausgedrückt, nicht mehr vor den Dingen zu leben, sondern zu beginnen, mit ihnen zu leben.«

Weiche, entspannte Hände

Manche Ausführenden empfinden die Akupressur als sehr anstrengend, was vielleicht daran liegt, dass es schwer ist, den Weg heraus aus der Gewohnheit des »Machens« zu finden. Liegen aber die Fingerkuppen auf den Punkten, sind die Hände automatisch rund und damit weich und entspannt. Diese Entspannung setzt sich weiter in den Körper der behandelnden Person fort. Die oben beschriebenen Bilder drücken Weichheit und Anstrengungslosigkeit aus, und genau so fühlt sich das Ausüben der Akupressur für die Ausführende an. Diese »Arbeit« führt dazu, selbst zur Ruhe zu kommen und wird zu »Verschnaufpausen« in dem oft hektischen Pflege- und Betreuungsalltag. Das gilt auch für Angehörige. Sie stehen oft unter dem inneren Druck, etwas tun zu müssen. *Wuwei* zu praktizieren, das heißt, gut zu tun, ohne zu tun, hilft vielen von ihnen, im Umgang mit dem Erkrankten auch für sich selbst ein wenig Frieden und Gelassenheit zu entwickeln.

2.4 Patienten sind bekleidet bei der Anwendung der Punkte

Immer wieder wird gefragt, warum die Patienten bei der Anwendung der Punkte bekleidet sind. Dafür gibt es mehrere Gründe. Der wohl wichtigste ist, dass beide, Patient und Anwender, die Punkte auf diese Weise viel besser wahrnehmen können. Das klingt zuerst einmal unlogisch. Da die Punkte aber im Bereich des Bindegewebes unter der Haut liegen, werden die oberflächlichen Sinnesreize, die bei direktem Hautkontakt entstehen, vermieden. So wird die Wahrnehmung mehr in die Tiefe gelenkt. Das gilt für den Patienten wie für den Behandler. Hauttemperatur, Härchen, Feuchtigkeit oder Unebenheiten der Haut sind ablenkend und machen daher das Erspüren der Punkte viel schwerer.

Kleidung unterstützt qi-Wahrnehmung

Mein Lehrer, Dr. Wataru Ohashi, sagte immer: »Spürst Du die Punkte, wenn der Patient leicht bekleidet und mit einer dünnen Decke zugedeckt ist, dann bist Du in Kontakt mit dem Qi.«

Da viele der Akupressurbausteine eine sehr entspannende Wirkung haben, kühlen die Patienten nicht aus, wenn sie bekleidet sind. Bei schwerkranken und bewegungseingeschränkten Menschen ist es sehr viel einfacher, wenn die Prozedur des Ausziehens wegfällt. Und zu guter Letzt: Die Akupressur kann überall durchgeführt werden.

3 Anleitung von Angehörigen

Da die einzelnen Bausteine sehr kurz und einfach auszuführen sind, ist es gut möglich, Angehörige mit einzubeziehen. Das ist aus verschiedenen Gründen sehr sinnvoll.

- Die Hilflosigkeit, die Angehörige von schwerstkranken Menschen häufig empfinden, kann durch die Möglichkeit, Akupressur durchzuführen, zum Teil überwunden werden. Da ein wesentlicher Aspekt der Akupressur die einfühlsame und mitfühlende Berührung ist, können auf diesem Wege Liebe und Zuneigung zum Ausdruck gebracht werden. Das Erleben, dem Patienten wohl zu tun, wird besonders von Angehörigen oft dankbar angenommen.

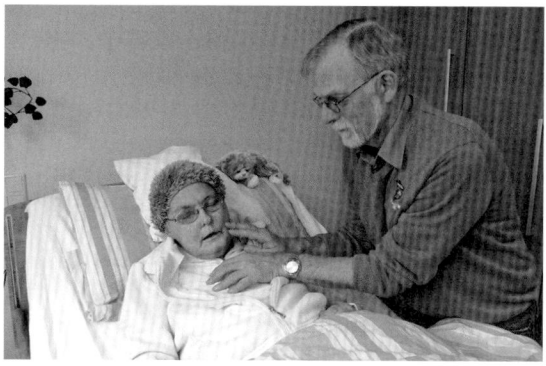

Abb. 3.1: Akupressur als eine Form der liebevollen Zuwendung

- Da es besonders im Umgang mit Schwerstkranken und Sterbenden Berührungsängste insbesondere in Bezug auf die körperliche Ebene gibt, kann der formalisierte Kontakt dazu beitragen, eine Berührungskultur zu entwickeln. Die Wirkung der Akupressur ist für die Ausführenden taktil erfahrbar und in der Reaktion des Patienten ersichtlich. Daraus können sich ein Verstehen und eine Kommunikation auf einer verbalen und nonverbalen Ebene entwickeln.

 Berührung überwindet Sprachlosigkeit

Ein 32-jähriger Gast im Hospiz war aufgrund seines Krebsleidens körperlich sehr verändert. Vor seiner Erkrankung war er ein sehr gutaussehender Mann gewesen. Nun waren Bauch, Beine und Geschlecht aufgrund starker Ödeme massiv angeschwollen. Für seine Frau war der Anblick kaum zu ertragen und neben der allgemeinen Sprachlosigkeit zwischen den beiden hatte sie große Abneigung, ihn zu berühren. Der Patient hatte von Akupressur gehört und erhoffte sich eine Entlastung in Bezug auf seine Ödeme. Auch wenn die Chancen dafür sehr gering waren, wurde ein Versuch gemacht und die Ehefrau gleich mit einbezogen. Die Pflegekraft hielt die Punkte auf der einen Körperhälfte und wies die Ehefrau ein, die Punkte gleichzeitig auf der anderen Seite zu halten. Dies tat sie mit abgewandter Körperhaltung. Nach einer Weile schaute sie erstaunt und fragte, ob es möglich sei, dass sie ein Strömen unter ihrer Fingerkuppe spüre. Die Pflegkraft bejahte dies und ermutigte sie, genauer hinzuspüren. Die Angehörige rückte näher und wendete sich mehr zu. Nun begann auch der Patient, über seine Wahrnehmung zu erzählen. Unter weiterer Anleitung kamen die beiden in einen Austausch darüber, was sie jeweils erlebten. Beide freuten sich und fragten, ob es noch andere wohltuende Akupressursequenzen gebe. Das war der Durchbruch. Die Ehefrau erlernte die Schulter- und Nackenpunkte und für beide wurde die Akupressur eine Brücke zur Überwindung ihrer Berührungs- und Kommunikationsprobleme.

- Pflegepersonal wird durch das Einbeziehen von Angehörigen entlastet, und so kann eine Kontinuität in der Anwendung erzielt werden. Dies kann zum Teil zu einer Reduzierung von Medikamenten z.B. bei Angst und Unruhe oder zur Vermeidung von Komplikationen z.B. bei Obstipation und Atembeschwerden führen.

Familienritual

Ein zehnjähriges Mädchen mit einem Nierentumor und Lungenmetastasen hatte im Rahmen ihrer Chemotherapie gute Erfahrung mit der Dauerstimulation von Pe 6 bei Übelkeit (▶ Kap. 11) gemacht. Die Eltern machten sich aufgrund der Lungenmetastasen Sorgen über die zu erwartenden Folgen in Form von Atemeinschränkungen. Sie fragten nach Möglichkeiten der Akupressur. Die gesamte Familie, Eltern und Geschwister erlernten zwei Bausteine, einen zur Unterstützung der Atmung inkl. Lösen von Schleim und die Schulter-Nacken-Punkte. Es wurde zum Ritual, dass die Familie sich abends nach dem Essen zusammensetzte und zwei Familienmitglieder die Punkte bei dem Mädchen hielten. Dabei wurde vom Tag erzählt. Das behielten sie noch mehrere Monate nach Beendigung der Therapie bei. Der Pulmologe und der Onkologe waren erstaunt darüber, wie wenig Atemeinschränkung das Mädchen zurückbehalten hatte.

3 Anleitung von Angehörigen

Anleitung in der Praxis

Gemeinsam Schritt für Schritt

Am einfachsten ist es, wenn beim ersten Mal die Akupressursequenz von dem Angehörigen gemeinsam mit dem Anleitenden ausgeführt wird. Dazu werden die Punkte auf beiden Körperseiten gleichzeitig gehalten. Die Anleitende lokalisiert einen Punkt auf ihrer Seite. Dabei werden die einzelnen Schritte erklärt und die Angehörige geht diese Schritte mit. Wenn möglich werden die Lokalisation und Druckstärke mit dem Patienten genau eingestellt und die Seiten verglichen. Da manche Angehörige es sich nicht zutrauen, die Punkte alleine zu finden, können diese mit einem wasserfesten Stift angezeichnet werden.

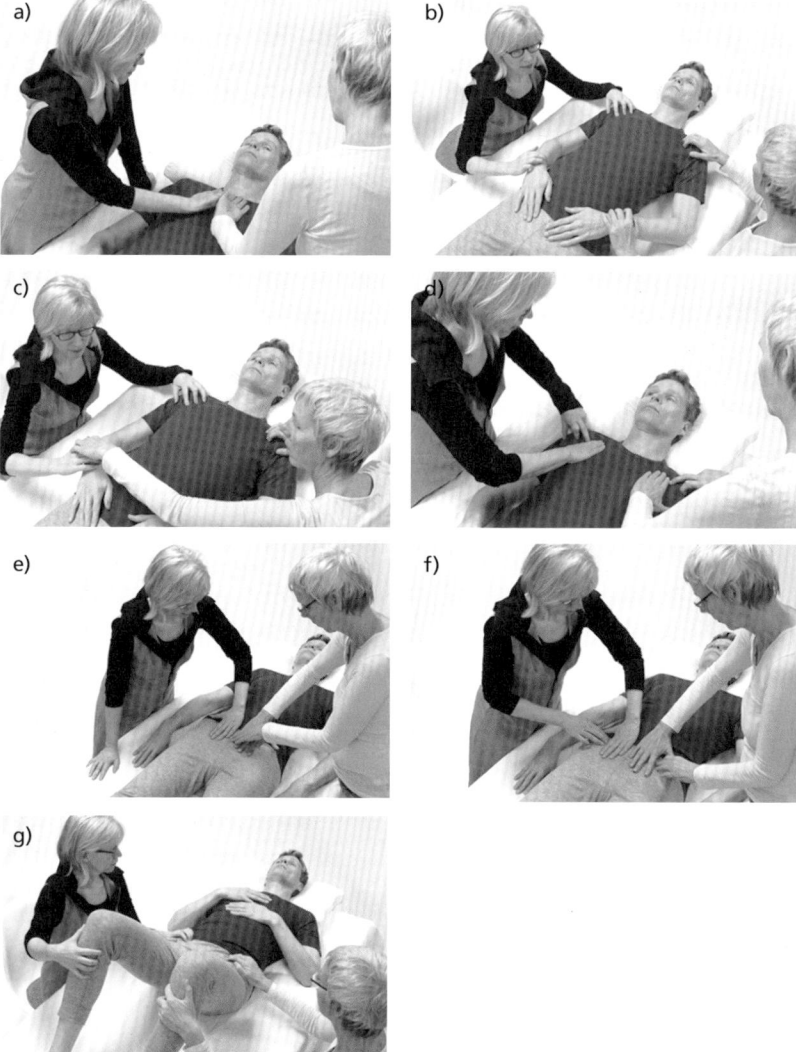

Abb. 3.2: Schrittweise Anleitung

Andersherum geht es auch

Im Frühsommer lernte ich Familie Steffens mit ihrem Sohn Matthis kennen. Er war 6 Jahre alt. Frau Steffens war auf der Suche nach Möglichkeiten, Matthis zu unterstützen. Ich besuchte die Familie für einen Tag und zeigte ihnen einige Punkte, die Matthis vielleicht helfen konnten. Wir sprachen über die grundlegende Art der Berührung.

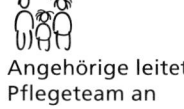
Angehörige leitet Pflegeteam an

Hier der Bericht von Frau Steffens:
Matthis ist ein sehr ruhiges und genügsames Kind mit Mehrfachbehinderung und einer komplexen Epilepsieerkrankung. Er ist blind und stark schwerhörig und dadurch zusammen mit seiner ausgeprägten Epilepsie sehr empfindlich gegenüber äußeren Reizen, auf die er mit starker Anspannung, Gegenwehr oder Zähneknirschen reagiert. Das sind seine Mittel, sich zu äußern; sprechen kann er nicht. Matthis benötigt eine nächtliche Atemunterstützung durch eine Beatmungsmaske, da er eine Verengung in der Luftröhre hat und seine Lunge nicht vollständig ausgebildet ist. Zudem hat er eine Herzerkrankung. Matthis hat einen sehr niedrigen Muskeltonus und kann diesen nur sehr schwer regulieren und koordinieren. Er kann seinen Kopf für einige Sekunden selbst halten, schafft aber keinen Oberarmstütz oder eine selbstständige Lageveränderung seines Körpers.

Matthis ist am meisten geplagt durch Kopfschmerzen, ständige Infekte und seinen Verdauungstrakt. Die Kopfschmerzen entstehen vermutlich durch kurzzeitige Hirndruckerhöhung, bedingt durch seinen Hydrozephalus oder durch die schweren epileptischen Anfälle.

Da ihm die Fähigkeit fehlt, sein Sekret aus der Lunge selbständig abzuhusten, fängt er sich sehr schnell diverse Krankheitserreger ein.

Ein weiteres schweres und sehr beeinträchtigendes Problem sind Matthis Verdauungsbeschwerden. Er hat eine chronische Speiseröhrenentzündung, sodass ihm an manchen Tagen das Essen Schmerzen bereitet. Weiterhin leidet er an Darmträgheit und einer Form des Reizdarmsyndroms, was durch die verlangsamte Darmpassage mit starken Blähungen und Gährungsprozessen einhergeht. Das verursacht ihm manchmal so starke Schmerzen, dass er tagelang nicht schläft und nicht mehr weiß, wohin mit sich.

In einer Phase, als es Matthis sehr schlecht ging – er war unruhig, sehr angespannt und spastisch – habe ich verzweifelt nach einem Zugang zu meinem in seinem Schmerz und Unwohlsein gefangenen Kind gesucht. Ich bin in dem Buch auf den Basisbaustein »Das qi wecken« gestoßen. Ich habe die Berührung nach Anleitung des Buches durchgeführt und gespürt, wie Matthis sich Schritt für Schritt mehr entspannt.

Bei mir ist es so, dass ich in solchen Situationen durch Schlafmangel, Zeitdruck und Hilflosigkeit und sicherlich durch die Erschöpfung der vorangegangenen Jahre der Pflege oft frustriert, wütend, manchmal auch aggressiv werde. Durch die Berührung, durch die ich wieder in Kommunikation mit Matthis treten konnte und kann, werde auch ich ruhiger, finde zu mir selbst und kann mich besser darauf einlassen, dass Matthis und sein Leid das Wichtigste ist und dass ich ihm wirklich helfen möchte. Auch ist mir klar geworden, dass das Wichtigste an dem Konzept der »begleitenden Hände« ist, sich darauf einzulassen. Halbherzige Anläufe, mit dem Kind zu »arbeiten«, Zustände lindern »zu wollen« oder »zwischen Tür und Angel« etwas für das Kind zu tun, habe ich besser gleich gelassen. Matthis spürt meine innere Unruhe und Anspannung, Gefühle wie schlechtes Gewissen oder Unwillen. Damit erreiche ich das Gegenteil, er spannt sich mehr an und ich mich auch. Das heißt, von Beginn an frage ich mich: »Will ich das jetzt machen, bin ich bereit mir die Zeit zu nehmen.« Das fällt mir inzwischen leichter, weil ich nun weiß, dass ich auch mir etwas Gutes tue.

Bl 10 (Nacken) und Gb 20 (Schädelbasis): Diese Punkte tun Matthis sehr gut in Phasen hoher Krampfbereitschaft oder Schmerzen im Kopfbereich. Er überstreckt sich dann oft. Die Rücken- und Nackenmuskulatur ist so stak angespannt, dass er kaum gerade liegen kann, sondern im Hohlkreuz liegt. Weil er so steif ist, kann ich ihn nicht mehr auf den Arm nehmen. Die Verspannungen sind so stak, dass er selbst bei leichten Berührungen aufstöhnt. Die Punkte bringen ihm Erleichterung und helfen ihm, in der Spannung nachzugeben. Werden die Punkte mehrmals täglich gehalten, löst sich die Spannung so weit, dass ich mich um die eigentliche Ursache kümmern kann. Das Gefühl, dass der Kopf gehalten wird, gibt Matthis zusätzlich viel Sicherheit und Entspannung.

Ma 25 mit Di 4 und Ampuku: Das *ampuku* hat bei uns einen riesengroßen Erfolg gehabt. Ich habe es nach und nach allen aus dem Pflegeteam beigebracht. Nachdem alle eingewiesen waren, wurden Ma 25 mit Di 4 und Ampuku fest in den Tagesablauf integriert und nun 5-mal in 24 Stunden durchgeführt. Seitdem hat sich die Verdauungssituation von Matthis sehr verbessert. Wir konnten die Gabe von Movicol reduzieren. Der Stuhlgang ist bis auf ganz wenige Ausnahmen regelmäßig geworden, und die Stuhlkonsistenz ist viel besser. Der Bauch ist manchmal immer noch sehr stark gebläht, aber das plagt Matthis nicht mehr so. Schmerzattacken oder Schlaflosigkeit bzw. Unruhezustände, die auf den Bauch zurückzuführen sind, sind sehr selten geworden. Kommt es doch noch einmal dazu, wird die Akupressur zusätzlich durchgeführt: Die Blähungen gehen ab, er führt nochmals ab und beruhigt sich. Selbst die Skeptikerinnen in unserem Team waren und sind immer wieder beeindruckt, was die Akupressur bei Matthis bewirkt.

LG 26: Die Wirkung dieses Punktes ist bei Matthis ganz unterschiedlich. Manchmal erreicht die Stimulation dieses Punkt, dass ein Krampfanfall erst gar nicht richtig beginnt. Manchmal entspannen sich die Muskeln ganz plötzlich, wird Druck auf diesen Punkt während einer tonischen Phase ausgeübt. Und manchmal passiert aber auch gar nichts und der Anfall läuft nach seinem klassischen Muster ab.

Infekt

Matthis hatte vor kurzem einen leichten bis mittleren Atemwegsinfekt, den wir eigentlich gut im Griff zu haben glaubten. Plötzlich verschlechterte sich sein Allgemeinzustand deutlich. Er bekam Fieber, wurde schlapper und unruhig, weil er durch seinen engen Brustkorb und viel Schleim in der Lunge schlecht Luft bekam. Die Atmung war schon leicht panisch und es war klar, dass sich sein allgemeiner Zustand weiter verschlechtern würde, wenn wir ihn nicht ruhig bekämen. Zufällig stieß ich auf die Punkte Di 11 (Fiebersenkend), Pe 6 (Atmung und Unruhe) und Ma 40 (Schleimlösend) auf Seite 91 im Buch. Das Fieber ging tatsächlich nach einer Stunde runter und kam auch nicht wieder, die Atmung beruhigte sich, der Schleim ist leider geblieben. Ich habe in den nächsten Tagen immer wieder versucht, den Punkt Ma 40 zu finden, was mir aber leider nicht gelang.

4 Kontraindikationen und mehr

Für kurze Akupressursequenzen, so wie sie in diesem Buch vorgestellt werden, gibt es keine Kontraindikationen. Und doch gibt es verschiedene Gründe, die gegen eine Anwendung sprechen können.

4.1 Kontraindikationen aus Sicht der Pflege-/Betreuungskraft

Eine der wichtigsten Kontraindikationen lautet:
Hat die Pflege-/Betreuungskraft selbst kein gutes Gefühl zur Anwendung, auch wenn völlig unklar ist warum, sollte keine Akupressur durchgeführt werden.

Ein Psychotherapeut schickte eine Patientin zu mir, die ich begleitend mit Akupressur behandeln sollte. Er selbst wollte keine Körperarbeit mit ihr machen, da das Thema in der Therapie »Missbrauch durch den Vater« war. Die Patientin kannte mich und meine Arbeit, da sie schon einmal einen Basiskurs bei mir besucht hatte. Wir sprachen kurz miteinander, die Behandlungsliege stand im Raum und eigentlich war der Moment gekommen, in dem sich die Patientin hätte hinlegen können. Sie blieb aber sitzen und in mir gab es den Impuls abzuwarten. Sie saß die ganze Stunde mehr oder weniger schweigend da, ich hatte das seltsame Gefühl, dass ich sie nicht anfassen durfte. Am Ende der Stunde verabschiedete sie sich und machte einen neuen Termin. Die nächsten Stunden liefen mehr oder weniger gleich ab, es gab so etwas wie ein unausgesprochenes »Halt, Stopp«. Es dauerte lange, bis sie mir erlaubte, sie zu berühren; am Anfang gab sie genau vor, wo ich meine Hände hinlegen durfte. Viel später erzählte sie mir, dass auch ihre Mutter sie sexuell missbraucht hatte. Da wurde mir klar, warum ich sie so lange nicht berühren durfte, und ich war froh, auf mein Gefühl und das »Stopp« gehört zu haben.

4.2 Kontraindikationen aus Sicht der Patienten

> Eine ablehnende Haltung des Patienten ist eine klare Kontraindikation.

Aus verschiedenen Gründen haben manche Patienten eine ablehnende Haltung zur Akupressur, die zu respektieren ist. Es ist zwar nicht notwendig, an die Wirkung zu »glauben«, aber eine grundsätzlich offene neutrale Haltung zu dieser Behandlungsmethode sollten die Patienten mitbringen.

Eine 76-jährige Patientin mit einer ausgeprägten Herzschwäche erlitt immer in Situationen körperlicher oder psychischer Anstrengung Herzanfälle. Sie und ihr Mann wurden von einem ambulanten Pflegedienst betreut. Als ihr Mann verstarb und eine Pflegekraft im Haus war, bekam sie wieder einen Anfall, diesmal begleitet von Panik. Die Pflegekraft hielt die Hand der Patientin und dabei lag ein Finger auf He 7, ein wichtiger Punkt bei ausgeprägter Angst. Die Patientin beruhigte sich auch zu ihrem eigenen Erstaunen sehr schnell und fragte: »Was haben Sie da gemacht?« Als sie hörte, dass ein Akupressurpunkt zu ihrer Verbesserung beigetragen hatte, reagierte sie ganz aufgebracht: »Das ist Teufelswerk, das dürfen Sie nie wieder mit mir machen.«

4.3 Dauerstimulationen

Werden Punkte mit einer Dauerstimulation versehen, sollte diese immer sofort entfernt werden, wenn der Patient Unwohlsein äußert. Sollte die Irritation nach einer halben Stunde nicht vorbei sein, ist davon auszugehen, dass die Stimulation nicht der Grund für sie war.

4.4 Häufigkeit der Anwendung von Akupressursequenzen

In den einzelnen Kapiteln werden teilweise Angaben zur Häufigkeit der Anwendungen gemacht. Die Erfahrung hat gezeigt, dass die meisten Menschen selbst ein sehr gutes und klares Gefühl dafür haben, wann und in welchen Abständen ihnen eine Anwendung guttut. Darauf sollte eingegangen werden.

5 Dauerstimulation einzelner Punkte

In bestimmten Situationen können Fernpunkte zu einzelnen Symptomen (wird in den einzelnen Kapiteln ausgeführt) dauerhaft stimuliert werden. Grundsätzlich können alle Fernpunkte mit einer Dauerstimulation versehen werden. Dazu werden spezielle Pflaster aus der Ohrakupunktur, die mit einem Samenkorn oder einer kleinen Magnetkugel versehen sind, verwendet. Diese können bei verschiedenen Anbietern im Internet bestellt werden.

5.1 Dauerstimulation einzelner Fernpunkte

5.1.1 Vorgehensweise

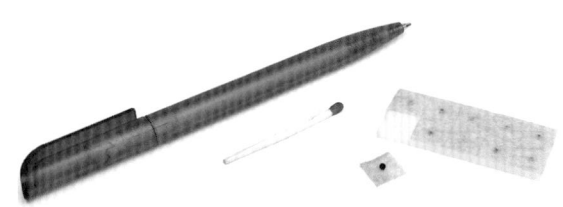

Abb. 5.1: Utensilien Dauerstimulation

Der Punkt wird, wie in der jeweiligen Punktlokalisation beschrieben, exakt – auch in Bezug auf in der Nähe liegenden Punkte – »ausgemessen« (▶Abb. 5.2).

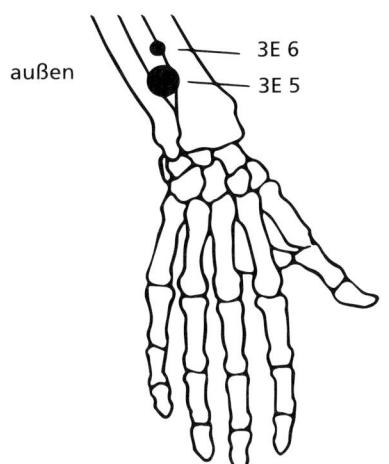

Abb. 5.2:
Lokalisation in Beziehung zu anderen Punkten

Anschließend wird der Punkt zunächst mit der Fingerkuppe ertastet (▶ Abb. 5.3), wie in den jeweiligen Punktlokalisationen beschrieben. Dabei werden die Wahrnehmung des Patienten und die der Ausführenden, soweit das möglich ist, miteinander abgestimmt. Kann ein Patient keine Rückmeldung geben, muss sich die Ausführende auf ihr Fingerspitzengefühl verlassen. Sinnvoll ist es, erst einmal mit Patienten zu beginnen, die sich äußern können.

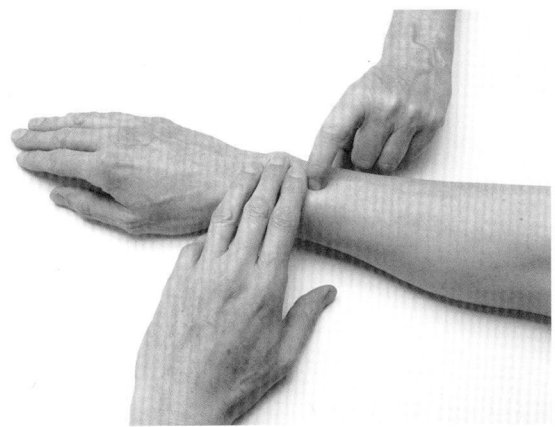

Abb. 5.3:
Lokalisierung mit der Fingerkuppe

Ist der Punkt für den Patienten und die Ausführende zu spüren, wird diese Stelle mit dem Fingernagel markiert, indem der Fingernagel leicht eingedrückt wird.

Anschließend wird an drei Stellen im Abstand von ca. ein bis zwei Millimetern im Bereich der Markierung eine Feinlokalisation vorgenommen. Dazu wird eine Knopfsonde benutzt (Streichholz mit der Schwefelseite geht auch) und mit dieser wird an jeder Stelle mit einem langsamen Druck in die Tiefe gegangen. Dabei sinkt die Knopfsonde ruhig und gerade in das Gewebe ein (»Staken« wie beim Kahn fahren im Spreewald oder in Venedig). Jedes Mal erhält der Patient einige Sekunden Zeit zu spüren. Oft fragen Patienten, was sie spüren müssen. Das ist für jeden Menschen sehr individuell, aber eine Stelle wird sich deutlich zeigen, und zwar entweder schmerzhaft oder ausstrahlend, kribbelnd, wärmer etc. Auch die Ausführende kann mit etwas Übung den genauen Punkt durch die Knopfsonde erspüren. Es handelt sich dabei um die Stelle, die entweder weniger Widerstand hat, also dort, wo die Knopfsonde mehr in die Tiefe kommt, oder um die Stelle mit mehr Widerstand, die Sonde dringt nicht so tief in das Gewebe ein. Stimmt das Gespürte von Patient und Ausführender überein, ist das wunderbar, wenn nicht, hat die Wahrnehmung des Patienten Vorrang. Können die Patienten keine Rückmeldung geben, kann ein weiterer Hinweis eine eventuelle kleine Bewegung wie z.B. ein Zucken, Wegziehen oder etwas Ähnliches sein. Diese Reaktionen sind oft so fein, dass es hilfreich ist, während des Testens mit einer Hand in Kontakt mit dem entsprechenden Arm oder Bein zu sein.

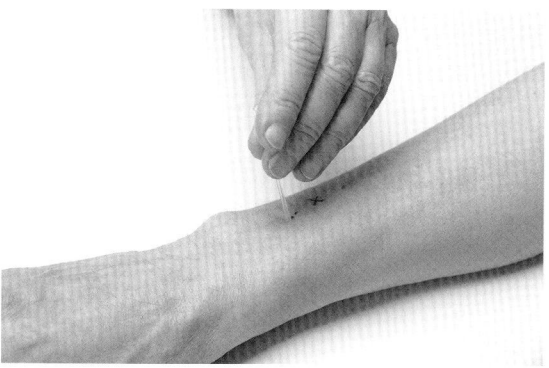

Abb. 5.4: Feinlokalisation

Der gefundene Punkt wird mit einem wasserfesten Stift markiert. Da sich häufig ganz in der Nähe ein weiterer Punkt befindet, sollte die Lokalisation noch einmal überprüft werden, indem die einzelnen Schritte zur Auffindung des Punktes wiederholt werden. Zur gewünschten Zeit wird der markierte Punkt mit einem Ohrpflaster beklebt.

5.1.2 Allgemeine Empfehlungen

Im Folgenden werden allgemeine Empfehlungen beschrieben, die sich aus vielfältigen Erfahrungen ergeben haben.

- Da sich der Körper an eine Dauerstimulation gewöhnt, ist es sinnvoll, diese nur in zeitlich begrenzten Situationen einzusetzen, z.B. bei Medikamentengabe, wenn Übelkeit zu erwarten ist. Bei nicht zeitlich begrenzten Situationen, z.B. bei Abflussbehinderungsödemen, Spastik

- oder Kontrakturen und allen chronischen Beschwerden, hat sich eine regelmäßige Stimulation mit Druck der entsprechenden Punkte mehr bewährt. In akuten Fällen wird erst einmal mit der manuellen Stimulation begonnen. Bewirkt dies eine Linderung der Symptome kann eine Dauerstimulation sinnvoll sein. In der Palliativpflege wird der nahende Tod als zeitliche Begrenzung verstanden.
- Da durch das Samenkorn ein kontinuierlicher Druck auf die Haut ausgeübt wird, kommt es nach einer Weile zu einer Verletzung der obersten Hautschicht. Erstreckt sich die Dauerstimulation über mehrere Tage, so wird das Pflaster einseitig geklebt und je nach Hautbeschaffenheit bei sehr dünner und brüchiger Haut alle 6, bei empfindlicher alle 12 und bei gesunder Haut alle 24 Stunden auf die andere Seite gewechselt, um eine Verletzung zu verhindern.
- Reagieren Patienten mit Irritationen, die sie auf die Stimulation des Punktes zurückführen, wird das Pflaster entfernt und die unerwünschten Symptome verschwinden erfahrungsgemäß nach spätestens einer halben Stunde.
- Es gibt Symptome – z.B. Übelkeit/Erbrechen, Schlaflosigkeit –, bei denen manchmal die Dauerstimulation eines Fernpunktes nicht ausreicht, um eine zufriedenstellende Symptomlinderung zu erzielen. Nach gründlicher Abwägung können ein oder zwei weitere Fernpunkte mit einer Dauerstimulation versehen werden. Dabei werden die Punkte auf unterschiedlichen Seiten angebracht, sodass es zu einer Reizverteilung kommt.
- Weitere spezifische Details werden in den einzelnen Kapiteln beschrieben.

5.2 Dauerstimulation von Lokalpunkten mit Gitterpflastern

Auch Lokalpunkte können dauerstimuliert werden (▶ Kap. 7). Akute wie chronische Verspannungen mit entsprechenden Beschwerden – Bewegungseinschränkung und nicht selten auch Schmerz – sind die häufigsten Indikationen. Dazu werden Gitterpflaster in verschiedenen Größen verwendet.

5 Dauerstimulation einzelner Punkte

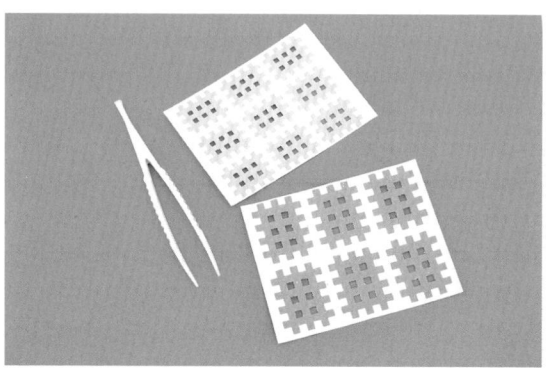

Abb. 5.5: Utensilien Dauerstimulation mit Gitterpflastern

5.2.1 Vorgehensweise

Lässt sich eine klar begrenzte Verspannung im Rahmen einer Behandlung ertasten oder kann sie von einem Patienten gezeigt werden, wird ein Gitterpflaster mit passender Größe ausgewählt, mit einer Plastikpinzette von der Trägerfolie genommen und aufgeklebt. Anschließend muss das Pflaster mit mehreren Fingern ein wenig gerieben werden – so wie eine Creme aufgetragen wird. Dadurch schmiegt sich das Pflaster fest auf die Haut.

Das Pflaster kann bis zu fünf Tage lang kleben bleiben und muss dann bei Bedarf erneuert werden. Die Wirkung tritt manchmal erst nach einigen Tagen ein!

Wenn sich die Beschwerden deutlich verbessert haben und/oder keine weitere Linderung eintritt, wird das Pflaster entfernt.

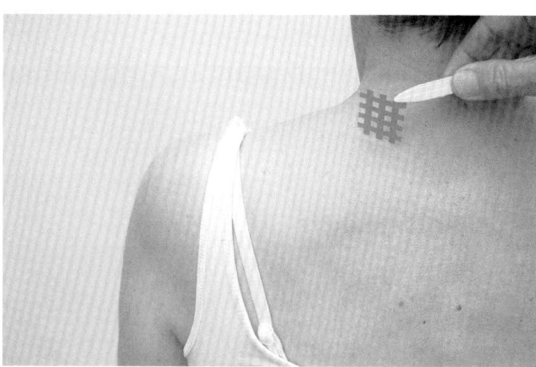

Abb. 5.6: Pflaster kleben

Fallbeispiel

Ich betreue physiotherapeutisch Herrn L., 65 Jahre alt, der nach einem Herzstillstand mit Sauerstoffunterversorgung seit 15 Jahren im sogenannten Wachkoma liegt.

> Meist liegt Herr L. im Bett, für einige Stunden am Tag sitzt er in einem speziell für ihn angefertigten Rollstuhl. Den Kopf hat er weit nach links gedreht und in den Nacken gelegt, beide Arme sind in spastischer Beugestellung, ein Bein ist stark gebeugt, das andere Bein in Streckstellung.
> Herr L. hat ausgeprägte Kontrakturen und eine Skoliose. Aktives Bewegen ist ihm nur in geringem Ausmaß möglich. Herr L. atmet über eine Trachialkanüle, der Mund ist geöffnet, kann aber selbstständig, nach Aufforderung, etwas geschlossen werden. Die Nahrungsaufnahme erfolgt über PEG. Zusätzlich leidet Herr L. unter einem Reizdarmsyndrom mit festsitzenden Blähungen.
> Bei Stress oder Schmerzen verstärkt sich die spastische Haltung erheblich.
> Meine Behandlung besteht unter anderem aus »*Qi* wecken« und dem Halten der Schulter-Nacken-Kiefer-Punkte. Nach dieser Behandlung ist es Herrn L. oft möglich, den Kopf bis fast zur Mitte zu drehen. Damit reguliert sich sein gesamter Muskeltonus, sodass Herr L. wesentlich entspannter am Geschehen teilnehmen kann. Die Atmung vertieft sich, der Blick kann gerichtet werden und auch der Bauch entspannt sich spürbar.
> Bei der Behandlung habe ich festgestellt, dass insbesondere Ma 6, der Kieferpunkt, eine Schlüsselrolle einnimmt.
> Um diese günstige Ausgangssituation über einen längeren Zeitraum zu unterstützen, nutze ich immer wieder auch Gitterpflaster für einen Zeitraum von ca. einer Woche.
> Dabei setze ich ein Gitterpflaster auf Ma 6, ein weiteres auf einen besonders verspannten Bereich des großen Kopfwendermuskels.
> Die Lebensgefährtin beschreibt, dass Herr L. dadurch immer wieder in die entspannte Haltung von Kopf und Mund findet.
> (Susanne Supplieth 2020)

Es gibt Situationen, in denen bei Bewegungseinschränkungen ganze Muskelstränge verhärtet sind und es schwer ist, eine spezifische Stelle für die Anwendung eines Gitterpflasters zu definieren. In diesem Fall gibt es mehrere alternative Möglichkeiten:

- Man erhebt einen genauen Tastbefund der Region.
- Es gibt Patienten, die sehr genau beschreiben können, wo die Bewegung festgehalten wird.

Ist die Stelle auf die eine oder andere Art klar eingegrenzt, wird das Gitterpflaster dorthin geklebt. Findet sich kein klar definierter Punkt, wird ein Gitterpflaster mit einer Plastikpinzette von der Trägerfolie gelöst und in einem Abstand von ca. 1–2 cm langsam über den verhärteten Bereich geführt. Das freie Ende des Pflasters reagiert, indem es sich von selbst näher an den Körper heranzieht. Das Pflaster kann sich so auf der »von ihm gewählten Stelle« niederlassen.

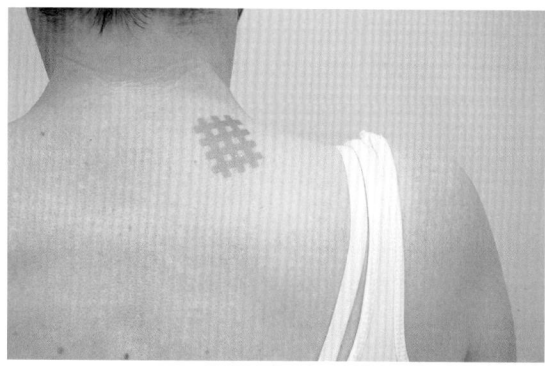

Abb. 5.7: Lokalpunkt suchen

5.3 Kombination von Gitterpflastern mit Dauerstimulation von Fernpunkten

Zu Beginn einer Behandlung von sehr starken chronischen Verspannungen kann es hilfreich sein, zusätzlich regionalwirksame Fernpunkte mit einer Dauerstimulation zu versehen (▶ Kap. 7). Diese werden wir oben beschrieben täglich gewechselt. Die Pflaster lokal bleiben bis zu fünf Tage.

Die Kombination von Gitterpflastern und Dauerstimulation von Fernpunkten hat sich bei der Behandlung von Muskel- und Sehnenreizungen – z.B. Tennisellenbogen oder schmerzhafte Schultersteife – als förderlich erwiesen.

Grundsätzlich ist sie aber nur ergänzend zu anderen Therapien z.B. Physiotherapie anzuwenden.

5.4 Allgemeine Empfehlungen und Kontraindikationen

Im Folgenden werden allgemeine Empfehlungen beschrieben, die sich aus den vielfältigen Erfahrungen mit der Anwendung von Gitterpflastern ergeben haben.

Gitterpflaster sollten nur verwendet werden, wenn keine bekannte Pflasterallergie vorliegt. Sollte sich im Bereich des Pflasters die Haut stärker röten, so ist das Pflaster sofort zu entfernen.

5.4 Allgemeine Empfehlungen und Kontraindikationen

Kontraindikationen

- Klebstoffallergie
- Pergamenthaut
- Dünne Haut aufgrund einer Kortisonbehandlung
- Hauterkrankungen wie Psoriasis oder Neurodermitis
- Anwendung in Bestrahlungsbereichen
- Erysipel, Hautpilz, Sonnenbrand
- Bereich von Thrombosen, Thrombophlebitis
- Wunden, die noch nicht abgeheilt sind
- Bei Patienten, die Blutverdünner nehmen, ist Vorsicht angezeigt.

Dauer der Anwendung:
Ein Pflaster kann ca. fünf Tage kleben bleiben. Wenn eine Besserung eingetreten ist, die Beschwerden aber noch nicht zufriedenstellend gelindert sind, wird das Pflaster gewechselt.

6 Basisbausteine

Die in diesem Kapitel beschriebenen Bausteine haben eine mehr allgemeine Wirkung und werden in Kombination mit anderen Punkten, die symptomspezifischer sind und in den folgenden Kapiteln vorgestellt werden, unterstützend eingesetzt. Sie können aber auch als »Einsteiger« zur Kontaktaufnahme und allgemeiner Entspannung oder auch dazu genutzt werden, einen Patienten an die Akupressur heranzuführen. Die Bausteine »Das *qi* wecken« und »Schulter, Nacken, Kiefer« sind so leicht zu erlernen, dass auch Angehörige einfach darin eingewiesen werden können. Die Bausteine *ampuku* und »*qi* wecken« können auch als Selbstbehandlung durchgeführt werden.

6.1 Basisbaustein: Das *qi* wecken

Propriozeptive Sensibilität

Ziel dieses Bausteins ist es, das *qi*, die Bewegkraft, die Kraft für alle körperlichen, seelischen und geistigen Prozesse, eines Menschen insgesamt anzusprechen und damit die Wahrnehmung eines Menschen für sich selbst zu verbessern. Mit anderen und bekannteren Worten bewirkt diese Sequenz eine intensivere Selbstwahrnehmung im Sinne von Propriozeption.

> **Propriozeptive Sensibilität:** Wahrnehmung der Stellung und Bewegung des Körpers im Raum; durch spezifische Sensoren (Propriosensoren) werden Informationen über Muskelspannung (Golgi-Sehnenorgan), Muskellänge (Muskelspindel) und Gelenkstellung bzw. -bewegung registriert und verarbeitet.

6.1.1 Einsatzbereiche

Einsatzbereiche des Bausteins »Das *qi* wecken« sind z.B.:

- Allgemeine Anspannung,
- Allgemeines Unwohlsein,
- Schmerz,

- Unruhe, Angst,
- Seelisches Ungleichgewicht,
- Eingeschränkte Körperwahrnehmung,
- Kontrakturen,
- Spastik,
- Demenz.

6.1.2 Details zur Durchführung

Das Wichtigste für die Durchführung sind weiche, anformende Hände der ausführenden Person. Das lässt sich am einfachsten erreichen, indem die Aufmerksamkeit des Kontakts zunächst auf die Handinnenflächen gerichtet wird. Werden diese nachgiebig, so folgt daraus, dass auch die übrige Hand und die Finger anschmiegsam werden.

Weiche, anformende Hände

Jede Kontaktaufnahme verläuft in der gleichen Art und Weise: Die Hände gehen zu dem jeweiligen Körperbereich, landen dort behutsam und formen sich an den Körper an, indem sie langsam von den Handinnenflächen aus weich werden. Sie lösen sich wieder vollständig, indem sie von den Handtellern aus langsam in eine leichte Streckung gehen und abheben. Dieses immer wieder neue Anlanden und vollständige Lösen lässt sich in der Wirkung so beschreiben: Jedes Mal gibt es eine neue, klar definierte Information: »da sind Sie«, und wieder neu »und da sind Sie« und so weiter. Das ist ein wesentlicher Unterschied zu den bekannten Techniken aus der basalen Stimulation, wo immer eine Hand in Kontakt bleibt. Eine Pflegekraft, die beides kann, wird von Situation zu Situation entscheiden, was gerade sinnvoller ist.

Es werden, mit Ausnahme des oberen Rückens, des Halses und des Kopfes, immer Körpervorder- und -rückseite oder Körperinnen- und -außenseite gleichzeitig für 2–3 Sekunden berührt. Damit das in einem ruhigen und gleichmäßigen Rhythmus ablaufen kann, ist es sinnvoll, beim liegenden Patienten mit der Hand, die jeweils die Rückseite des Körpers berührt, unter das Bettlaken zu gehen. Dafür hebt die andere Hand den Patienten mit dem Laken leicht an, um so ein einfaches Unter-den-Körper-Gleiten zu ermöglichen.

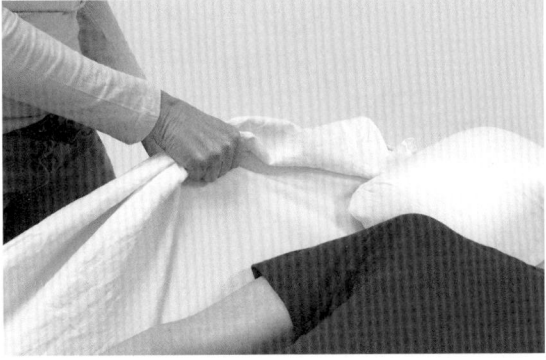

Abb. 6.1: Anheben des Patienten mit Hilfe des Lakens

Anderenfalls bleiben die Hände in Kleidung, Vorlagen, Schläuchen etc. hängen. Auch bei verschwitzten Patienten ist diese Vorgehensweise deutlich angenehmer. Sitzt ein Patient, so ist es günstig, in den Stuhl oder Rollstuhl eine Decke zu legen, die die Funktion des Lakens übernimmt.

6.1.3 Ablauf

Variante 1

Beruhigend und orientierend

Dauer: ca. 5 Minuten

1. Vom Kopfende aus gleiten beide Hände unter den oberen Rücken → langsam anformen und zwischen den Schulterblättern liegen bleiben → langsam lösen und herausgleiten. Sitzt der Patient, werden die Hände auf die Schultern gelegt.
2. Die Hände legen sich unter den Nacken → langsam herausgleiten.
3. Die Hände umfassen den (ehemals) behaarten Teil des Kopfes → langsam anformen → langsam lösen.

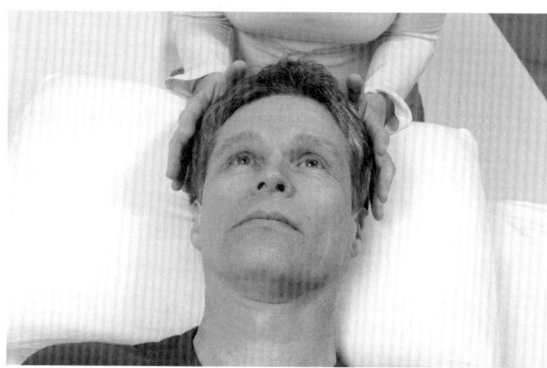

Abb. 6.2: Langsames Anlegen der Hände

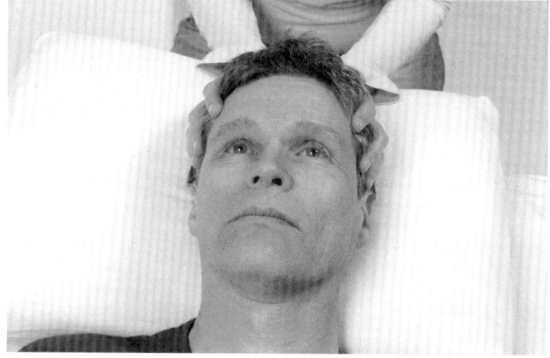

Abb. 6.3: Anformen der Hände

4. Fortsetzung an einer Körperseite, die Station für Station berührt wird. Hierzu kann der Patient ggf. gefragt werden, welche Seite ihm als erstes lieber ist. Die Stationen sind: Schulter vorne und hinten,

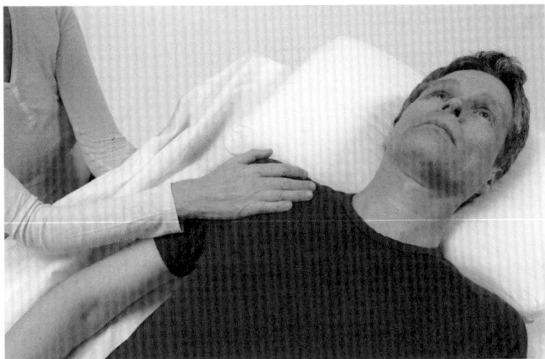

Abb. 6.4: Schulter

– Oberarm,

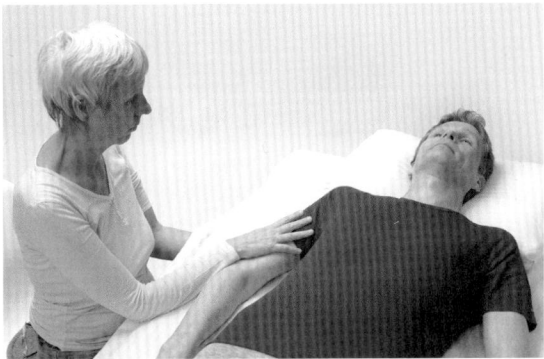

Abb. 6.5: Oberarm

– Ellbogen,

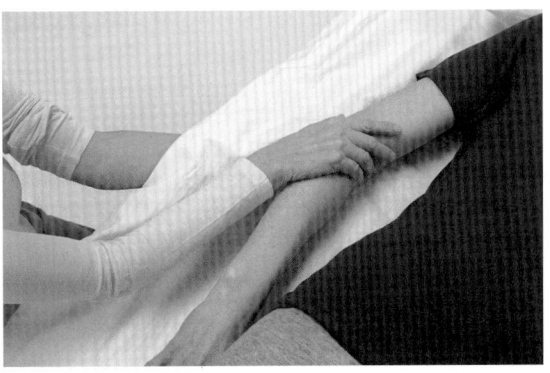

Abb. 6.6: Ellbogen

– Unterarm,

Abb. 6.7:
Unterarm

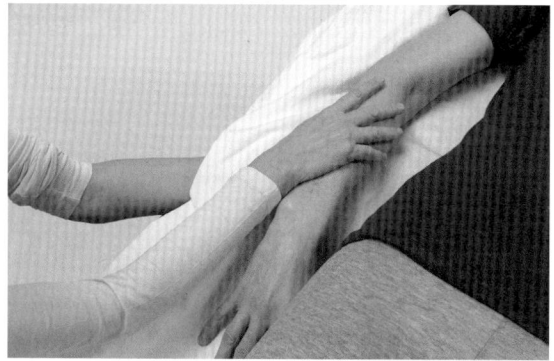

– Hand und Handgelenk,

Abb. 6.8:
Hand und Handgelenk

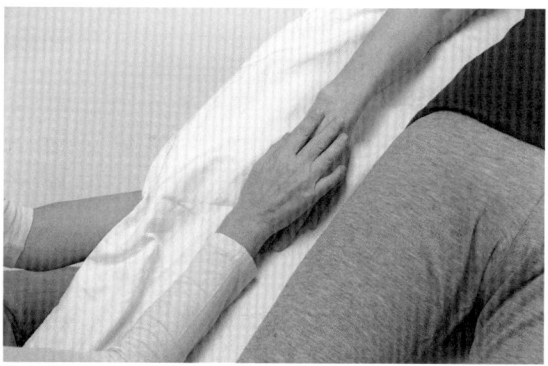

– Rippenbögen vorne und hinten,

Abb. 6.9:
Rippenbögen

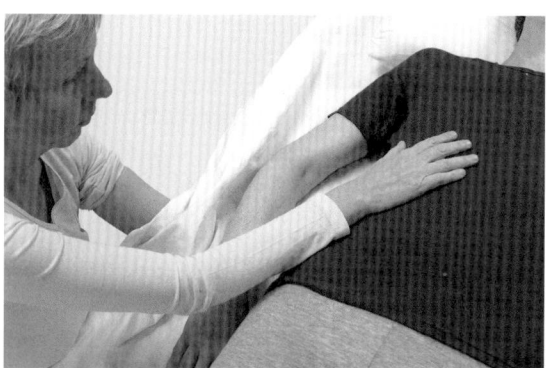

– Taille,

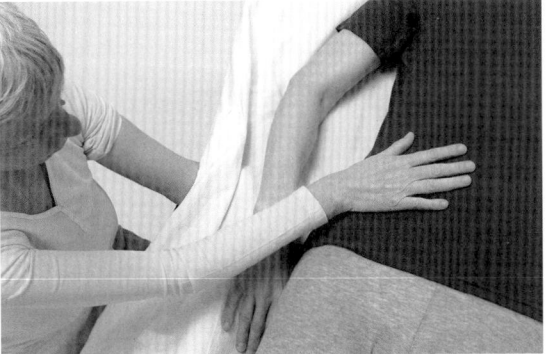

Abb. 6.10:
Taille

– Gesäß und Hüfte außen,

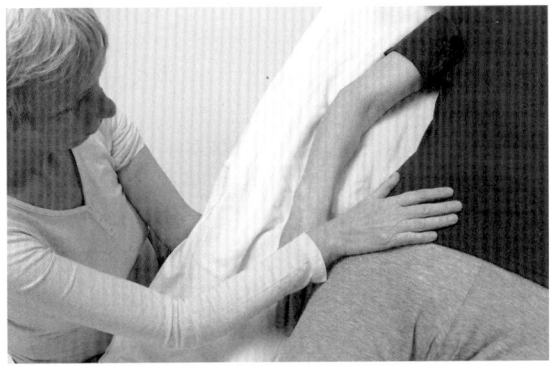

Abb. 6.11:
Gesäß und Hüfte

– Oberschenkel innen und außen **oder** vorne und hinten,

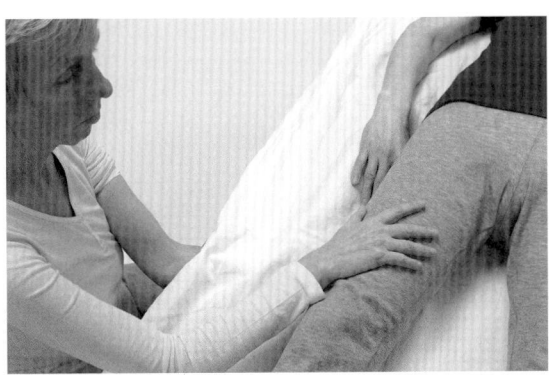

Abb. 6.12:
Oberschenkel vorne und hinten

Abb. 6.13:
Oberschenkel innen und außen

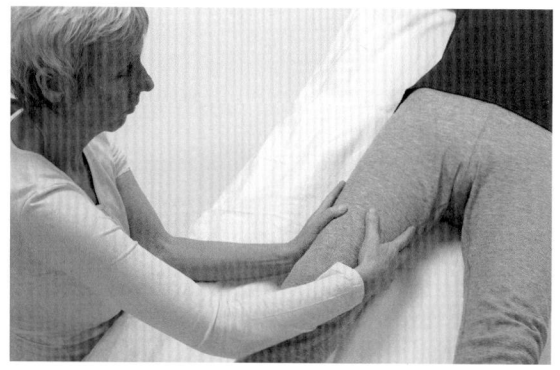

– Knie innen und außen **oder** vorne und hinten,

Abb. 6.14:
Knie vorne und hinten

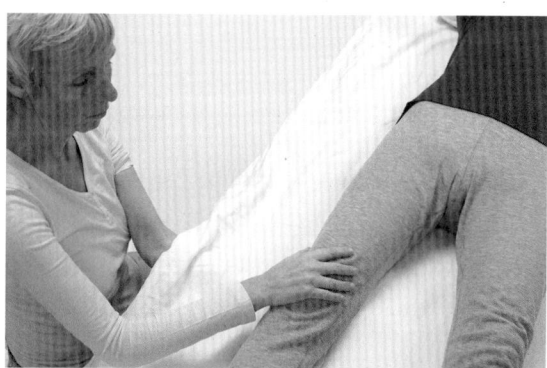

Abb. 6.15:
Knie innen und außen

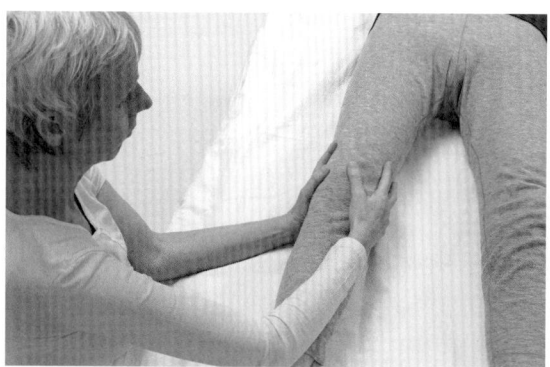

– Unterschenkel vorne und hinten **oder** innen und außen,

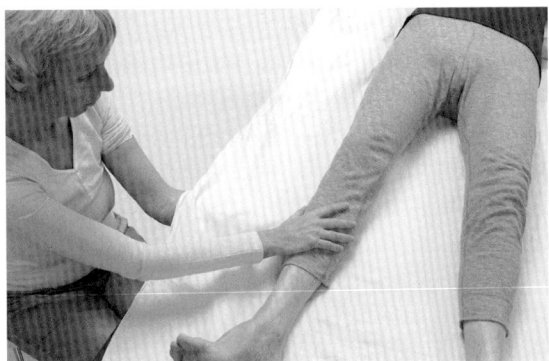

Abb. 6.16:
Unterschenkel vorne und hinten

– Fuß und Fußgelenk.

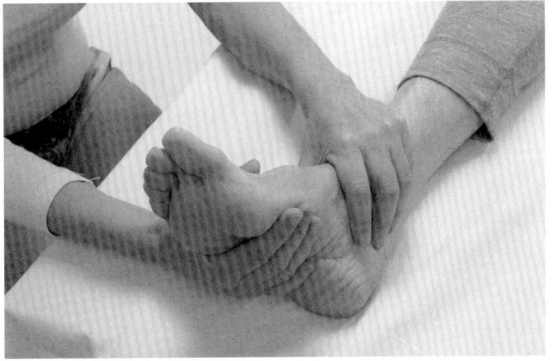

Abb. 6.17:
Fuß und Fußgelenk

5. Ggf. Seitenvergleich und dann die andere Seite.

Variante 2

Dauer: ca. 5–7 Minuten

Aktivierung der Tiefensensibilität

Die Verweildauer ist ähnlich lange wie bei Variante 1, es wird allerdings ein deutlich höherer Druck ausgeübt. Dabei bleibt aber die ganze Hand im Kontakt mit der betroffenen Körperstelle. Die Wirkung verändert sich in der Weise, dass es zu einer Aktivierung der Tiefensensibilität kommt. Bei einigen neurologischen Erkrankungen kann diese vermindert sein und wird dann durch den stärkeren Druck angesprochen.

Variante 3

Tonus senkend

Dauer: ca. 10 Minuten

Wird die Verweildauer an den jeweiligen Stellen verlängert, verändert sich die Wirkung dahingehend, dass es zu mehr Entspannung kommt. Wichtig ist, dass die Hände ruhig am Körper liegen bleiben. Im Rahmen von Kontrakturprophylaxe oder wenn es um das Lösen von Spastik geht, ist das eine sinnvolle Variante. Wichtig ist, dass die Intention – also das, was erreicht werden soll – ganz klar ist und die Vorstellung in die Berührung mit einfließt.

Variante bei gelähmten Patienten

Auch bei Menschen mit Lähmungen nach Schlaganfall oder Querschnitt werden beide Seiten berührt. Je nach Situation kann die Reihenfolge verändert werden, abhängig davon, wie »wach« der Patient ist und wie viel er in den betroffenen Körperregionen noch wahrnimmt. Eine Möglichkeit ist zum Beispiel, erst den Arm auf der sensiblen Seite zu berühren und danach gleich auf die andere Seite zu wechseln. Dabei kann sich der Patient das Gespürte von der zuerst behandelten Seite auf der anderen Seite vorstellen. Gibt es Angehörige oder ggf. Schülerinnen, die mitarbeiten, so können beide Seiten synchron berührt werden. Je besser die Abstimmung der Ausführenden ist, umso wirkungsvoller ist die Behandlung!

Verbale Begleitung

Unterstützende Worte

Ob und wie viel die einzelnen Schritte verbal begleitet werden, hängt ganz von der Situation ab. Wird dieser Baustein zum ersten Mal bei einem Patienten durchgeführt, ist es ratsam zu sagen, wo die nächste Berührung erfolgt. Kennt jemand die Abfolge schon, sollte vorab trotzdem gefragt werden, ob eine verbale Begleitung gewünscht wird. Anderenfalls ist es in der Regel nicht mehr nötig, jeden einzelnen Schritt anzukündigen. Ähnliches gilt auch für Patienten, die nicht ansprechbar sind, wobei hier auf die Reaktionen (Änderungen der Atmung, Mimik, Muskelspannung) des Patienten besonders geachtet wird. Wann, ob, wie viel der Ablauf mit Worten begleitet wird, ist letztlich von der Situation abhängig, der Beziehung zwischen Patienten und Ausführenden und deren Gespür für den jeweiligen Moment.

Die Wahl der Worte wiederum ist sehr entscheidend, da sie die jeweils gewünschte Wirkung unterstützen können. Steht die Körperwahrnehmung im Vordergrund, so sollten begleitende Worte gewählt werden, die diese unterstützen, zum Beispiel: »Nehmen Sie meine Hände wahr, die Ihnen eine Orientierung für Ihre Körpergrenzen geben« oder »Meine Hände unterstützen Sie darin, sich besser zu spüren«. Geht es mehr um Entspannung, so könnte man sagen: »Nehmen Sie meine Hände wahr und spüren Sie in die Tiefe Ihres Körpers zwischen meinen Händen.«

6.1.4 Beispiele

Aus mehreren Hospizen und Palliativstationen wird berichtet, dass »das *qi* wecken« immer dann eingesetzt wird, wenn eine unklare Situation besteht. Das heißt, wenn ein Gast unruhig oder irritiert ist, unklare Schmerzen oder Unruhe hat und niemand so genau weiß, um was es gerade geht. »Das *qi* wecken« kann bewirken, dass sich die Problematik entweder auflöst oder sich das Thema deutlicher zeigt und was die nächsten Schritte sind oder sein könnten.

Angst und Unruhe

> Zunächst die Geschichte einer 86-jährigen immobilen, aber gut orientierten Bewohnerin eines Altenheims. Diese nahm über Tag immer sehr rege am Alltagsgeschehen teil, freute sich über Abwechslung und Besuch. Aufgrund ihrer Immobilität und ihres geringen Gewichts hatte sie eine druckentlastende Matratze. Nachts entwickelte sie immer wieder Unruhe und war manchmal auch orientierungslos. Es wurden verschiedene Bedarfsmedikationen ausprobiert, die zum Teil die nächtlichen Beschwerden linderten, aber als Nebenwirkung Müdigkeit am Tage verursachten. Auf Wunsch der Bewohnerin wurden die Medikamente abgesetzt, da sie die Verlangsamung am Tag als sehr einschränkend erlebte. Die Nachtwache begann damit, wenn die Bewohnerin wach und unruhig war, bei ihr die Sequenz »das *qi* wecken« durchzuführen – mit großem Effekt. Die Bewohnerin schlief wieder ein und in guten Nächten sogar bis zum nächsten Morgen durch. In anderen brauchte sie die Sequenz ein zweites Mal. Zeitlich machte der Gang ins Schwesternzimmer, das Herausholen und Verabreichen der Bedarfsmedikation keinen Unterschied zum Einsatz der Akupressur, wohl aber für die Bewohnerin. Sie konnte ihre Tage wach und lebendig genießen.

Druckentlastende Matratzen haben den Nachteil, dass das Empfinden der Körpergrenzen erschwert ist, was häufig zu Orientierungslosigkeit und daraus folgend zu Unruhezuständen führt. Über die kleinen, kurzen Berührungen lassen sich das Gespür und damit die Orientierung und Ruhe wiederherstellen.

Orientierungsverlust durch druckentlastende Matratze

Das Beispiel eines fünfjährigen schwerstbehinderten Mädchens zeigt, dass auch bei schwer zu verstehenden Irritationen dieser Baustein hilfreich sein kann.

Einsatzbereich Schwerbehinderung

> Das Mädchen lag meistens ganz still im Bett, schaute mit geöffneten Augen und weichem Blick ins Leere. Ihr Muskeltonus war so schwach, dass sie noch nicht einmal ihren Kopf heben konnte. Manchmal gab es eine Veränderung, die zunächst fast mehr atmosphärisch wahrzunehmen war. Bei genauem Hinschauen war zu beobachten, dass die Augen anfingen zu starren und die Atmung sich beschleunigte. Durch das, wie

oben beschriebene, leichte und kurze Berühren des Körpers löste sich die Situation wieder auf. Die Eltern und Geschwister erlernten die Sequenz, und so gab es immer jemanden in der Umgebung des Mädchens, der »eingreifen« konnte.

Kontrakturen

Hohe Körperspannung

Ein Bewohner mit weit fortgeschrittener Demenz war fast immobil und saß über Tag meistens in einem bequemen Liegesessel. Er sprach nicht mehr und nahm, soweit erkennbar, nur noch sehr wenig von seiner Umgebung wahr. Seine Körperspannung war sehr hoch und fast alle Gelenke hatten starke Kontrakturen. Die notwendige Prophylaxe war nur sehr schwer durchzuführen. Auf Berührung reagierte der Bewohner sehr positiv. Eine Pflegekraft begann damit, die Variante mit längerer Verweildauer an dem Bewohner durchzuführen. Sie teilte ihm jeweils mit, wohin sie als nächstes gehe. Die Pflegkraft konnte wahrnehmen, wie die Anspannung unter ihren Händen spürbar weniger wurde und der Bewohner in eine vertiefte und entspanntere Atmung kam. Danach war es deutlich leichter, seine Gelenke durchzubewegen. Einmal war die Tochter dabei und sah, wie gut diese Sequenz ihrem Vater tat, und entschied sich, die Griffe zu erlernen. Sie freute sich über die spürbare und sichtbare Veränderung und darüber, auf diesem Weg eine neue Möglichkeit des Kontakts zu ihrem Vater gefunden zu haben.

6.2 Basisbaustein: Schulter, Kiefer, Nacken

Alle Formen von Überforderung

Schulter, Nacken und Kiefer bilden einen Bereich im Körper, in dem es in Folge von Angst, Überforderung, Stress, zurückgehaltenen Gefühlen wie Wut und Trauer zu vielen Verspannungen kommt. Dies wirkt sich auf den gesamten Körper aus. Über anatomische Beziehungen lassen sich diese Ausbreitung und der Bezug zu den verwendeten Punkten erklären. In folgenden Punkten dieser Region drückt sich die oben beschriebene Problematik besonders deutlich aus und lässt sich durch eine Behandlung positiv beeinflussen.

- Gb 20 »Wind-Teich« (Schädelbasis) liegt am Unterrand der Schädelbasis zwischen Sternocleidomastoideus- und Trapezmuskel (Kopfwendermuskel – seitlicher Halsmuskel und Kapuzenmuskel – hinterer Nacken).
- Bl 10 »Himmelspfeiler« (Nacken) liegt 1,5-fingerbreit unterhalb der Schädelbasis am Außenrand des Musculus trapezius.

Autochthone Muskeln

Die oberen beiden Punkte Gb 20 »Teich des Windes« und Bl 10 »Säule des Himmels« liegen im Bereich von drei kleinen kurzen Muskeln, deren Aufgabe es ist, den Kopf auf der Wirbelsäule zu stabilisieren. Sie sorgen dafür, dass wir den Kopf nicht verlieren, nicht kopflos werden. Kopf hoch, Kontrolle und Überblick behalten! Sie gehören zu den autochthonen Muskeln, die unter dem Begriff Erector spinae zusammengefasst werden. Das sind Muskeln, die eng an der Wirbelsäule liegen und die für die automatische, willentlich nicht beeinflussbare Aufrichtung dieser zuständig sind. Damit gibt es im menschlichen Körper einen Reflexmechanismus, der den Körper mühelos gegen die Schwerkraft aufrichtet.

Kommt es zu Verspannungen und Verkürzungen in den kleinen, am Kopfgelenk liegenden Muskeln, setzt sich diese Verkürzung entlang der autochthonen Muskeln fort, wodurch der gesamte Rumpf unter Anspannung gerät. Im Extremfall ist der Rücken so verkürzt, dass der Patient wie »ein gespannter Flitzebogen« aussieht. Dies ist bei Menschen mit starken Schmerzen, nach Krampfanfällen oder großer Angst zu beobachten. Löst sich die Verspannung im Bereich der oben beschriebenen kleinen Muskeln, so entspannt sich der Mensch insgesamt.

Weitere Punkte in diesem Bereich sind:

- Gb 21 »Schulter-Brunnen« (oben auf der Schulter) liegt am Trapeziusrand auf dem höchsten Punkt der Schulter (auf dem Trapeziusrand in der Mitte zwischen Wirbelsäule und Acromion). Die Funktionen des Trapezmuskels sind: Hebung und Senkung des Schulterblattes (Scapula), Zug des Schultergürtels nach hinten, Hebung des Arms über die Horizontale, Drehung des Kopfs auf die entgegengesetzte Seite, Hebung des Schlüsselbeins (Clavicula).
- 3E 15 »Himmelsspalte« (innere Schulterblattecke) liegt am kranialen Rand des Ansatzes des Musculus levator scapulae, dem Schulterblatthebemuskel. Seine Funktion ist es, die Schultern hochzuziehen.
- Ma 6 »Kieferkutsche« liegt auf der dicksten Erhebung des Kaumuskels.

Weiter bekannte Redewendungen: Den Kopf einziehen, die Last/Verantwortung, die auf den Schultern ruht, das Kreuz tragen, sich durchbeißen, die Zähne zusammenbeißen etc. zeigen deutlich die seelisch-körperlichen Zusammenhänge. Somit handelt es sich hier um eine Schlüsselzone, über die es möglich ist, positiv auf den Menschen in seiner Ganzheit Einfluss zu nehmen.

6.2.1 Einsatzbereiche

Die fünf oben genannten Punkte können in folgenden Bereichen eingesetzt werden:

- Sie sind immer gut!
- Allgemeine Anspannung,
- Verspannungen in Schulter und Nacken,
- Kopfschmerzen,
- HWS- und Schulter-Armsyndrom,

- Schmerz,
- Angst und Unruhe,
- Atemnot (Dyspnoe),
- Ödeme im Gesicht, Halsbereich und Armen,
- Spastik, Kontrakturen,
- Rigor,
- Tremor.

Alle fünf Punkte sind in diesen Situationen mehr oder weniger verspannt und somit Lokalpunkte.

6.2.2 Ablauf

Dauer: ca. 8–10 Minuten

Reihenfolge der Punkte

Die Hände ruhen auf den Punkten Gb 21 oben auf der Schulter, 3E 15 innere obere Schulterblattecke, Ma 6 höchster Punkt des Kaumuskels, Bl 10 Nacken, Gb 20 Schädelbasis jeweils ca. 1½ bis 2 Minuten.

Achtung

- Gb 21 »Schulter-Brunnen«
  – Lokalisation: liegt oben auf der höchsten Erhebung der Schulter auf der Medioclavicularlinie, die Linie, die das Schlüsselbein halbiert. Diese entspricht einem Drittel des Wegs vom Hals bis zur äußeren Schulterblattecke. Liegt der Träger einer Tasche oder eins Rucksacks auf diesem Punkt, fühlt sich das unangenehm an. Druckrichtung: Füße.
  – Achtung: Bei sehr adipösen oder auch muskulösen Patienten wirken die Schultern sehr breit, was dazu verleitet, den Punkt zu weit außen zu lokalisieren.
  – Wird der Punkt bei einem Patienten im Sitzen lokalisiert, bietet es sich an, mit dem Mittel- und/oder Zeigefinger zu arbeiten. Diese werden mit den Kuppen auf den Punkt gelegt. Die übrige Hand liegt leicht mit am Körper. Im Liegen bietet sich die Daumenkuppe an, auch dabei liegen die restlichen Finger leicht mit am Körper.

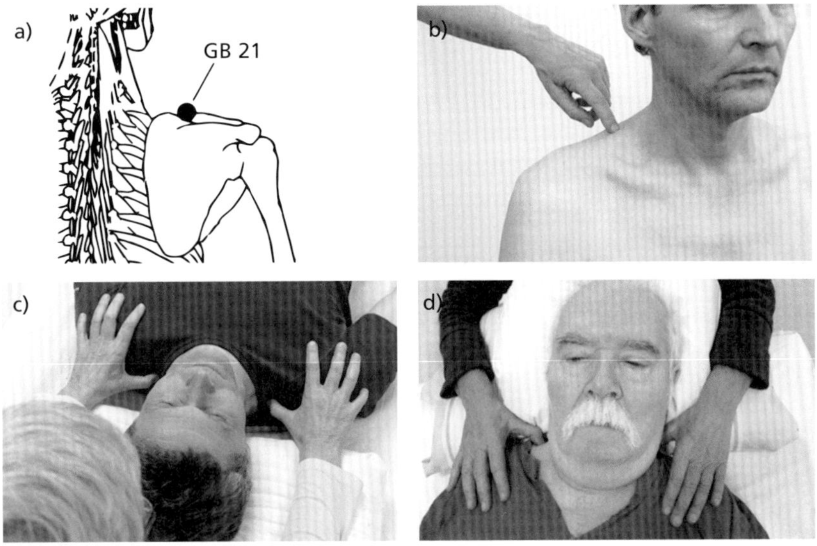

Abb. 6.18:
Gb 21 »Schulter-Brunnen«

- 3E 15 »Himmelsspalte«
  - Lokalisation: an der inneren Schulterblattecke, liegt von Gb 21 eine Daumenbreite nach hinten und eine Daumenbreite nach innen. Druckrichtung: zum inneren oberen Schulterblattwinkel. Hier bietet es sich an, den Punkt mit der Daumenkuppe zu halten – sowohl wenn der Patient sitzt als auch wenn er liegt. Der Rest der Hand liegt mit leichtem Kontakt am Körper.

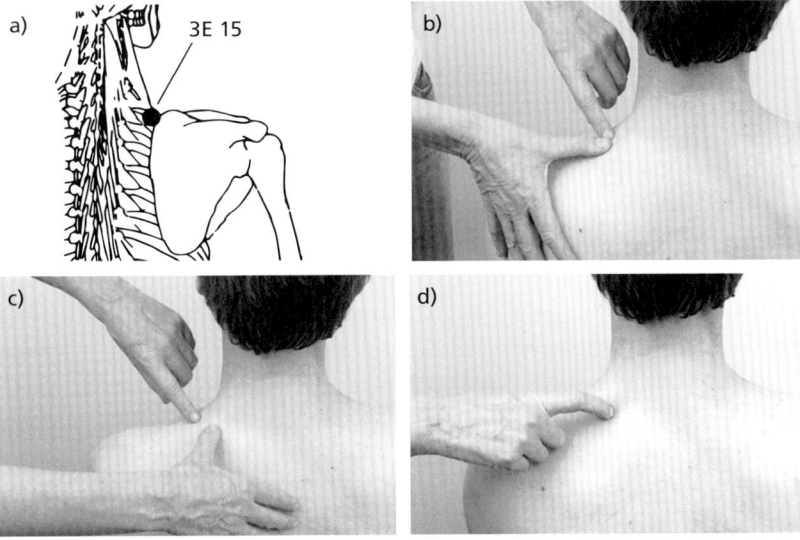

Abb. 6.19:
3E 15 »Himmelsspalte«

- Ma 6 »Kieferkutsche« ist am leichtesten zu finden, indem die Hände im hinteren Bereich der Wange vor und unterhalb des Kiefergelenkes liegen. Beißt der Patient kurz die Zähne zusammen, wird der Muskelbauch unter den Fingern spürbar. Der Punkt liegt auf der höchsten Erhebung, der dicksten Stelle des Muskels. Mittel- und/oder Zeigefingerkuppen kontaktieren den Punkt. Druckrichtung: zum Muskelbauch. Die übrige Hand hält Abstand zum Kopf, da es sonst zu Gefühlen von Einengung kommen kann.

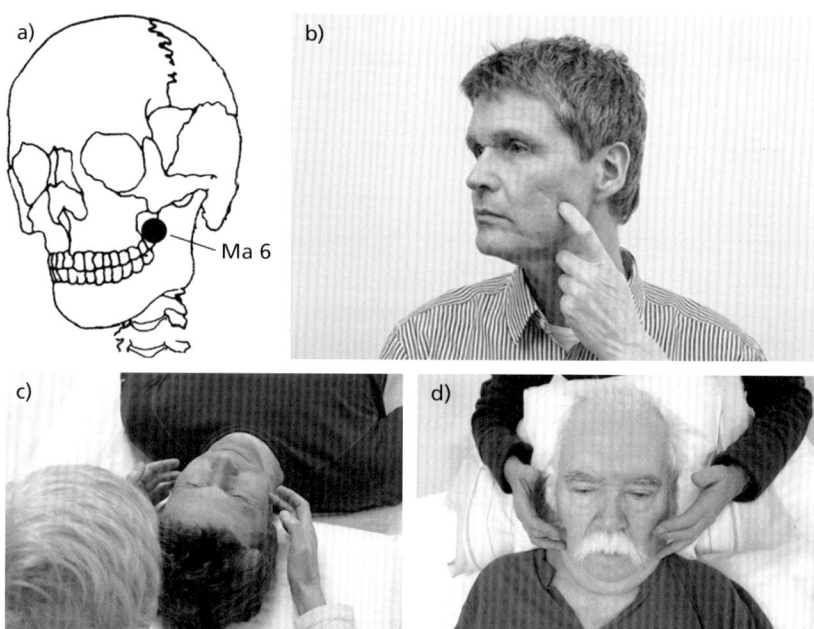

Abb. 6.20: Ma 6 »Kieferkutsche«

- Bl 10 »Himmelspfeiler«
  - Lokalisation: liegt 1,5 Fingerbreit unterhalb der Schädelbasis am Außenrand des Musculus trapezius.
  - Lokalisation im Liegen: Die Hände legen sich unter den Nacken, sodass die kleinen Finger am Hinterhaupt liegen und die Zeigefinger sich an der Halswirbelsäule treffen. Von der Halswirbelsäule aus ziehen die Finger quer nach außen und gleiten dabei über den Trapezmuskel. Am Außenrand angekommen geht der Druck mit den Mittelfingerkuppen gegen den Muskelrand.
  - Im Sitzen ziehen die Hände seitlich des Halses nach hinten und die Kuppen der Mittelfinger legen sich an die Außenränder des Trapezmuskels. Die übrige Hand ist rund und weich. Dieser Griff hat Ähnlichkeit mit dem Packen einer Katze am Nacken.

6.2 Basisbaustein: Schulter, Kiefer, Nacken

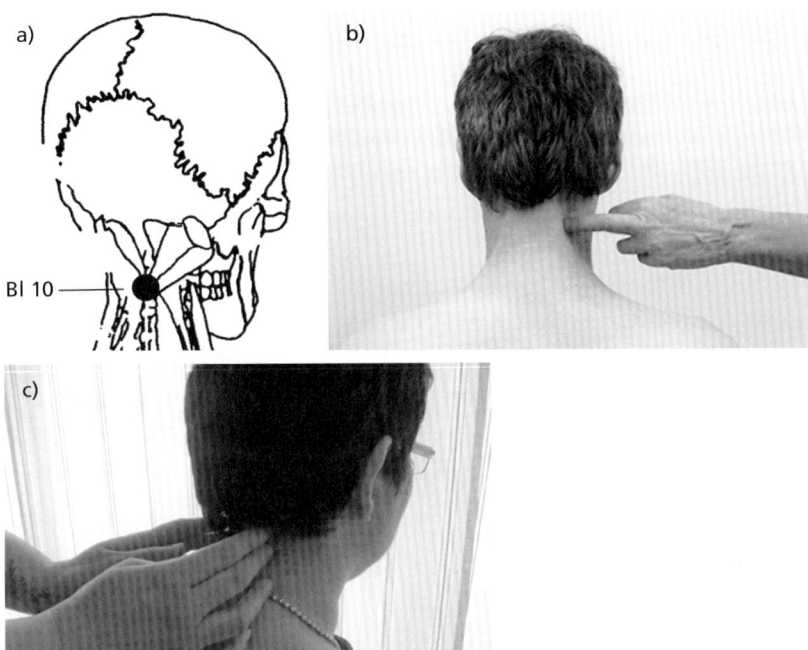

Abb. 6.21:
Bl 10 »Himmelspfeiler«

- Gb 20 »Wind-Teich«
  - Lokalisation: liegt am Unterrand der Schädelbasis zwischen Sternocleidomastoideus- und Trapezmuskel. Zwischen den Muskeln gibt es eine Kuhle (ca. 3 Fingerbreit außerhalb der Körpermitte). Druckrichtung: sanft um das Hinterhaupt nach innen oben. Dadurch liegen die Finger in der Mitte des oben beschriebenen Muskeldreiecks. Im Liegen ziehen die Mittelfinger von Bl 10 weiter nach oben und runden sich in die oben beschriebene Kuhle hinein.
  - Auch im Sitzen ziehen die Mittelfinger nach oben bis zum Hinterhaupt. Dort drehen sich die Hände so, dass die Handflächen sich zu Schalen formen und zum Himmel zeigen. Die Handgelenke sind in einer mittleren Stellung, Mittel- und/oder Zeigefinger runden sich um das Hinterhaupt herum in die Muskellücke. Der Patient legt den Kopf ein klein wenig in den Nacken, damit dieser auf den Fingerkuppen ruht.

6 Basisbausteine

Abb. 6.22:
Gb 20 »Wind-Teich«

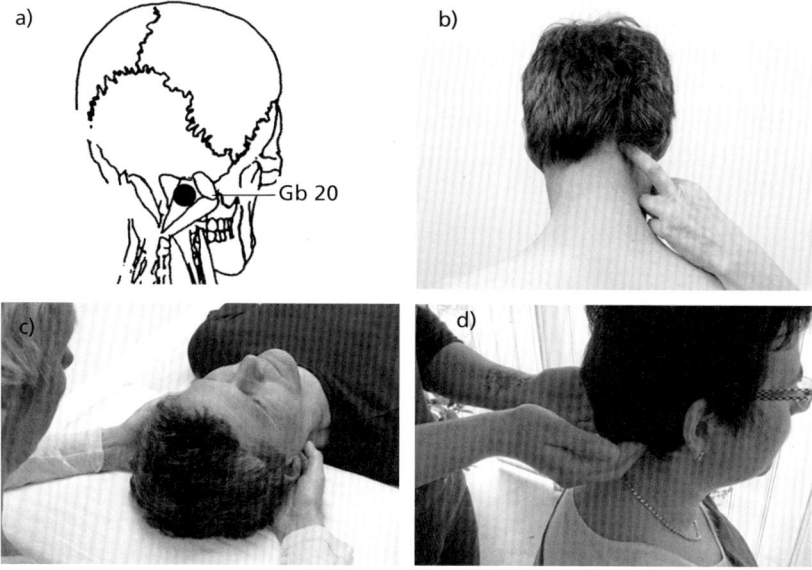

Variation aus Zeitgründen

Möglichkeiten der Abkürzung

In der Pflege können 8–10 Minuten manchmal zu lang sein. Um aber nicht ganz auf den Baustein zu verzichten, gibt es verschiede Möglichkeiten der Abkürzung:

- Alle Punkte werden kürzer gehalten.
- Sind die Schultern hochgezogen – z.B. bei Atemnot – so werden nur die Punkte Gb 21 und 3E 15 gehalten.
- Bei Angst und Schmerz wird oft der Kopf nach hinten gezogen, sodass sich der Nacken verkürzt. In dieser Situation werden die Punkte Bl 10 und Gb 20 gehalten, bei Schmerz zusätzlich Ma 6.

6.2.3 Beispiele

Allgemeine Anspannung

 Einschlafstörungen

Die Mutter eines Zweijährigen beendete ihre Elternzeit und ließ ihren Sohn für sechs Stunden in einer Kindergruppe betreuen. Nachmittags war er zu Hause und verhielt sich ganz normal. Aber seit der Umstellung hatte er Schwierigkeiten einzuschlafen. Noch ein Lied, noch eine Geschichte und noch ein Kuscheltier. Diese Prozedur dauerte manchmal zwei Stunden. Nachts wurde er öfter wach und alle Beteiligten waren genervt. Die Mutter erlernte die fünf Punkte und nach einem Lied und einer Geschichte bekam das Kind sein Kuscheltier und die Mutter hielt die Punkte jeweils für 1 bis 1½ Minuten. Der Junge schlief ein und durch. Für zwei Wochen gehörte die Akupressur mit zum Einschlafen dazu, danach schlief das Kind wieder von alleine ein. Circa ein halbes Jahr später sagte der Junge abends zu seiner Mutter: »Mama, hier drücken!«, und zeigte auf den Nacken.

Verspannung in Schulter und Nacken

Mitarbeiterpflege

Der Stationsleiter einer unfallchirurgischen Abteilung erlernte die fünf Punkte und war von der Wirkung dieses Akupressurbausteins begeistert. Er begann in den Übergaben bei Mitarbeiterinnen, die nach einer anstrengenden Schicht Verspannungen in Schulter und Nacken hatten, die Punkte zu halten. Die Resonanz war so groß, dass er allen Mitarbeiterinnen die Punkte beibrachte, damit sie sich gegenseitig bei Verspannungen helfen konnten.

Parkinson

Beteiligung von Angehörigen

Eine Pflegekraft aus dem ambulanten Pflegedienst betreute einen Parkinsonpatienten, bei dem der Rigor sehr ausgeprägt war. Dadurch gestaltete sich die morgendliche Pflege oft sehr mühsam und zeitaufwendig. Sie begann damit, dem Patienten vor der Mobilisation aus dem Bett die Punkte im Liegen zu halten. Er sprach sehr gut darauf an und seine Steifheit ließ deutlich nach, was die weitere Pflege sehr erleichterte. Da der Patient sehr viel Erleichterung durch die Akupressur erfuhr, war seine Frau sehr interessiert, die Punkte zu erlernen und erkannte darin eine Möglichkeit, ihrem Mann Gutes zu tun und die Pflege zu unterstützen. Sie hielt die Punkte morgens, bevor die Pflegekraft kam, und wiederholte die Punktsequenz nach Bedarf im Laufe des Tages.

Schmerz, Angst und Unruhe → Symptome, die sich gegenseitig verstärken

Die Spirale – Angst, Unruhe, Anspannung, Schmerz

Ein 14-jähriges Mädchen mit einer onkologischen Erkrankung wurde in der Klinik regelmäßig von einer Therapeutin mit Akupressur behandelt. Zwischen den Chemotherapieblöcken war sie zu Hause. Dort entwickelte sie einmal starke Schmerzen, für die es zunächst keine Erklärung gab. Das machte ihr Angst und auch die Menschen in ihrer Umgebung reagierten nervös. Untersuchungen wurden durchgeführt, sie bekam Schmerzmittel, die aber nicht die gewünschte Wirkung brachten. Die Situation schaukelte sich so hoch, dass die Dosen der Medikamente inkl. Morphin bis an die vertretbare Höchstgrenze gegeben worden waren. Die Angst des Mädchens vergrößerte sich und ihre Umgebung inkl. des behandelnden Kinderarztes wurde immer ratloser. Zum Schluss schrie sie nur noch. Sie wurde mit dem Hubschrauber in die Klinik gebracht und verlangte nach der Akupressurtherapeutin. Diese kombinierte die

Schulter-Nackenpunkte mit dem Baustein »das *qi* wecken« und die Schmerzen verringerten sich auf ein erträgliches Maß, das Mädchen beruhigte sich.

Die hier beschriebene Situation ist zwar extrem, aber in abgeschwächter Form sicher vielen Pflegekräften bekannt. Angst, Anspannung und Unruhe verstärken sich immer wieder gegenseitig, und oft ist es schwer, einen Ausstieg aus dieser Spirale zu finden. Nun kamen hier mehrere Aspekte zusammen, die zu diesem Verlauf beigetragen haben. Zum einen sind die Menschen in der Umgebung des Mädchens in Aktivität gegangen, indem sie alles Mögliche versucht haben, um herauszubekommen, warum sie solche Schmerzen hatte. Dabei ist, und das ist in so einer Situation verständlich, die Angst der Patientin in den Hintergrund getreten. Dadurch, dass die Schulter-Nackenpunkte wie oben beschrieben eine sehr umfassende Wirkung haben und – was in dem Zusammenhang sehr wichtig ist – die Punkte mit einer einfühlsamen Berührung und mit großer Ruhe ausgeführt wurden, ist die enorme Wirkung erklärbar. Dieses Beispiel soll zeigen, wie wichtig es ist, neben all den notwendigen Maßnahmen, die durchgeführt werden müssen, auch der emotionalen Seite einer Symptomatik Beachtung zu schenken und sie als mögliche Ursache mit in Betracht zu ziehen.

Atemnot (Dyspnoe) und Ödeme im Gesicht, Halsbereich und Armen

Da alle fünf beschriebenen Punkte in enger Beziehung zur Atemhilfsmuskulatur liegen, wirkt sich das Lösen der Verspannungen positiv auf alle Arten von Atemnot aus. Verspannungen bewirken weiterhin eine Komprimierung der Lymphgefäße, wodurch es zu einer Abflussbehinderung kommt. Das erklärt die Förderung des Lymphflusses durch die Punktsequenz.

6.3 Basisbaustein: *ampuku*-Bauchmassage

 ampuku darf bei Schwangeren nicht ausgeführt werden.

dantian ist der Mittelpunkt des Selbst

Ampuku kommt aus dem *shiatsu*, einer japanischen Akupressurform, und ist ein Baustein, der sich wie »Schulter, Nacken, Kiefer« und »das *qi* wecken« nur schwer einer Symptomgruppe zuordnen lässt. Um zu verstehen, wieso *ampuku* sich sowohl bei Angst und Unruhe als auch bei Problemen im Bauchraum einsetzten lässt, ist ein Ausflug in die Lehre von *dantian* (chinesische Bezeichnung) und *hara* (japanische Bezeichnung) nötig.

»Mit dem Begriff ›Hara‹ ist sowohl eine bestimmte Lebenshaltung als auch die ›Mitte des Lebens‹ oder der Schwerpunkt im Inneren des Menschen gemeint. Diese innere Mitte muss man jedoch in einem sehr weiten Sinne sehen. Hara ist der Punkt, in dem sich unser physisches, mentales, emotionales und spirituelles Leben im Gleichgewicht befindet. Wenn man von einem Menschen sagt, dass er in sich ruht, konzentriert und ausgeglichen ist, dann ist er mit seinem Hara verbunden. […] Hara ist der Mittelpunkt des Selbst. *Hara* ist die spirituelle Wurzel des Lebens. So wie sich die Wurzeln des Baumes in die Erde graben, um dort Nahrung zu finden, so ist das Hara die Wurzel, durch die wir Kraft beziehen und die Verbindung mit der universellen Energie aufrechterhalten. […] Im Buch ›Hara – Die Erdmitte des Menschen‹ weist Karl Friedrich Graf Dürkheim darauf hin, dass wir Menschen uns immer zwischen den archetypischen Polen Himmel und Erde, Raum und Zeit bewegen. […] Jeder reale Gegenstand, auch unser Körper, hat einen Schwerpunkt, der für das Gleichgewicht sorgt« (Ohashi 1993, S. 130).

Umgangssprachlich würde es heißen: aus dem Bauch oder der Mitte heraus handeln, ein Bauchgefühl, Bauchwissen zu haben.

Im *dantian/hara* zu sein, bedeutet Ruhe und Ausgeglichenheit, gesammelt sein, Besonnenheit, den Zugang zur Intuition, das (seelische, emotionale) Gleichgewicht und die Weisheit des Körpers zu haben.

In der Vorstellung der chinesischen Philosophie und Medizin beginnen und vollenden sich im *dantian* alle Lebensprozesse – alle Prozesse des Wachsens, des Alterns bis hin zum Sterben. Veränderungen, egal welcher Art, gehen immer mit einer Instabilität einher, indem Altes, Gewohntes verworfen oder umstrukturiert wird, das Neue aber noch nicht da ist. Das gilt für alle natürlichen Prozesse wie Wachsen, Reifen und Altern. In diesen Situationen ist die Anfälligkeit, die Verankerung im *dantian* teilweise oder ganz zu verlieren, groß. Damit gehen Ruhe und Besonnenheit verloren. *ampuku* kann unterstützen, wieder ein Stück mehr Gleichgewicht zu finden.

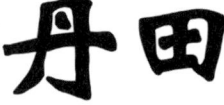

Abb. 6.23: *dantian*

6.3.1 Wirkweise

- Harmonisiert den gesamten Bauchraum,
- Beruhigt und zentriert.

Baustein bei:

- unterschiedlichen Problemen im Bauchraum,
- Angst und Unruhe.

6.3.2 Ablauf

Details zur Ausführung

- Wichtig: Weniger Druck bedeutet mehr Wirkung!
- Drucktechnik: gleichbleibender Druck.

Weniger Druck, mehr Wirkung

6 Basisbausteine

Ablauf

Dauer: ca. 5–10 Minuten

> Der Bauch ist bei der Durchführung von *ampuku* immer bekleidet. Auf den Abbildungen wird die Durchführung zur Verdeutlichung auf der nackten Haut dargestellt.

1. Beide Hände liegen flächig und weich übereinander, mittig auf dem Bauch – die Mitte der unteren Handfläche liegt etwas unterhalb des Nabels. Nach kurzem Ankommen beginnen die Hände über Druckverlagerung (wie ein Boot, das sich leicht in den Wellen wiegt) ca. 1–2 Minuten um den Bauchnabel zu »kreisen«.

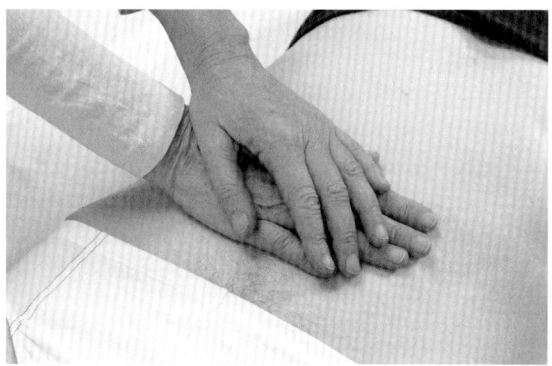

Abb. 6.24: Hände liegen weich auf dem Bauch

2. Nun wird das *dantian* in zwei Halbkreisen umrundet. Wird das Bild einer Uhr zur Hilfe genommen, so sind die Positionen 7, 8, 9, 10, 11 Uhr sowie 1, 2, 3, 4 und 5 Uhr. Die 6 im Bereich Blase und 12 im Bereich Solarplexus werden ausgelassen. Die einzelnen Positionen sind alle ungefähr eine Handbreit des Patienten inklusive Daumen vom Nabel entfernt, egal ob es sich um schlanke oder adipöse Personen handelt. Die Hände liegen etwas versetzt übereinander. Die Finger der unteren Hand üben leichten Druck aus, die obere Hand führt und stabilisiert die untere.

6.3 Basisbaustein: ampuku-Bauchmassage

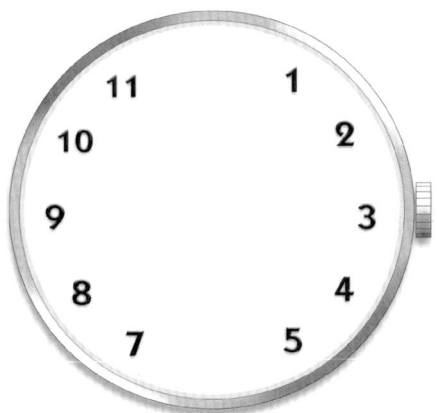

Abb. 6.25:
6 Uhr

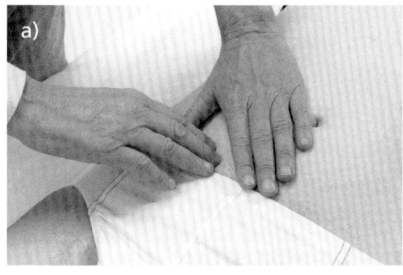 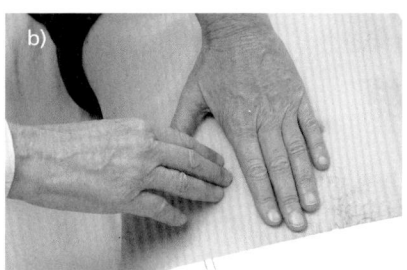

Abb. 6.26:
Abstand vom Bauchnabel aus gemessen

Mit der Ausatmung sinken die runden weichen Fingerkuppen langsam an den weiter unten beschriebenen Stellen in den Bauch, bis sie auf den ersten leichten Widerstand treffen. Dieser liegt relativ oberflächlich. Mit diesem leichten Druck ruhen die Fingerkuppen ein bis zwei Atemzüge lang an der jeweiligen Stelle und lösen sich wieder mit der Einatmung.

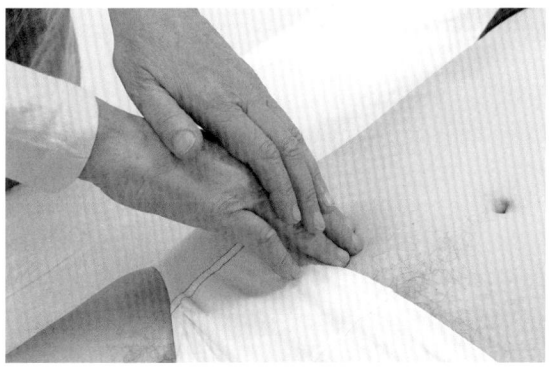

Abb. 6.27:
7 Uhr

Beginnend im Bereich des rechten Unterbauches (das entspricht 7 Uhr), geht es etwas ober- und außerhalb weiter (8 Uhr).

Abb. 6.28:
8 Uhr

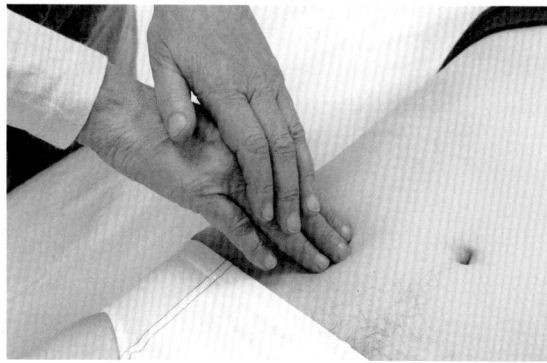

Wieder etwas oberhalb, das entspricht ungefähr der Höhe des Nabels oder 9 Uhr.

Abb. 6.29:
9 Uhr

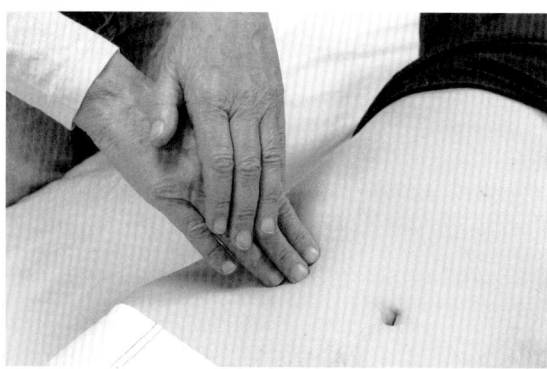

Weiter innen und oben entspricht ca. den äußeren Rippen oder 10 Uhr und weiter nach innen oben ca. auf der Mamillarlinie (Senkrechte durch die Brustwarze) entspricht 11 Uhr.

Abb. 6.30:
10 Uhr

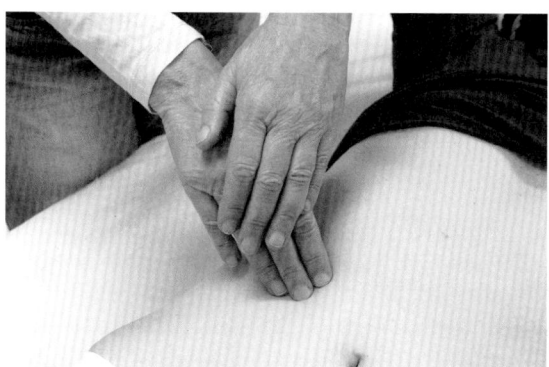

6.3 Basisbaustein: ampuku-Bauchmassage

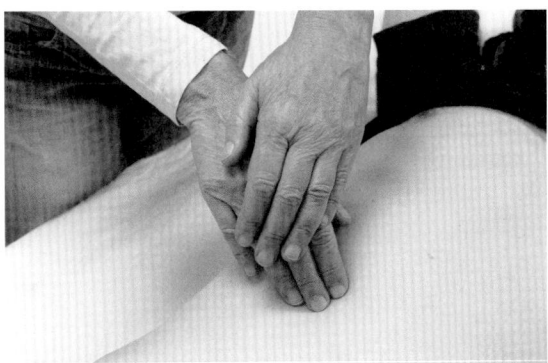

Abb. 6.31:
11 Uhr

Der Solarplexus wird übersprungen und es geht auf der linken Seite an den Rippen innen in umgekehrter Reihenfolge von 1 Uhr bis 5 Uhr nach unten zum linken Unterbauch.

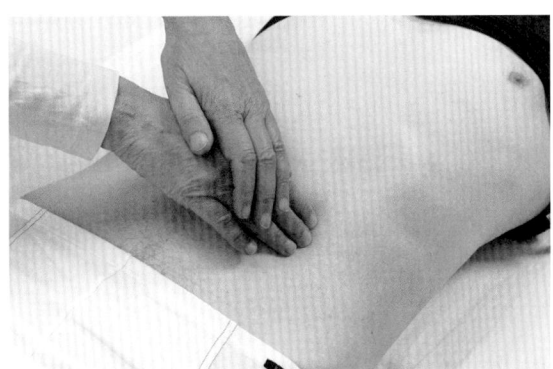

Abb. 6.32:
3 Uhr

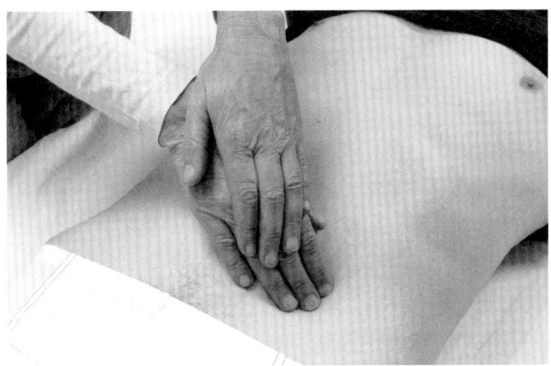

Abb. 6.33:
4 Uhr

Abb. 6.34:
5 Uhr

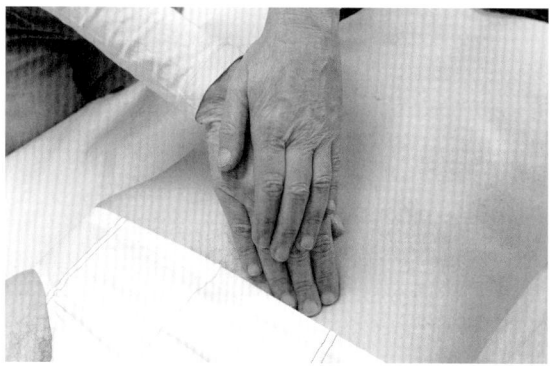

Der Bereich der Blase wird ausgelassen. Diese Runde kann je nach Zeit noch ein- oder zweimal wiederholt werden.

3. Zum Ende legt sich eine Hand entspannt und flächig auf die Mitte des Bauches wie bei 1., die andere gegenüber unter den Rücken.

6.3.3 Durchführung als Selbstbehandlung

Selbstbehandlung

Der Ablauf ist gleich, nur die Handhaltung ist etwas anders. Die Fingerspitzen beider Hände werden an den einzelnen Positionen aneinandergelegt, mit dem Ausatmen runden sich die Finger, wodurch die Kuppen leicht einsinken. Normalerweise ist der dabei entstehende leichte Druck völlig ausreichend.

 Vorsicht: Bei der Selbstbehandlung ist die Tendenz, einen zu starken Druck auszuüben, recht groß!

Am Ende legt sich eine Hand auf den Nabel und die andere mit dem Handrücken gegenüber unter den Rücken.

6.3 Basisbaustein: ampuku-Bauchmassage

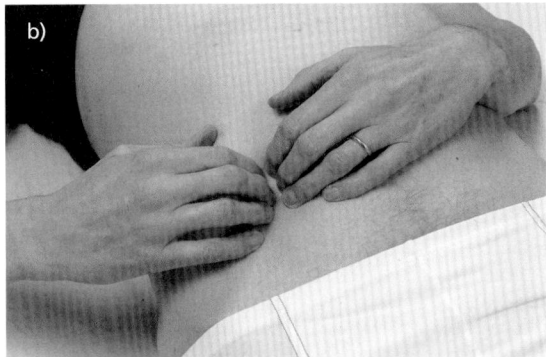

Abb. 6.35: Selbstbehandlung

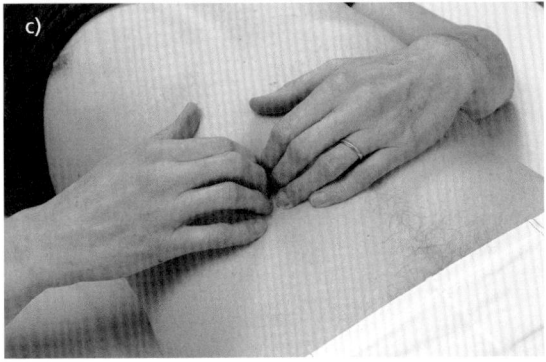

6.3.4 Beispiele

Angst und Bluthochdruck

Ein Patient, männlich, 60 Jahre alt, kam wegen einer Angststörung und nicht mehr kontrollierbarem Bluthochdruck in die Praxis eines Arztes für TCM. Nach einem Anamnesegespräch sowie einer chinesischen Puls- und Zungendiagnostik führte der Arzt auch eine *hara*-Diagnose durch, indem er den Bauchraum einfühlsam und in verschiedenen Tiefen betastete.

Abb. 6.36: Selbstbehandlung

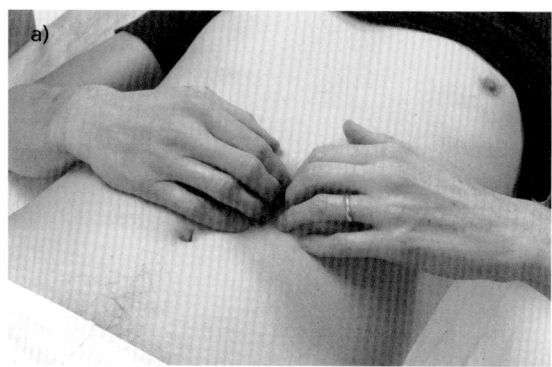

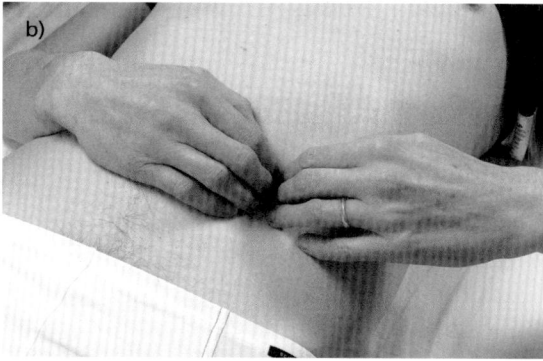

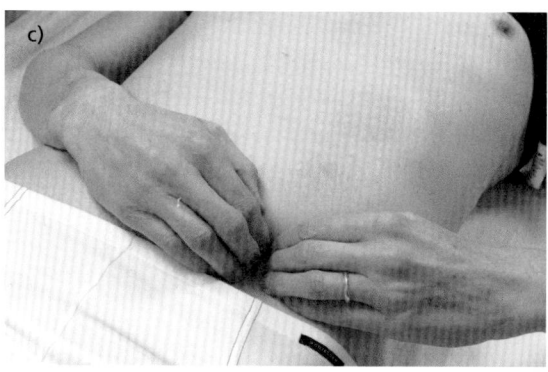

Das war ein Schlüsselerlebnis für den Patienten. »Von da an wusste ich, dass ich hier richtig bin, danach fühlte ich mich besser und wirklich ›gesehen‹.« Da er auf die Bauchdiagnose und die Berührung so positiv reagierte, wurde er mit Akupressur und bei Bedarf zusätzlich mit chinesischen Heilkräutern behandelt. Er erhielt neben Akupressur an Schulter, Nacken und weiteren Punkten auch *ampuku*, was ihn »außerordentlich beruhigte«. Wenn der Blutdruck in die Höhe schnellte und er es »dadurch mit der Angst zu tun bekam«, legte er eine Hand auf den Bauch und hielt gleichzeitig irgendwo im Schulter-Nackenbereich einen »Punkt«. In kürzester Zeit sank der Druck so weit, dass seine Beängstigung nachließ.

Harmonisierung des Bauchraums

Eine Krankenschwester, die seit vielen Jahren *shiatsu* praktiziert, bekam nachts Bauchschmerzen, die für sie in der Art und Heftigkeit fremd waren. Bei ihr war vor einigen Wochen eine große Eierstockzyste diagnostiziert worden und so lag die Vermutung nahe, dass die Schmerzen etwas damit zu tun haben könnten. Sie begann mit einer sehr sanften *ampuku* Selbstbehandlung, die Schmerzen ließen nach und sie schlief wieder ein. Nach eineinhalb Stunden wachte sie wieder mit Schmerzen auf, führte wieder die Selbstbehandlung durch und wieder ließen die Schmerzen nach. So verlief die restliche Nacht mit Schlafen, Schmerzen, *ampuku*. Im Verlauf des nächsten Tages hatte sie nur leichte Schmerzen und da es Wochenende war und sie sich in einer fremden Stadt aufhielt, ging sie nicht zum Arzt. Die folgende Nacht verlief ähnlich wie die vorherige. Immer wieder beruhigten sich die Schmerzen durch die Selbstbehandlung. Montags stellte der Gynäkologe fest, dass es sich um eine Torsion (Verdrehung) des Eierstocks handelte. Am gleichen Tag noch folgte die OP.

Ein fast akuter Bauch

Dieses Beispiel soll Unerfahrene nicht zur Nachahmung einladen, sondern zeigen, wie tiefgreifend diese Sequenz wirken kann. Von erfahrenen Pflegekräften kann dieser Baustein aber durchaus bei Patienten mit einem Darmverschluss durch Tumor oder Metastasen durchgeführt werden – vorausgesetzt der Patient kann es zulassen und erlebt es als entlastend.

6.4 Handakupressur

Tut immer gut!

Die Ziele dieses Bausteins sind sehr vielfältig, da er über ein sehr weites Wirkspektrum verfügt.

6.4.1 Einsatzbereiche

- Angst und Unruhe
- Allgemeine Anspannung
- Seelisches Ungleichgewicht
- Eingeschränkte Körperwahrnehmung
- Schmerz

- Schlaflosigkeit
- Demenz
- Kontrakturen, Bewegungseinschränkungen, Spastik

Weiche, horchende Hände

6.4.2 Details zur Ausführung

Im Bereich des Armes und der Hand vollzieht der *Qi*-Kreislauf drei Umläufe. Das heißt drei Mal wechselt der *Qi*-Fluss von der *Yin*-Innenseite des Arms und der Hand auf die *Yang*-Außenseite der Hand und des Arms.

Der erste Umlauf setzt sich aus Lungenleitbahn (*yin*) und Dickdarmleitbahn (*yang*) zusammen, der zweite aus Herzleitbahn (*yin*) und Dünndarmleitbahn (*yang*) und der dritte aus Perikardleitbahn (*yin*) und Dreifacher Erwärmerleitbahn (*yang*).

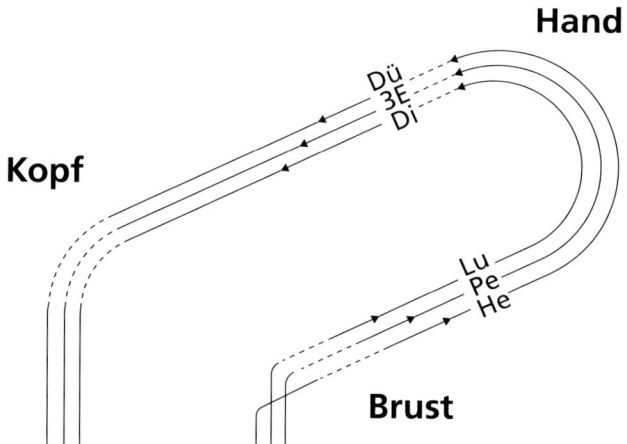

Abb. 6.37: Die drei Umläufe

Vorbereitung

- *qi* wecken
- Schulter, Kiefer, Nacken
- Gb 21 oder Lu 1 kurz halten

Die Handakupressur beginnt mit einem Ausschnitt aus dem Baustein »*qi* wecken«, in dem der gesamte Arm wie in Kap. 6.1 beschrieben berührt wird. Welche Variation des »*qi* wecken« – beruhigend, orientierend, die Tiefensensibilität aktivierend oder Tonus senkend – gewählt wird, ist von der jeweiligen Situation abhängig.

Variation: Die Hände horchen in die Tiefe auf kleine Mikrobewegungen, nehmen diese mit auf und »schwingen« mit ihnen.

Die Finger können jeweils als Ganzes (▶ Abb. 6.38) oder – wenn möglich – die Fingergelenke jedes einzelnen Fingers umfasst werden (▶ Abb. 6.39)

Zu Beginn der eigentlichen Handakupressur liegt die Hand des Patienten in den Händen der Ausführenden (▶ Abb. 6.40).

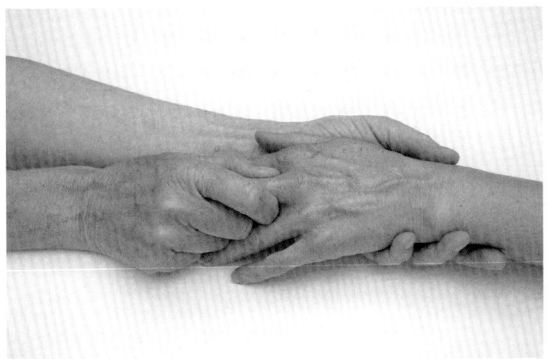

Abb. 6.38:
Finger als Ganzes umfasst

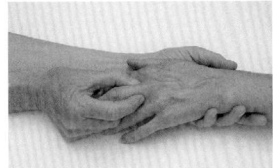 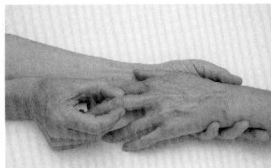 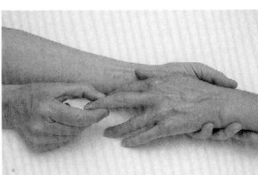

Abb. 6.39:
Umfassen der einzelnen Fingergelenke

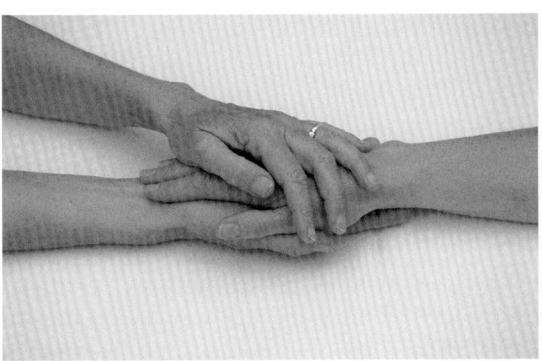

Abb. 6.40:
Die Hand liegt in den Händen der Ausführenden

Schrittweise wird entlang des Verlaufs der Leitbahnen gearbeitet. Start ist Lu 7 auf der Lungenleitbahn, dann folgen → Dickdarmleitbahn → Herzleitbahn → Dünndarmleitbahn → Perikardleitbahn und → Dreifache Erwärmerleitbahn. Dafür gibt es verschiedene Möglichkeiten:

- Ein Finger fährt langsam die Leitbahnen entlang.
- Ein Finger fährt langsam die Leitbahnen entlang und verweilt für einen Moment an einzelnen oder allen Punkten. Dabei geht es nicht um eine exakte Punktlokalisation sondern darum, dort zu verweilen, wo ein natürlicher Haltepunkt bzw. eine Haltestelle zu spüren ist (▶ Kap. 2.2.).

6 Basisbausteine

- Ein Finger springt von Punkt zu Punkt und verweilt dort jeweils einen Moment. Dabei geht es nicht um eine exakte Punktlokalisation, sondern darum, welche Stelle »ruft« (▶ Kap. 2.2.).

Die Fingerkuppen, an denen sich die Anfangs- und Endpunkte der Leitbahnen befinden, werden gehalten, egal welche Ausführungsmöglichkeit gewählt worden ist. Die Hand des Patienten liegt immer in einer Hand der Ausführenden, die Durchführung erfolgt mit großer Behutsamkeit. Es gibt Situationen, in denen diese in der beschriebenen Art und Weise nicht möglich ist. Sind die Hände z.B. durch Kontrakturen oder Spastik in ihrer Beweglichkeit sehr eingeschränkt, so wird der Ablauf an die Möglichkeiten angepasst.

Grenzen der Beweglichkeit respektieren

Ablauf (Beispiel)

- die Hand des Patienten liegt in den Händen der Ausführenden.

1. Umlauf (▶ Abb. 6.41 a)

- Lu 7 (▶ Abb. 6.41 b)
- Lu 10 (▶ Abb. 6.42 a)
- Daumenende (▶ Abb. 6.42 b)
- die Hand behutsam drehen, soweit das möglich ist
- Ende des Zeigefingers (▶ Abb. 6.43 a)
- Di 4 (▶ Abb. 6.43 b)
- Di 5 (▶ Abb. 6.44 a)
- Di 6 (▶ Abb. 6.44 b)
- die Hand behutsam drehen

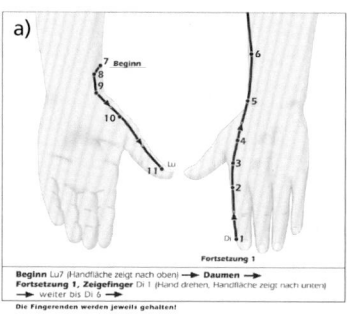 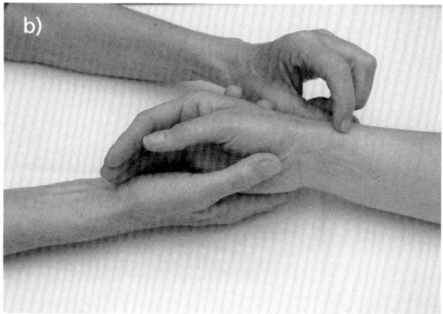

Abb. 6.41: 1. Umlauf (a) und Lu 7 (b)

6.4 Handakupressur

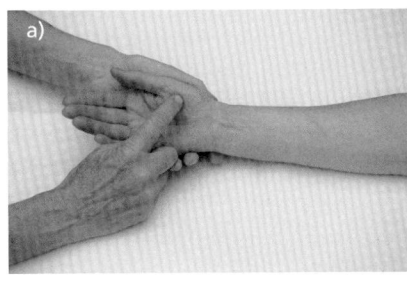 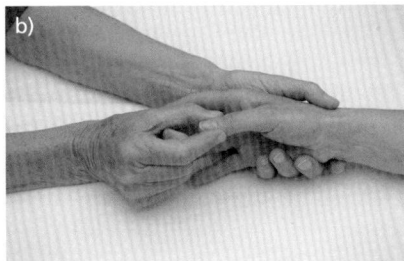

Abb. 6.42:
Lu 10 (a) und Daumenende (b)

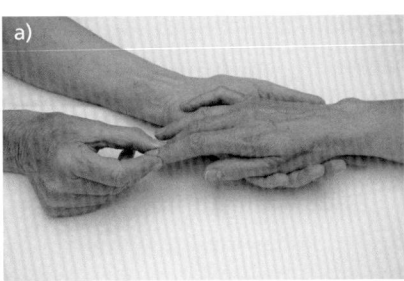 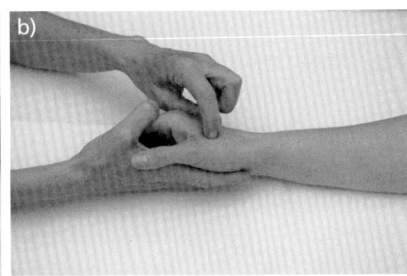

Abb. 6.43:
Ende des Zeigefingers (a) und Di 4 (b)

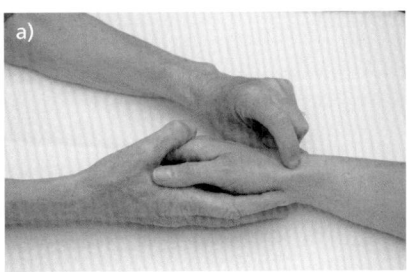 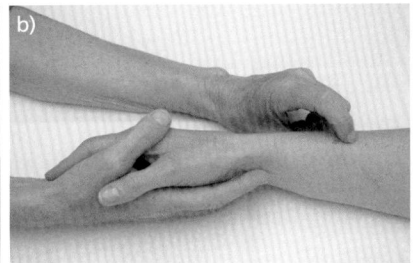

Abb. 6.44:
Di 5 (a) und Di 6 (b)

2. Umlauf (▸ Abb. 6.45 a)

- He 7 (▸ Abb. 6.45 b)
- He 8 (▸ Abb. 6.46 a)
- Ende des Kleinfingers (▸ Abb. 6.46 b)
- die Hand behutsam drehen soweit das möglich ist
- Dü 3 (▸ Abb. 6.47 a)
- Dü 4 (▸ Abb. 6.47 b)
- Dü 6
- die Hand drehen

6 Basisbausteine

Abb. 6.45: 2. Umlauf (a) und He 7 (b)

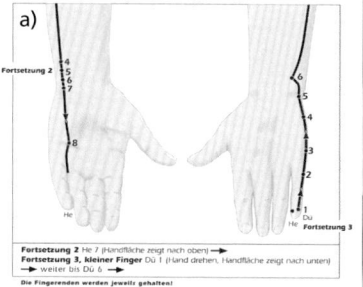
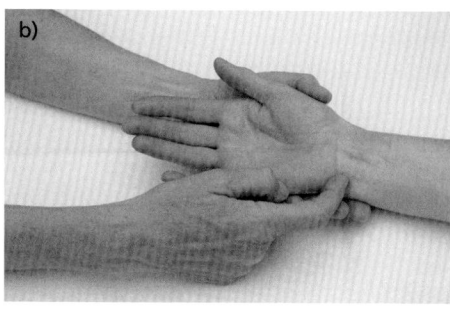

Abb. 6.46: He 8 (a) und Ende des Kleinfingers (b)

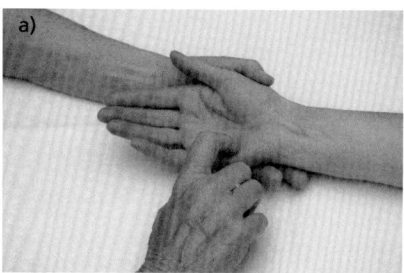
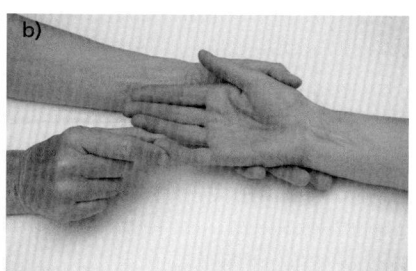

Abb. 6.47: Dü 3 (a) und Dü 4 (b)

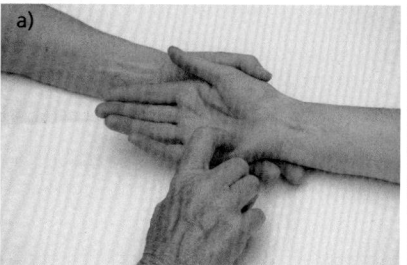
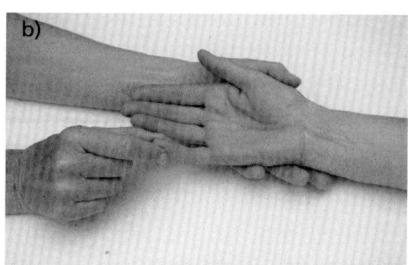

3. Umlauf (▶ Abb. 6.48 a)

- Pe 6 (▶ Abb. 6.48 b)
- Pe 7 (▶ Abb. 6.49 a)
- Pe 8 (▶ Abb. 6.49 b)
- Ende des Mittelfingers (▶ Abb. 6.50 a)
- die Hand drehen
- Ende des Ringfingers (▶ Abb. 6.50 b)
- 3E3 (▶ Abb. 6.51 a)
- 3E4 (▶ Abb. 6.51 b)
- 3E5 (▶ Abb. 6.52)

Zum Abschluss liegt die Hand des Patienten in den Händen der Ausführenden.

6.4 Handakupressur

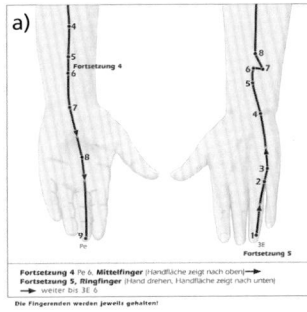 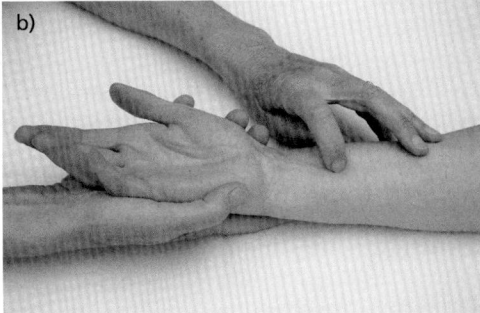

Abb. 6.48:
3. Umlauf (a) und Pe 6 (b)

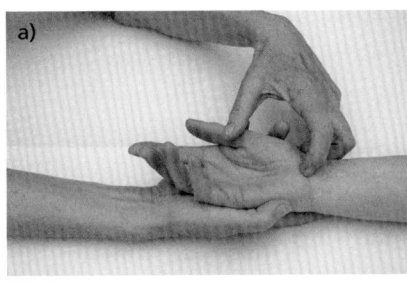 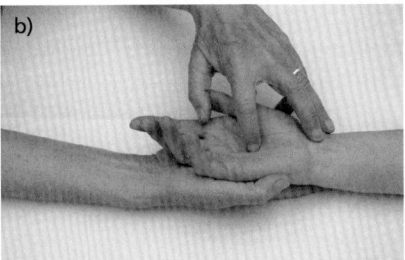

Abb. 6.49:
Pe 7 (a) und Pe 8 (b)

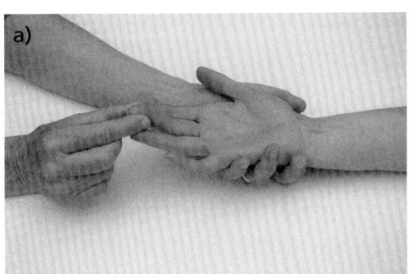 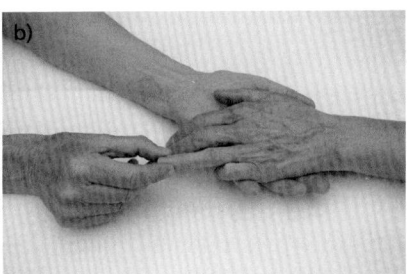

Abb. 6.50:
Ende des Mittelfingers (a) und Ende des Ringfingers (b)

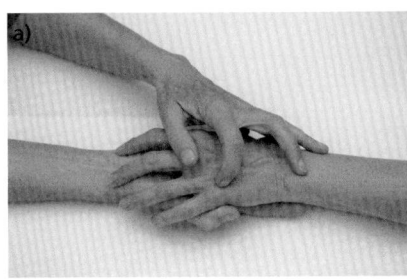 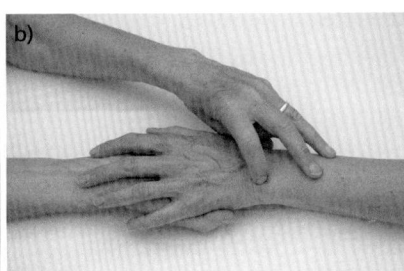

Abb. 6.51:
3E3 (a) und 3E4 (b)

Abb. 6.52:
3E5

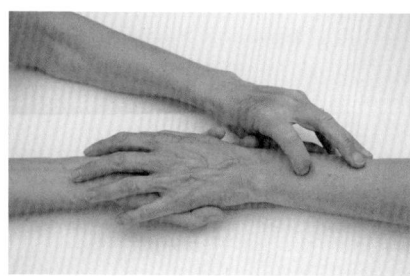

6.4.3 Beispiele

Kontrakturen bei degenerativer Muskelerkrankung

Anwendung der Handakupressur bei einem Bewohner mit einer degenerativen Muskelerkrankung. Er hatte eine starke Spastik sowie ausgeprägte Kontrakturen in den Händen.

Vor der eigentlichen Handakupressur wurde mit den Bausteinen »das *qi* wecken« und »das *qi* wecken für die Hand« begonnen.

Der Bewohner konnte sichtbar entspannen und empfand die Anwendung als sehr wohltuend. Nach der Behandlung konnte er seine Hand teilweise öffnen und einzelne gezielte Bewegungen der Finger waren möglich. Insgesamt beschrieb er eine Reduktion von Verspannungen und Schmerzen.

Kontrakturen bei Tetraplegie

Akupressurbehandlung eines Bewohners mit schwerer Mehrfachbehinderung von Geburt an, u.a. hochgradiger Tetraplegie, schwerer Skoliose, starken Kontrakturen der Hände und Finger sowie einem Anfallsleiden …

Die Anwendung wurde von einer Betreuungskraft im Rahmen einer Einzelbetreuung durchgeführt.

Bevor sie die Handakupressur anwendete, begann sie mit »*qi* wecken« und den Schulter-/Nackenpunkten. Die Anspannung und die Spastik reduzierten sich deutlich, was auch an einem deutlich verminderten Zähneknirschen zu bemerken war. Die Hände wurden insgesamt weicher und die Finger ließen sich besser bewegen.

Psychische Ausnahmesituation auf einer Palliativstation

Karina Rogowski arbeitet als Pflegekraft in Köln auf der Palliativstation des Elisabeth Krankenhauses. Dort ist die Akupressur fest implementiert und wird bei sehr unterschiedlichen Symptomen angewendet.

»Frau Feuer (Name geändert) kam zu mir nach Empfehlung unserer Psychoonkologin. Die junge Patientin war 27 Jahre alt und hatte einen Tumor an der Niere. Aus diesem Grund wurde sie schon mehrmals operiert und war depressiv. Ihre Lebensgeschichte hat mich emotional getroffen, denn sie erzählte über ihre Kindheit, ihre selbstmordgefährdete Mutter und ihren Vater, der nie für seine Familie da war. Ich habe sie erzählen lassen und mich dabei auf ihre Körpersprache konzentriert. Deutlich habe ich beobachten können, dass sie nur ihren Kopf bewegt hat, unglaublich aufgeregt und sehr verzweifelt wirkte. Ich wollte ihr so gerne helfen, es wenigstens versuchen, aber im ersten Moment wusste ich nicht wie. Mir fehlte noch ganz viel Erfahrung. Nach einer Weile durfte ich ihre Hände anfassen und habe dann mit Handakupressur angefangen, vorsichtig und einfühlsam. Ich habe ihre Hand in meiner Hand gehalten, als ob ich einen kleinen Vogel in der Hand hätte und Angst davor, dass er wegfliegt und ihm etwas passiert. Ich habe auf das Gelingen gehofft, in diesem Moment damit etwas Wichtiges erreichen zu können. Sie wurde ruhiger und entspannter. Die gute Verbindung, die wir dadurch aufgebaut haben, hat den weiteren Verlauf begünstigt. Weitere Behandlungen haben wir schon im Liegen durchführen können und sie hat dabei ihre Augen geschlossen, was für mich eine Bestätigung für ihr Vertrauen in mich war. Um ihr ein Gefühl von Gewohnheit zu geben, habe ich jedes Mal mit der Handakupressur angefangen. Das weitere Vorgehen habe ich spontan auf die Bedürfnisse der Patientin angepasst.«

Facharbeit »Die große Bedeutung der Berührung in der Akupressur« Karina Rogowski, Februar 2020

7 Regional wirksame und andere Fernpunkte zur Behandlung von Schmerzen, Spastik, Kontrakturen und mehr

7.1 Zusammenhang von Qi-Fülle bzw. -Leere, Muskeltonus, Beweglichkeit und Schmerz

Wie in ▶ Kap. 1.1 beschrieben, sind Nah- oder Lokalpunkte Punkte, die am Ort der Beschwerde bzw. in deren Nähe liegen und Einfluss auf diese haben.

Beschwerden treten entweder auf, wenn sich *qi* im Bereich des Lokalpunktes staut – sich verknotet – oder dort zu wenig *qi* vorhanden ist. Das zu unterscheiden ist von großer Bedeutung, da es das weitere Vorgehen bestimmt.

Zusammenhang von Qi, Muskeltonus, Beweglichkeit und Schmerz

Jeder Mensch hat einen individuellen Grundtonus in der Muskulatur. Ist dieser nicht pathologisch erhöht oder erniedrigt, besteht Schmerzfreiheit, ein normales Ausmaß an Beweglichkeit und das *qi* ist ausgeglichen. (hellgrau in den Grafiken)

Akute Verspannung: Erhöhung des Muskeltonus im Verhältnis zum Grundtonus. *qi*-Fülle – Es kommt zu Bewegungseinschränkung und Schmerz (jeweils dunkelgrau in den Grafiken). Die Schmerzqualität ist spitz und hell.

Muskeltonus

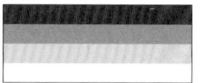

■ stark erhöhter Muskeltonus
→ Myogelosen, chronische Verspannungen

■ erhöhter Muskeltonus
→ verspannt

▨ normal, individueller Grundtonus

☐ niedriger als individueller Grundtonus

Abb. 7.1: Muskeltonus

- Die Nahpunkte in dem verspannten Bereich fühlen sich fest an.
- Die Behandlung erfolgt durch punktuelle Berührung mit der Fingerbeere, d.h. mit einer kleinen Berührungsfläche, in Kombination mit ein bis zwei Fernpunkten.
- Ggf. Gitterpflaster und Dauerstimulation eines Fernpunktes für maximal 24 Stunden.

Beispiel: Im Frühling steht Gartenarbeit an: Beete fertig machen, hacken, graben etc. Oft schmerzen am Abend die Schultern, der Nacken und Rücken. Das geht mit Verspannung und Steifheit einher. Der Schmerz ist meist stechend und spitz. In den oben beschriebenen Bereichen gibt es einzelne Stellen in der Muskulatur, die verhärtet, verspannt und von außen als fester und dichter zu tasten sind.

Mit einer heißen Dusche oder einem Bad und einigen leichten Dehnübungen lässt sich dieses Unwohlsein leicht beheben.

7.1 Zusammenhang Qi-Fülle, Muskeltonus, Beweglichkeit, Schmerz

- Chronische Verspannung: Deutliche Erhöhung des Muskeltonus im Verhältnis zum Grundtonus. – ausgeprägte *qi*-Fülle – mit ausgeprägter Bewegungseinschränkung teilweise ohne Schmerz in dem betroffenen Bereich (schwarz in den Grafiken). Es treten häufig Schmerzen in anderen Bereichen des Körpers auf – siehe Beispiel.
- Die Punkte fühlen sich fest, manchmal wie Knoten an. Die Umgebung des Punktes kann verhärtet sein.
- Die Behandlung erfolgt durch punktuelle Berührung mit der Fingerbeere, d. h. mit einer kleinen Berührungsfläche, in Kombination mit zwei bis drei Fernpunkten.
- Nach einer Behandlung ggf. Gitterpflaster für mehrere Tage und Dauerstimulation eines Fernpunktes für maximal 24 Stunden.

Qi

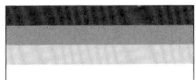

■ ausgeprägte Qi Fülle, Blockade („Verknotungen")

■ Qi Fülle, Blockade

■ Qi normal

□ Qi Leere

Abb. 7.2:
Grafik Qi

Beispiel: Chronischen Verspannungen entstehen aufgrund von langanhaltender Überbelastung sowohl körperlicher wie auch seelischer Art. Körperlich z. B. bei ständigen einseitigen Überlastungen – z. B. bei einer Kassiererin an einer Supermarktkasse. Körperlich und seelisch z. B. bei der Mutter eines schwer behinderten Kindes, die vielleicht auch noch alleinerziehend ist, oder bei Frauen, die ihre Eltern pflegen und das neben Familie und Beruf. In solchen Situationen baut sich häufig eine hohe Körperspannung auf, besonders im Bereich von Schultern und Nacken.

Diese hat die Funktion, ein Durch-Halten und Aus-Halten zu ermöglichen. Die Spannung ist so hoch, dass sie in der Regel nicht mehr in Form von Schmerzen, sondern meist in Form von Steifheit und Bewegungseinschränkung spürbar ist. Das Körpergefühl »friert« ein. Dies ist vergleichbar mit kalt gefrorenen Händen im Winter. Die Kälte wird nicht mehr wahrgenommen, dafür sind die Finger steif. Dort wo die Einschränkungen kompensiert werden, treten häufig Schmerzen auf. Beispiel: Bei starken Verspannungen im Nacken mit Bewegungseinschränkung treten oft Schmerzen im unteren Rücken auf. Dort ist der Muskeltonus meist niedrig.

Beweglichkeit

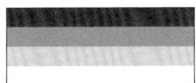

■ hohe Bewegungseinschränkung, aktive und passive Bewegung

■ Bewegungseinschränkung, aktive und passive Bewegung

■ Bewegung natürlich

□ Qi Bewegungsschwäche bei aktiver Bewegung, passive Bewegung normal

Abb. 7.3:
Grafik Beweglichkeit

- Schwäche, zu wenig Muskeltonus im Verhältnis zum Grundtonus – deutlich verringerte *qi*-Leere. Es kommt zu Schmerzen, (jeweils weiß in der Grafik). Ggf. Bewegungseinschränkungen bei aktiven Bewegungen, oder zu Überbeweglichkeit. Passiv, von außen geführte Bewegungen sind schmerzfrei möglich
- Die Schmerzqualität ist dumpf, ausstrahlend und geht oft mit einem Gefühl von Schwere einher.
- Die Behandlung erfolgt durch flächige, stützende Berührungen in Kombination mit einem regionalen Fernpunkt.

Beispiel: Muskelatrophie und -dystrophie, z. B. aufgrund von längerer Ruhigstellung nach Verletzung.

Schmerz

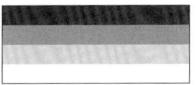

■ häufig kein Schmerz

■ Schmerz meist stechend und spitz

■ kein Schmerz

□ Schmerz meist dumpf und begrenzt

Abb. 7.4:
Grafik Schmerz: Schmerz allein sagt also nichts über qi-Fülle oder -Leere aus.

7.2 Regional wirksame Fernpunkte

Fernpunkte mit harmonisierendem Einfluss auf einzelne Körperregionen

Es gibt Fernpunkte, von denen bekannt ist, dass sie einen harmonisierenden Einfluss auf einzelne Körperregionen haben, die sogenannten »regional wirksamen Fernpunkte«. Mit ihrer Hilfe ist es möglich, Einfluss auf unterschiedliche Beschwerden in den zugeordneten Bereichen unter Anwendung des Nah- und Fernpunktprinzips zu nehmen. Hierzu muss nicht zwingend ein spezifischer Nahpunkt gehalten werden. Stattdessen wird je nach Situation die Handfläche oder einzelne Finger dorthin gelegt, wo sich die Beschwerde am deutlichsten ausdrückt. Diese Stelle wird als »Lokalpunkt« definiert und mit dem regional wirksamen Fernpunkt 2–3 Minuten kombiniert. Diese Vorgehensweise kann eingesetzt werden bei:

- Spastik (Hypertonus),
- Kontrakturen,
- Bewegungseinschränkungen aufgrund von Verspannungen und Verkürzungen der Muskulatur (Hypertonus),
- Bewegungseinschränkungen aufgrund von Lähmungen oder Schwäche in der Muskulatur (Hypotonus),
- Bewegungseinschränkungen nach Frakturen (Knochenbrüchen) oder Gelenkoperationen,
- Funktionsstörungen in der Region,
- Schmerzen in der Region.

Erhöhte Muskelspannung mit Bewegungseinschränkung

Bei erhöhter Muskelspannung werden zur Entscheidung, welcher Bereich als Nahpunktbereich bestimmt wird, verschiedene Möglichkeiten genutzt. Zum einen kann eine Hand mit leichtem Druck entlang der verspannten Muskulatur fahren und dabei erspüren, wo der Bereich mit der höchsten Spannung liegt. Liegt eine Bewegungseinschränkung aufgrund von Verspannung vor, können die Patienten miteinbezogen werden. Meist können diese sehr gut beschreiben, wo die Bewegung aufgrund einer übermäßigen Anspannung »gestoppt« wird. Die Beschreibungen sind sehr unterschiedlich, z.B. »wie ein Seil, das an der Stelle verknotet ist«, oder »eine Hand bzw. ›Etwas‹, was dort festhält und wo es kein Entkommen gibt«. Hier ist es hilfreich, die Menschen zu ermutigen, das, was sie wahrnehmen, in Bildern auszudrücken, weil ihnen das oft leichter fällt. Mit den Veränderungen, die im Laufe der Behandlung auftreten, verändern sich auch die Bilder, was manchmal für die Patienten sehr aufschlussreich sein kann. Dadurch können sowohl der Patient wie auch die Ausführende die Reaktion auf die Punkte überprüfen und ggf. darauf reagieren.

Bewegungseinschränkung aufgrund von Schwäche

Die Beschreibungen der Bewegungseinschränkungen aufgrund von zu niedriger Muskelspannung sprechen von Kraftlosigkeit oder Schwere. In diesem Fall wird der Bereich flächig gehalten. Schmerzen können sich also aufgrund von Verspannungen entwickeln, aber auch zu wenig Spannung kann zu Schmerzen führen. Unabhängig von der Muskelspannung treten Schmerzen aus ganz unterschiedlichen Gründen, wie z.B. Funktionsstörungen, raumfordernden Prozessen, Gelenkveränderungen oder Neuralgien, auf.

> Grundsätzlich gilt: Treten Schmerzen gemeinsam mit einer spürbaren lokalen Verspannung auf, wird dieser lokale Bereich punktuell gehalten. Bei Schmerzen, die ohne Verspannung, mit schlaffer Muskelspannung oder mehr in der Tiefe des Körpers empfunden werden, wird diese Gegend flächig berührt.

Nachfolgend werden die einzelnen, regional wirksamen Fernpunkte in Bezug auf ihre Wirkung beschrieben. Zahlreiche Beispiele verdeutlichen ihre Einsatzmöglichkeiten. Bei der Dauerstimulation bitte die allgemeinen Anweisungen befolgen.

7.2.1 Der »Joker« unter den regionalen Fernpunkten

Gb 34 ist so etwas wie ein »Joker«, da er zu jeglichen Verspannungen, Muskelkontrakturen, Krämpfen und Spastik im Körper als Fernpunkt eingesetzt werden kann. Er kann auch ergänzend benutzt werden, wenn der gewählte regionale Fernpunkt nur teilweise eine Verbesserung erzielt. Wichtig ist, dass diese Entscheidung davon abhängig gemacht wird, ob in dem verspannten Bereich ein weitergehender Spannungsabbau möglich erscheint.

Der, der immer geht

Dauerstimulation: In zeitlich begrenzten Situationen mit starker muskulärer Anspannung oder Spastik.

Verstauchung

Eine 58-Jährige war beim Spazierengehen unglücklich aufgetreten. Dabei hatte sie sich das Fußgelenk verstaucht. Der Bereich um den Außenknöchel war hart und angeschwollen. Das Gelenk war stark bewegungseingeschränkt und sehr schmerzhaft. Ein Punkt war besonders schmerzhaft. Dieser wurde mit Gb 34 auf der gleichen und auf der anderen Seite je 2 Minuten gehalten. Diese Behandlung wurde noch dreimal im Stundentakt wiederholt. Nach einem halben Tag waren die Schwellung und die Spannung deutlich zurückgegangen und am nächsten Tag konnte die Patientin schon fast wieder normal laufen.

7.2.2 Seitlicher Nacken und Flanke

3E 5 und Gb 41 beeinflussen den seitlichen Nacken. Damit ist der Bereich des Trapezmuskels von der Schädelbasis bis zur äußeren Schulter gemeint. Weiter beeinflussen sie die Flanke, d.h. die seitlichen Rippen, den äußeren Hüftbereich und das Bein entlang der äußeren Hosennaht.

Trapezmuskel

Abb. 7.5:
Region Schulter Nacken

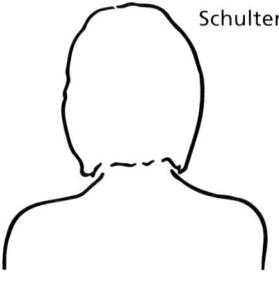

Abb. 7.6:
Region Flanke

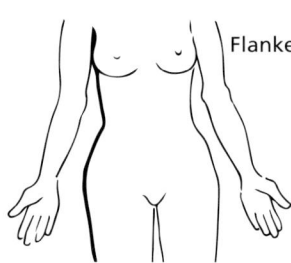

Spastischer Schiefhals

Bei diesem Krankheitsbild werden verschiedene Formen unterschieden. Wenn die Fehlhaltung in einer Kopfneigung zu einer Seite besteht, ist meistens der Trapezmuskel im Nackenbereich tonuserhöht, interessanterweise auf beiden Seiten in unterschiedlichen Bereichen. Der Bereich mit der höchsten Spannung wird mit einem oder mehreren Fingern als Lokalpunkt gehalten und mit 3E 5 und Gb 41 ca. 2–3 Minuten kombiniert. Es werden beide Seiten behandelt!

Bei Nackenbeugung und Nackenstreckung liegen die Bereiche der Tonuserhöhung meist symmetrisch und werden wie oben beschrieben behandelt. In beiden Fällen gibt es aber auch noch eine Beteiligung des Kopfwendemuskels, der seitlich und vorne am Hals verläuft. Die Stelle, die die meiste Spannung aufweist, wird mit Gb 34 zusammen gehalten. Auch beim spastischen Schiefhals mit Drehung und Neigung sind die Muskeln auf beiden Seiten betroffen.

 ### Schmerzen bei Gürtelrose

Die Teilnehmerin eines zweieinhalb Tage dauernden Akupressurkurses war sechs Wochen vorher an einer Gürtelrose rechts auf Höhe des Zwerchfells erkrankt. Die Bläschen waren abgeheilt, aber sie hatte immer noch starke Schmerzen und fragte nach Möglichkeiten der Linderung durch Akupressur. Am ersten Nachmittag und Abend wurde bei ihr im Abstand von drei Stunden Gb 41 rechts und links jeweils ca. zwei Minuten gehalten und gleichzeitig eine Hand flächig auf den schmerzhaften Bereich gelegt. Am nächsten Morgen kam sie ganz begeistert zum Kurs und erzählte, dass die Schmerzen um fast die Hälfte zurückgegangen seien und sie seit langem wieder einmal durchgeschlafen hätte. In den nächsten beiden Tagen wurden die Punkte jeweils dreimal wie oben beschrieben gehalten und am Ende war sie fast schmerzfrei.

Hüftschmerzen

Ein 62-jähriger Patient konnte aufgrund seiner ausgeprägten Hüftarthrose nur noch sehr wenig laufen. Bis zur geplanten OP musste er noch drei Monate überbrücken. Er bezeichnete sich selber als »Bewegungsmensch« und dadurch fiel es ihm sehr schwer, so inaktiv zu sein. Es kam immer wieder vor, dass er über seine Grenzen ging und dann starke Schmerzen bekam. Aufgrund eines empfindlichen Magens wollte er so wenig Schmerzmittel wie möglich nehmen. Seine Frau erlernte die Akupressur der Punkte 3E 5, Gb 34 und Gb 41 und kombinierte diese mit schmerzhaften und verspannten Punkten im Bereich der Hüfte. Meistens ließen die Beschwerden so gut nach, dass der Patient sie gut aushalten konnte. So überbrückte er die Zeit bis zur OP. Nachdem diese durchgeführt war, halfen die Punkte bei der Verringerung postoperativer Schmerzen.

Weitere Einsatzbereiche:

- Zur Erweiterung des Basisbausteins »Schulter, Kiefer, Nacken« als möglicher Fernpunkt zu Gb 20, Bl 10, Gb 21.
- Bewegungseinschränkung bei der Kopfdrehung, HWS-Syndrom, Schulter-Arm-Syndrom. Wenn es die Zeit zulässt, ist es sinnvoll, den Baustein »Schulter, Kiefer, Nacken« anzuschließen.

7.2.3 Rücken

Bl 40, Bl 60, Bl 62 und Dü 3 für die gesamte Rückseite des Körpers

Das Kreuz mit dem Kreuz

Bei Beschwerden im Rücken wird dieser als Ganzes betrachtet und es gilt als erstes, zu klären, wo im Rücken deutliche Verspannungen und wo Schwäche zu finden ist. Dabei gilt es zu beachten, dass Schmerz bei dieser Entscheidung keine Hilfe ist, da er sowohl bei zu hoher als auch bei zu niedriger Muskelspannung auftreten kann. Demzufolge wird der gesamte Rücken betastet, um dann zu entscheiden, wo flächig und wo punktueller gearbeitet wird. Bl 40, Bl 60 und 62 werden als regional wirksame Fernpunkte dazu gehalten. Befindet sich ein zu haltender Bereich in Höhe des Brustraums, so kann Dü 3 – er adressiert mehr den oberen Rücken – und Pe 6 als regional wirksamer Fernpunkt für den Brustraum eingesetzt werden. Liegt der Bereich in Höhe des Zwerchfells bzw. des Oberbauchs, kann Ma 36 als regional wirksamer Fernpunkt für den Oberbauch mit verwendet werden und bei Beschwerden im unteren Rücken kann Mi 6 als weiterer für die Beckenregion wirksamer Punkt gehalten werden. Dadurch gibt es viele

Möglichkeiten und es können mehrere Bereiche in einer Behandlung berücksichtigt werden, z.B. wenn die Rückenmuskulatur aufgrund von Spastik wie ein »Flitzebogen« stark verkürzt ist.

7.2.4 Gesichtsregion

Achtung: Dieser Punkt darf nicht bei Schwangeren verwendet werden.

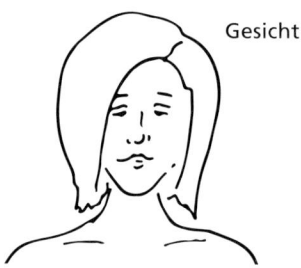

Abb. 7.7: Region Gesicht

Di 4 ist der wichtigste Punkt zur Behandlung von Erkrankungen des Gesichtes. In vielen klassischen Texten wird betont, dass Di 4 bei allen Problemen im Gesicht, den Ohren und Augen, der Nase, an den Wangen, im Mund und den Zähnen als Fernpunkt gewählt wird. Das gilt sowohl bei akuten wie auch chronischen Beschwerden.

Zurückgehaltene Schmerzäußerungen, Kiefersperre, Trigeminusneuralgien

Das Zusammenbeißen der Zähne ist häufig eine Folge zurückgehaltener Schmerzäußerungen. Im Basisbaustein »Schulter, Kiefer, Nacken« wird der Lokalpunkt Ma 6 auf dem höchsten Punkt des Kaumuskels gehalten. Dieser kann mit Di 4 kombiniert werden (auch als Erweiterung des Bausteins »Schulter, Kiefer, Nacken«), um eine tiefergehende Lösung zu bewirken. Genauso wird bei einer Kiefersperre vorgegangen.

Kommt es zu Schmerzen im Gesicht z.B. bei Trigeminusneuralgien, Zoster (siehe Gürtelrose) oder zu Lähmungen mit Schwellung oder Spannung, (z.B. bei Facialisparese), werden ein oder mehrere Finger flächig aufgelegt und Di 4 dazu gehalten.

Bei verstopfter Nase oder festsitzendem Schleim in den Nasennebenhöhlen werden 2–3 Finger von unten gegen den Jochbogen gelegt und Di 4 damit kombiniert. Zusätzlich wird Ma 40 als schleimlösender Punkt gehalten.

7.2.5 Schulter

Dü 11 ist für die Schulter zuständig. Bei Problemen in der Schulter aufgrund von Verspannungen jeglicher Art ist oft der Trapezius betroffen, in diesem Fall kommt 3E 5 sowie Gb 41 zum Einsatz und ergänzend dazu Dü 11. Sitzen die Hauptspannungen in anderen Muskeln im Bereich der Schulter, ist Dü 11 der Punkt der Wahl, ergänzend dazu Gb 34.

Ein häufig vorkommendes Bild ist hier die hochgezogene Schulter. Die Kontraktur setzt sich dabei weiter in den Arm fort, der an den Körper gepresst ist. Hier sind betroffen: der Trapezius – dieser wird mit 3E 5 und Gb 41 gehalten –, der Schulterblatthebemuskel (levator scapulae) – er wird mit Dü 11 kombiniert – und der große Brustmuskel (pectoralis major), der mit Pe 6 gehalten wird. In dem Bereich mit der höchsten Spannung kann als zweiter Fernpunkt Gb 34 dazugenommen werden. Wenn es die Zeit zulässt, ist es sinnvoll, den Baustein »Schulter, Kiefer, Nacken« anzuschließen. Kommt es zu Beschwerdespitzen, können für einen begrenzten Zeitraum Gitterpflaster auf Lokalpunkte geklebt werden (▶ Kap. 5.4).

Spastische Kontraktur der Schulter nach Schlaganfall

7.2.6 Brustraum

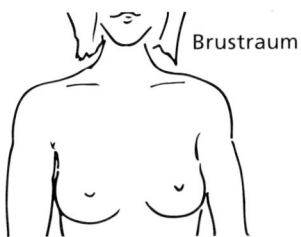

Abb. 7.8: Region Brustraum

Pe 6 »öffnet den Brustraum« und ist unter anderem dafür bekannt, dass er die Atmung reguliert, er wird aber auch bei einer Tonuserhöhung z.B. des Pektoralismuskels als Fernpunkt eingesetzt.

Rippenprellung

Eine ältere Dame fiel im Wohnzimmer über die Kante eines Teppichs und stieß sich dabei die Rippen an einer Stuhllehne, bevor sie zu Boden stürzte. Ihr tat der ganze Brustkorb weh und das Atmen fiel ihr schwer. Im Krankenhaus wurden Rippenbrüche ausgeschlossen. Der Hauptschmerz befand sich auf der linken Seite im unteren Bereich des Brustkorbs und war atemabhängig. Während dort eine Hand leicht und flächig lag, wurde der Punkt Pe 6 gehalten und anschließend die Punkte Gb 41 und 3E 5, die für die »Flanke« zuständig sind. Pe 6 wurde für mehrere Tage dauerstimuliert. Wäre der Hauptschmerz mehr auf der Rückseite des Körpers gewesen, hätte neben Pe 6 als zweiter Punkt Bl 40 zur Verfügung gestanden, der den Rücken beeinflusst.

Weitere Beispiele gibt es in Kapitel 9 zur Behandlung von Atmemstörungen (▶ Kap. 9.1 und ▶ Kap. 9.2).

7.2.7 Oberbauch

Ma 36 ist der wichtigste Punkt bei allen Erkrankungen des »mittleren Bereiches«. Darunter fallen sämtliche Formen von Oberbauchbeschwerden und Magenschmerzen bis hin zu Magengeschwüren. Gedunsenheit des Körpers, aber auch Abgeschlagenheit und Müdigkeit sowie Kurzatmigkeit und Husten gehören zu den Symptombildern (Beispiele ▶ Kap. 11 Übelkeit).

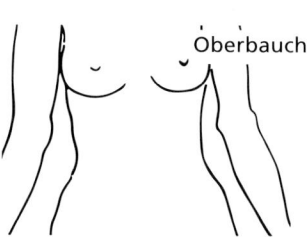

Abb. 7.9: Region Oberbauch

7.2.8 Becken

 Achtung: Dieser Punkt darf nicht bei Schwangeren verwendet werden.

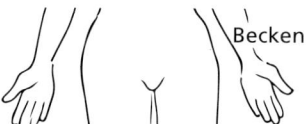

Abb. 7.10: Region Becken

Mi 6 ist der Region des Beckens zugeordnet, hier im Zusammenhang mit Spastik vorwiegend für die Vorderseite des Beckens und die Innenseite der Beine. Er wird eingesetzt zur Behandlung von erschwertem Wasserlassen, Harnverhalten.

Querschnittslähmung

Ein neunjähriger Junge mit einer Querschnittslähmung als Folge einer Infektion hatte eine ausgeprägte Streck- und Schließspastik in den Beinen. Aufgrund einer starken Verkürzung der Muskeln auf der Rückseite der Beine und der Gesäßmuskeln (Glutäen) zeigten die Fußspitzen weg vom Körper. Zusätzlich hatte er eine Tonuserhöhung auf der Innenseite der Beine, die sich bis in die vordere Bauchmuskulatur (M. rectus abdominis) fortsetzte. Das führte dazu, dass die Beine eng aneinandergepresst waren und es dadurch sehr schwierig war, ihn zu katheterisieren. Mehrere Tage hintereinander wurde er von der Physiotherapeutin mit Akupressur behandelt. Sie suchte sich im Bereich des vorderen Beckens den Bereich mit der höchsten Spannung und kombinierte diesen mit Mi 6 und Gb 34. Die höchste Spannung im Bereich des Gesäßes wurde mit Bl 40 und Bl 62 gehalten. Nach drei Tagen war die Spastik soweit zurückgegangen, dass das Katheterisieren leicht ging. Dieser Zustand ließ sich mit zweimal Akupressur pro Woche durch die Physiotherapeutin für lange Zeit stabilisieren. Zwischendurch gab es immer wieder Phasen, in denen die Spastik wieder deutlich stärker wurde und auch nicht auf die Akupressur reagierte, was sich dann aber auch immer wieder änderte. Das bedeutet, dass es sich auch bei geringem Erfolg lohnt, nach ein paar Wochen noch einmal einen Versuch zu starten.

Bei krampfartigen Schmerzen vor und/oder während der Menstruation kann Mi 6 mit einer Dauerstimulation versehen werden. Frauen, die sehr genau wissen, wann die Schmerzen beginnen, können das Pflaster einige Stunden oder einen Tag vorab kleben. Die Stimulation sollte dann so lange am Ort verbleiben, wie erfahrungsgemäß die Schmerzen anhalten. Weitere Punkte bei Menstruationsbeschwerden und Harnverhalt aufgrund von Krämpfen und Spastik sind Le 2 und Le 3.

Menstruationsbeschwerden

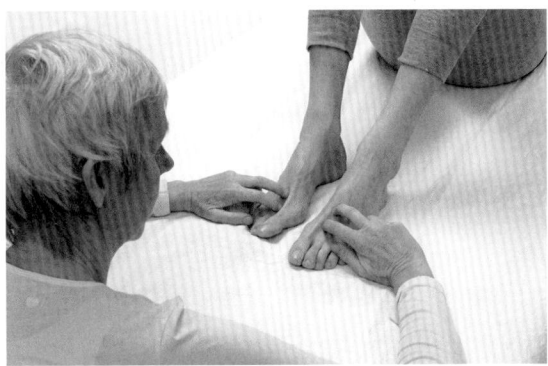

Abb. 7.11: Le 2 und Le 3

7.3 Weitere Punkte für spezifische Symptome

Hier werden Punkte vorgestellt, die zur Behandlung spezifischer Symptome eingesetzt werden. Dabei können sie sowohl einzeln als auch in Kombination mit Fernpunkten gehalten werden.

7.3.1 Krampfanfälle

Zu dem Punkt LG 26 hat der Kinderneurologe Dr. Raymund Pothmann 1985 seine Erfahrungen aus der Behandlung von Krampfanfällen bei Kindern publiziert. Heute betreut Dr. Pothmann das Kinderhospiz Sternenbrücke in Hamburg. Allen Mitarbeitern ist die Anwendung dieses Punktes geläufig und auch Eltern von betroffenen Kindern werden in die Anwendung des Punktes eingewiesen.

> »Anfallsbehandlung von epileptischen Anfällen
> Als Notfallmaßnahme eignet sich LG 26 (Renzhong, Mitte der Oberlippe) auch mit kräftiger Daumennagel-Stimulation über ca. 1/2 Minute [...]. Dabei sollte das Kinn als Widerlager mit der gleichen Hand umfasst werden. Große und fokal-motorische (neokortikale) zerebrale Anfälle eignen sich für diese Art der Manipulation besonders und sprechen zu 90% in weniger als einer Minute an. Die Kinder sind schneller reorientiert und schlafen kürzer nach« (Pothmann 2008, S. 20–21).

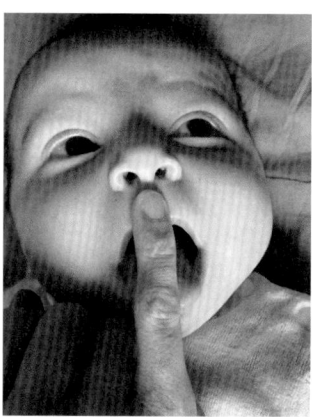

Abb. 7.12: LG 26

Krampfanfälle bei Hirntumoren und Metastasen

Inzwischen wird dieser Punkt nicht nur in Kinderhospizen häufig bei akuten Krampfanfällen angewendet, sondern auch bei erwachsenen Menschen wirkt er krampflösend, unabhängig von den Ursachen. Eine Pflegekraft aus einem Hospiz berichtet, dass sie diesen Punkt mehrmals schon bei Gästen mit Krampfanfällen aufgrund von Hirnmetastasen erfolgreich eingesetzt hat.

Fallbeispiel

Eine junge, seit Geburt schwerstmehrfachbehinderte Frau litt unter ständigen Krampfanfällen. Trotz Hirnschrittmacher krampfte sie bis zu zwanzig Mal am Tag. Die Physiotherapeutin führte den Punkt LG 26 ein. Alle, die in die Betreuung der jungen Frau eingebunden waren, erlernten die Stimulation des Punktes und setzten ihn ein, sobald sich ein Anfall ankündigte oder tatsächlich ereignete. Eine große Anzahl von Anfällen ließ sich verhindern oder deutlich verkürzen. Auch wenn die

Patientin schwer geistig behindert war, verstand sie, dass die Akupressurbehandlung des Punktes gut für sie war. Wenn sie selbst spürte, dass ein Anfall sich anbahnte, nahm sie einen Finger der Hand der anwesenden Person und drückte diesen auf den Punkt.

7.3.2 Wirbelsäule

LG 26 ist auch ein Punkt, der bei akuten Beschwerden im Bereich der Wirbelsäule eingesetzt werden kann, zum Beispiel bei Blockaden, Ischialgien und akuten Bewegungseinschränkungen. In einer solchen Situation wird der Punkt mit mittlerem Druck gehalten.

LG 26 und Dü 3

Blockierung der Wirbelsäule

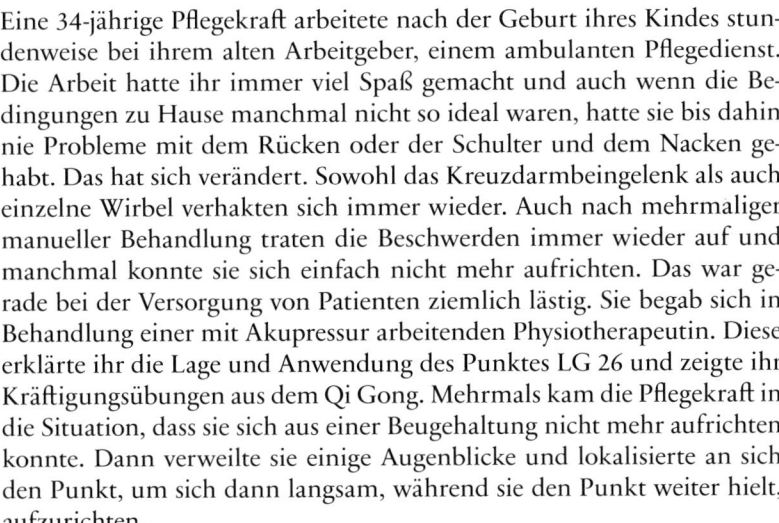

Eine 34-jährige Pflegekraft arbeitete nach der Geburt ihres Kindes stundenweise bei ihrem alten Arbeitgeber, einem ambulanten Pflegedienst. Die Arbeit hatte ihr immer viel Spaß gemacht und auch wenn die Bedingungen zu Hause manchmal nicht so ideal waren, hatte sie bis dahin nie Probleme mit dem Rücken oder der Schulter und dem Nacken gehabt. Das hat sich verändert. Sowohl das Kreuzdarmbeingelenk als auch einzelne Wirbel verhakten sich immer wieder. Auch nach mehrmaliger manueller Behandlung traten die Beschwerden immer wieder auf und manchmal konnte sie sich einfach nicht mehr aufrichten. Das war gerade bei der Versorgung von Patienten ziemlich lästig. Sie begab sich in Behandlung einer mit Akupressur arbeitenden Physiotherapeutin. Diese erklärte ihr die Lage und Anwendung des Punktes LG 26 und zeigte ihr Kräftigungsübungen aus dem Qi Gong. Mehrmals kam die Pflegekraft in die Situation, dass sie sich aus einer Beugehaltung nicht mehr aufrichten konnte. Dann verweilte sie einige Augenblicke und lokalisierte an sich den Punkt, um sich dann langsam, während sie den Punkt weiter hielt, aufzurichten.

Dü 3 ist ein weiterer Punkt, der direkten Einfluss auf die Wirbelsäule nimmt. Er kann bei Lumbalpunktionen mit einer Dauerstimulation versehen werden. Diese wird kurz vor der Punktion gesetzt und beibehalten, bis die Patienten wieder normal aufstehen dürfen. In der Kinderonkologie sind damit gute Erfahrungen bei Kindern mit Leukämie gemacht worden. Diese bekommen im Rahmen ihrer Therapie Chemotherapeutika in den Lumbalkanal gespritzt. Die oft folgenden Kopfschmerzen sind unter der Stimulation von Dü 3 deutlich geringer als ohne diese Behandlung.

Lumbalpunktionen

7.3.3 Schleim

Ma 40 ist der wichtigste Fernpunkt in Bezug auf alle Probleme mit *Schleim*. »Das ist ein außerordentlich wichtiger Punkt, da er zur Auflösung von Schleim jeglicher Manifestation und Lokalisation dient. Er eliminiert ›sichtbaren‹ Schleim, wie etwa reichliches Expektorat aus der Lunge, […] aber auch ›unsichtbaren Schleim‹, der beispielsweise ›den Geist benebeln‹ kann und psychische Störungen, aber auch einfach Schwindel- und Schweregefühl im Kopf hervorrufen kann. […] Aufgrund seiner schleimlösenden Wirkung wird Ma 40 auch häufig in der Atemtherapie eingesetzt, zumal er ja noch zusätzlich den Thorax öffnet und die Atmung beruhigt« (Maciocia 1994, S. 405).

Ob es festsitzender Schleim in den Nasennebenhöhlen oder in der Lunge ist, Ma 40 ist der Punkt der Wahl. In akuten und zeitlich begrenzten Situationen, wie z.B. bei einer Erkältung oder einer Lungenentzündung, kann dieser Punkt mit einer Dauerstimulation versehen werden. Bei Patienten mit Mukoviszidose ist es sinnvoll, Lu 1 mit Ma 40 als Nah- und Fernpunktkombination zusammen zu halten und nur in zugespitzten Situationen für einige Stunden eine Dauerstimulation zu setzten.

Dauerstimulation bei verschleimten Nasennebenhöhlen

Eine Kursteilnehmerin erzählte, dass sie morgens immer mit stark verschleimten Nasennebenhöhlen wach werde und es oft bis zum Mittag dauere, bis sie normal durch die Nase atmen könne. Das sei sehr lästig. Da der Tag gerade begonnen hatte, versuchte sie es mit einer Dauerstimulation. Nach einer halben Stunde hatte sich der Schleim gelöst und sie konnte frei atmen.

Kollegiale Rückmeldung

Eine Kollegin, die im Palliativdienst Travebogen arbeitet, schickte mir folgende E-Mail:

»Hallo Dorothee!
Ich bin grade total happy – ich habe in den letzten Tagen zwei Patienten mit starker Verschleimung durch Dauerstimulation Ma 40 große Erleichterung verschaffen können. Herr P. hat ein Pharynx-Ca, Herr R. ein Oesophagus-Ca., Herr P. ist auf der Esoschiene und macht sehr viel auf Naturheilbasis und Alternativmedizin. Er pendelt und hat diverse Helferlein, die Strahlen neutralisieren usw. – da könnte man ja noch sagen, Glaube versetzt Berge… Aber auch der starke Speichelfluss ist rückläufig. Und der Schleim ist nicht mehr so blutig – vermutlich, weil weniger Husten und Anstrengung … aber egal.

Herr R. ist Skeptiker, der auch schon Negativerfahrungen im Sinne von ›bringt nix‹… gemacht hat – und der hat mir vorhin gesagt, dass er und seine Frau das erste Mal seit langem wieder schlafen konnten, weil er nicht so husten musste. Verschleimung deutlich weniger. Er konnte sogar etwas essen … Ich bin echt total froh!«

Schleim im Sinne der chinesischen Medizin ist aber mehr als die Substanz, welche aus Nase und Lunge ausgeschieden wird, wie es dem obigen Zitat zu entnehmen ist. Sehr eindrucksvoll ist dazu das folgende Beispiel.

Schluckstörungen

Im Rahmen meiner Arbeit auf einer kinderonkologischen Station betreute ich einen 20-Jährigen, der ein zweites Rezidiv eines metastasierenden Osteosarkoms im Bereich des Gesichtsschädels erlitten hatte. Eines Tages wurde ich zu ihm gerufen, weil er nicht mehr schlucken konnte. Mein erster Gedanke war, dass es sich wohl um eine Metastase handeln würde, die die Speiseröhre verlegte. Daher war ich nicht sonderlich optimistisch, ob ich wirklich etwas für ihn tun konnte. Auf meine Frage, wie sich das denn anfühlen würde, antwortete er, dass er einen Kloß im Hals habe, an dem er nicht vorbeischlucken könne. Meine Befürchtung in Bezug auf die Metastase vergrößerte sich. Aber ich fragte weiter, ob der Kloß eine Konsistenz, Form oder Farbe habe. Er fühle sich wie ein Schleimpfropf an, antwortete der Patient. In mir kämpften mein westlich-medizinisches Wissen und das der chinesischen Medizin. Metastase oder Schleim? Aber was gab es zu verlieren? Er legte einen meiner Finger auf seinen Hals über die dichteste Stelle des Pfropfens und ich hielt Ma 40 nacheinander auf beiden Seiten jeweils ca. drei Minuten. Daran schloss ich den Baustein »Schulter, Nacken, Kiefer« an und ging dann zu anderen Kindern auf die Station. Eine halbe Stunde später kam seine Mutter zu mir und sagte: »Er isst.« Überrascht ging ich zu ihm und er aß ein Brot. (Ich hatte eher an eine Suppe gedacht.) Ich bat ihn, mir zu erzählen, was in der Zwischenzeit geschehen sei. Er beschrieb es folgendermaßen: »Es war wie am Meer, wenn Schaum am Strand ist und der Wind diesen wegfetzt.« Meine Frage, ob er denn habe schlucken müssen, verneinte er. »Nein, etwas ist von alleine den Hals runtergelaufen.« Er konnte bis zu seinem Tod essen.

In der chinesischen Medizin gibt es einen Symptomkomplex, der als »der *Geist* ist benebelt« oder »*Schleim* verlegt die *Herz*öffnungen« beschrieben ist, in dessen Behandlung ist Ma 40 ein wichtiger Fernpunkt.

7.3.4 Fieber

Di 11: Seine Wirkung wird wie folgt beschrieben: »treibt die Hitze aus dem Körper und steigert die Abwehrkräfte«. In den klassischen Texten wird dieser Punkt immer wieder als einer der Wichtigsten zu Senkung von Fieber beschrieben.

Ein 14 Monate altes Kind erkrankte nach einem längeren Flug an einer schweren Erkältung mit hohem Fieber. Es atmete unruhig, flach und brodelnd, war apathisch, aber gleichzeitig auch unruhig. Eine Lungenentzündung wurde ausgeschlossen, Antibiotika sollten erst gegeben werden, wenn das Fieber weiter steigen würde. In dieser Situation wurde bei dem Kind Di 11 zur Fiebersenkung, Pe 6 zur Regulierung der Atmung und Ma 40 zur Schleimlösung jeweils einseitig mit einer Dauerstimulation versehen. Circa 20 Minuten später veränderte sich der gesamte Zustand des Kindes. Die Atmung wurde tiefer und gleichmäßiger, das Kind wirkte klarer und wurde ruhig. Nach einer weiteren halben Stunde schlief es ein. Nach mehreren Stunden Schlaf war das Fieber deutlich gesunken. Das Kind war schwach, aber der Allgemeinzustand hatte sich so verbessert, dass auf die Gabe von Antibiotika verzichtet werden konnte.

Tumorzerfallsfieber

Auf der Palliativstation des Katholischen Krankenhauses Erfurt wird das Konzept der »Begleitenden Hände« häufig bei unterschiedlichen Symptomen angewendet und zum Teil mit erstaunlichen Ergebnissen. Eine Patientin mit einem Tumorzerfallsfieber hielt sich den Punkt Di 11 stündlich rechts und links selber. Fiebersenkende Medikamente hatten keine Wirkung gezeigt. Nach 4 Stunden war das Fieber gesunken und trat auch nicht wieder auf. Ermutigt durch diese Erfahrung, sind auch andere Patienten mit dieser Symptomatik oder deren Angehörige angeleitet worden. Bei allen war das Fieber spätestens nach sechs Stunden deutlich gesunken.

Auch Patienten mit Fieber bei Pneumonie oder mit unklarem Fieber profitieren nach Aussagen der Kolleginnen durch die regelmäßige Selbstakupressur.

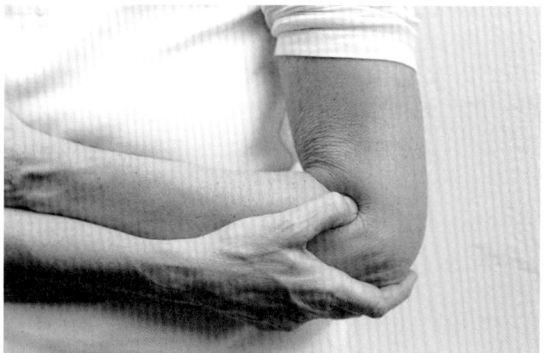

Abb. 7.13: Di 11

7.3.5 Husten

Lu 7 ist ein wichtiger Punkt zur Linderung von Husten.

Eine Kursteilnehmerin litt an einem schwer stillbaren Reizhusten. Sie sagte, dass sie den Kurs ggf. abbrechen würde, wenn sie das Gefühl habe, zu sehr zu stören. Als Versuch wurde bei ihr Lu 7 mit einer Dauerstimulation versehen. Nach einer Viertelstunde war der Husten fast weg. Sie war den gesamten Tag überwiegend beschwerdefrei und auch die Nacht war ruhig. Nach zwei Tagen war der Husten vollständig abgeklungen

Ein Gast, 60 Jahre, männlich mit Lungen-CA und häufigem Husten, stand der Akupressur nicht besonders aufgeschlossen gegenüber. »Mädchen, wenn du unbedingt willst, kannst Du es ja probieren«, antwortete er der Pflegekraft auf das Angebot, den Punkt Lu 7 mit einer Dauerstimulation zu versehen. Ihm wurde vorgeschlagen, es für einen Tag auszuprobieren. Seine Frau und die Pflegekräfte stellten objektiv einen deutlichen Rückgang des Hustens fest. Er selber sagte: »Hab ich doch gesagt, bringt ja nichts«. Als die Dauerstimulation entfernt werden sollte, sagte er: »Auf keinen Fall, das Pflaster bleibt!«

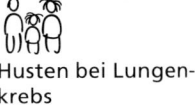
Husten bei Lungenkrebs

7.3.6 Spastik, Kontrakturen, Krämpfe

Punkte, die bei einschießender Spastik einzeln gehalten werden können, sind Le 2 und Le 3 sowie Gb 34. Sie können bei Kontrakturen und Spastik immer als Fernpunkt einzeln oder in Kombination mit einem Lokalpunkt eingesetzt werden. Alle drei Punkte können zeitlich begrenzt mit einer Dauerstimulation versehen werden.

7.3.7 Juckreiz

Eine Teilnehmerin aus dem Ausbildungsmodul »Regulierung häufig auftretender Symptome« berichtet am zweiten Tag von ihrer Selbstbehandlung: Sie litt unter Neurodermitis im Bereich der Fußsohle. Sie hatte am Vortag die ganze Zeit ihre Schuhe getragen und auch noch einen Spaziergang gemacht. Am Abend war ihr Fuß hochrot, brannte und juckte sehr stark. Sie machte so wie immer in solchen Situationen ein kaltes Fußbad und stellte sich auf eine schlaflose Nacht ein. Dann kam sie auf die Idee, das Gelernte des Tages anzuwenden, und versah den Punkt He 7 mit einer Dauerstimulation. Nach einer halben Stunde waren die Beschwerden weitgehend abgeklungen inkl. des Juckreizes und sie schlief die Nacht ohne Störung.

8 Behandlung von Kontrakturen, Schmerz und Bewegungseinschränkungen nach dem *wuwei*-Prinzip

Bei Kontrakturen handelt es sich um Funktions- und Bewegungseinschränkungen von Gelenken. Große Narben nach Verletzungen oder Verbrennungen sowie Verwachsungen im Bereich der Gelenkstruktur, zum Beispiel bei Gelenkentzündungen, können zur Ausbildung von Kontrakturen führen. Auch bei neurologischen Erkrankungen können sich aufgrund von Spastik ausgeprägte Kontrakturen entwickeln. Aus Sicht der chinesischen Medizin ist unter anderem die *Leber*, die für den harmonischen Ablauf aller Bewegungen im Menschen zuständig ist, gestört.

In der Behandlung von Kontrakturen ist die regelmäßige Mobilisierung der betroffenen Gelenke die wichtigste Maßnahme, an der sich unter optimalen Bedingungen alle mit der Betreuung vertrauten Personen beteiligen. Bei spastisch bedingten Kontrakturen gehören den Muskeltonus regulierende Maßnahmen mit in die Kontrakturbehandlung.

8.1 Akupressur zur Vorbereitung der Kontrakturbehandlung

Bausteine:

- Basisbaustein: Schulter, Kiefer, Nacken,
- Basisbaustein: *qi* wecken – Variation: 3,
- Arbeit mit den regional wirksamen Fernpunkten,
- Gb 34, Le 2 und Le 3.
- Handakupresssur bei Kontrakturen der Hände, Arme, Schulter und Nacken

8.1.1 Basisbaustein: Schulter, Kiefer, Nacken

Besonders wenn es sich um Kontrakturen in den Armen und Händen aufgrund von Spastik handelt, können die Schulter- und Nackenpunkte nicht zur Vorbereitung einer Kontrakturbehandlung, sondern auch zur Durchführung von Pflegemaßnahmen sehr hilfreich sein.

Hand- und Nagelpflege

Parallel zu meiner Ausbildung zur Altenpflegerin lernte ich Akupressur und machte meine ersten Erfahrungen, Akupressur in die Pflege zu integrieren. Bei einer Bewohnerin, die nach mehreren Schlaganfällen spastische Lähmungen in beiden Armen mit ausgeprägten Kontrakturen in den Händen hatte, waren die Hände so fest zu Fäusten geformt, dass es nicht möglich war, sie zur Pflege zu öffnen. Während ihre Hände zur Vorbereitung der Nagelpflege im warmen Wasserbad lagen, kam ich auf die Idee, die Schulter- und Nackenpunkte bei ihr zu halten. Die Reaktion war sehr beeindruckend. Die Hände öffneten sich so weit, dass es möglich war, unter die Finger zu greifen und diese weiter zu strecken, sodass die Nägel geschnitten werden konnten.

8.1.2 Gb 34, Le 2 und Le 3

Die Punkte Gb 34, Le 2 und Le 3 können in Bezug auf alle bewegungseingeschränkten Gelenke oder verspannten Muskeln als Fernpunkte vorbereitend gehalten werden, indem eine Hand in den am meisten verspannten Bereich des Muskels oder auf den Bereich des Gelenkes gelegt wird, in dem die Blockierung am größten ist. Alternativ können die Punkte für den Zeitraum der Mobilisation von Gelenken mit einem Ohrpflaster wie bei der Dauerstimulation beklebt werden. Eine Dauerstimulation über einen langen Zeitraum ist nicht sinnvoll, da es sich um ein dauerhaftes, nicht zeitlich begrenztes Symptom handelt.

Kurzfristige Stimulation mit Ohrpflaster

Spitzfuß

Eine seit Jahren bettlägerige demente Patientin, die lange Zeit von ihren Angehörigen zu Hause betreut wurde, siedelte um in ein Altenheim. Sie kam mit einer ausgeprägten Spitzfußsymptomatik und erhielt neben der regelmäßigen Kontrakturprophylaxe auch Krankengymnastik. Die Wadenmuskulatur war deutlich verkürzt und verspannt. Bevor die Physiotherapeutin versuchte, das Gelenk zu bewegen, legte sie ihre Hand mit mehreren Fingern leicht auf die Wade und hielt dazu Le 2 und Le 3. Die Muskulatur entspannte sich deutlich, was zu sehr viel mehr Beweglichkeit im Fußgelenk führte.

8.1.3 Regional wirksame Fernpunkte

Führen Muskelverkürzungen oder Spastik zu Kontrakturen und reicht eine Behandlung mit Le 2 und 3 sowie Gb 34 allein nicht zur Tonussenkung aus, stehen zusätzlich die regional wirksamen Fernpunkte zur Verfügung. Deren praktische Anwendung ist in Kapitel 7 beschrieben (▶ Kap. 7.2.1, ▶ 7.2.8 und ▶ 7.3.6).

8 Behandlung von Kontrakturen, Schmerz und Bewegungseinschränkungen

8.2 Mobilisation kontrakter Gelenke nach dem *wuwei*-Prinzip

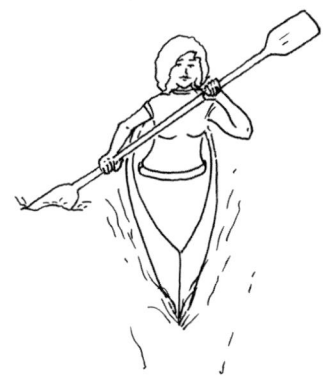

Abb. 8.1:
Kajak fahren

wuwei-Prinzip   Ein Kajakfahrer, der einen Fluss entlangfährt, kann das auf verschiedene Weisen tun. Lässt er sich nur mit der Strömung treiben, kann das dazu führen, dass er in einen gefährlichen Strudel kommt oder in seichtes Wasser getrieben wird und aus der Strömung herausfällt. Paddelt er gegen die Strömung, braucht er enorm viel Kraft und wird nicht weit kommen. Beobachtet er den Fluss und richtet das Boot immer optimal zur Strömung, so kommt er mit Leichtigkeit weiter. Das gelingt sogar flussaufwärts, wenn er die Rückströmung an den Seiten beobachtet und das Boot in diese lenkt. Das ist mit *wuwei* gemeint.

In diesem Bild, in dem das *wuwei*-Prinzip noch einmal beschrieben wird, sind alle Herausforderungen enthalten, die auch bei der Mobilisation von kontrakten Gelenken auftreten. Es gibt natürliche Bewegungsrichtungen der Gelenke, die aber häufig bei der Mobilisation versperrt sind. Wird versucht, trotzdem entlang dieser Blockierungen zu arbeiten, kommt das einem Paddeln gegen die Strömung gleich und ist genauso anstrengend und wenig erfolgversprechend.

Abb. 8.2:
Horchende Berührung

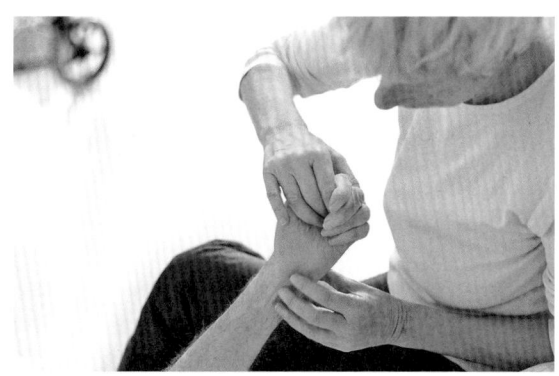

8.2 Mobilisation kontrakter Gelenke nach dem wuwei-Prinzip

Über eine leichte, teilweise punktuelle, horchende Berührung ist es möglich, die kleinen Freiräume eines kontrakten Gelenkes zu erspüren. Die Frage ist dabei, wo es minimale Bewegungsmöglichkeiten gibt, wie weit diese gehen und welche »Umwege« zur nächsten weiterführenden »Strömung« führen. In diesem Zusammenhang ist es manchmal nötig, die eingeschlagene Richtung zu verlassen – den Fluss zu kreuzen –, um über eine andere Öffnung einen natürlicheren Zugang zu dem blockierten Gelenk zu finden.

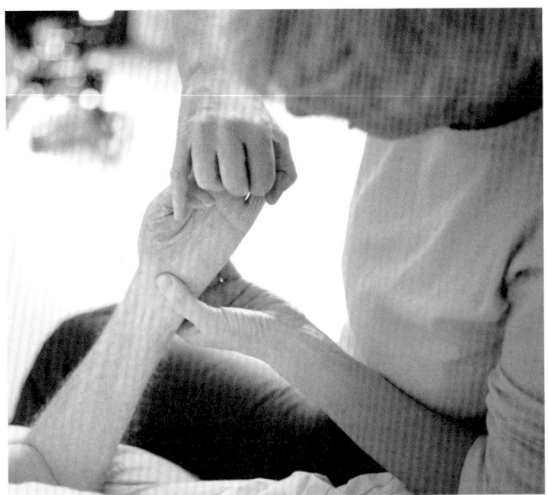

Abb. 8.3: Horchende und punktuelle Berührung

Da sich besonders im Bereich der Gelenke viele Punkte befinden, werden diese durch eine rezeptive und einfühlsame Berührung automatisch gefunden. Wird flächiger gearbeitet, so geschieht das mit der Berührungsqualität wie beim Baustein »Das *qi* wecken« Variation 3.

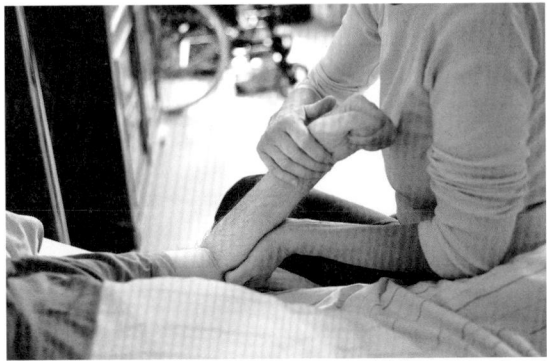

Abb. 8.4: »*qi*-weckende« Berührung

8 Behandlung von Kontrakturen, Schmerz und Bewegungseinschränkungen

Abb. 8.5:
»*qi*-weckende«
Berührung

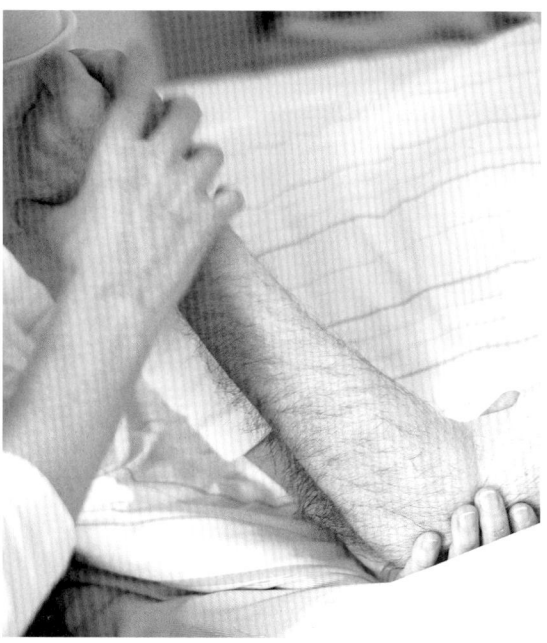

wuwei praktisch

Ein an Alzheimer erkrankter Patient mit einer zusätzlichen schlaffen Lähmung des linken Arms und Kontrakturen sowie einer Spitzfußsymptomatik wird regelmäßig von einer Physiotherapeutin behandelt. Ihre Kontrakturbehandlung beschrieb sie folgendermaßen: »Es ist fast so wie ›Armdrücken‹, ich erlebe es wie einen Kampf – wer ist stärker«. Nachdem sie das *wuwei*-Konzept in der Kontrakturprophylaxe kennengelernt hatte, beschloss sie, dieses in ihre Behandlung mit aufzunehmen. Zuerst informierte sie den Patienten darüber und beschrieb ihm, was sie verändern wolle. Bei der ersten Behandlung gab es nur kleine Bewegungen und ihr Fazit war, dass sie beide Zeit brauchten, um Vertrauen in die neue Art der Arbeit zu finden. Nach und nach konnte sie verschiedene Qualitäten in den Kontrakturen erspüren und entdeckte dabei, dass es Tage gab, an denen der Patient psychisch belastet war, und sie spürte dann, dass er sich mit vermehrter Anspannung irgendwie zu schützen versuchte. Sie erkannte, wie kontraproduktiv eine klassische Kontrakturbehandlung in dieser Situation wäre, und arbeitete mehr flächig und leicht, wie sie es beim Baustein »das *qi* wecken« gelernt hatte. Sie versicherte dem Patienten immer wieder, seine Grenzen zu respektieren und darauf zu achten, ihm nicht weh zu tun. Es entstand eine große emotionale Nähe und die Behandlung hinterließ einen nachdenklichen Patienten, der sich mit einer freundlichen Geste von ihr verabschiedete.

Im Laufe der Zeit wurde immer deutlicher, dass es immer erst einmal darum ging, das Vertrauen des Patienten neu zu gewinnen. Sie ermutigte ihn immer wieder, indem sie ihm »die Chefrolle« zusprach und dies durch ihre einfühlsame, gewährende Berührung für ihn spürbar verdeutlichte. Es gab Tage, an denen das Miteinander besser gelang, und andere, an denen der Patient sehr zurückgezogen in seiner Welt lebte. Die Physiotherapeutin ging deshalb jeweils unterschiedlich vor. Intuitiv begann sie mal mit den Schulter-Nacken-Punkten, mal mit dem Baustein »das *qi* wecken« oder sie arbeitete mit Bewegungen auf der nicht betroffenen Seite, je nachdem welche »Umwege« den Patienten und sie zusammen zu mehr Beweglichkeit führten.

Ein überwältigendes Ereignis

Bei einer Inhausschulung in einem Altenheim begleitete ich das Team zu einem 55-jährigen Bewohner, der nach Reanimation seit mehreren Jahren im Wachkoma war. Er war das »Sorgenkind« des Hauses, weil seine Unruhe und seine massiven Kontrakturen nicht zu lindern waren. Diverse Physiotherapeuten hätten sich schon an ihm »abgearbeitet«. Er lag, als wir zu ihm kamen, in Embryonalhaltung völlig verkrampft im Bett. Gemeinsam überlegten wir das Vorgehen. Eine Kollegin sollte mit dem Basisbaustein »Schulter, Kiefer, Nacken« beginnen. Sie ging so wie immer in einer freundlichen Art auf ihn zu, hochmotiviert mit ihm zu arbeiten. Der Bewohner drehte sich weg von ihr. Das sei typisch. Ich bat sie noch einmal zurück und wir sammelten Ideen, wie es anders gehen könne. In ihrem Engagement war sie sehr forsch und vielleicht ein wenig zu schnell für ihn!? Langsamer und mit ruhiger, erklärender Stimme ging sie nochmals auf ihn zu, sagte ihm, was sie vorhabe, suchte dabei Blickkontakt und schaute ihn an. Der Bewohner erwiderte ihren Blick. Sie schob das Bett von der Wand, schaute ihn weiterhin an und teilte ihm mit, dass sie zum Kopfende gehe und damit sein Blickfeld verlasse. Sie war in leichtem Körperkontakt, der ihr »Entschwinden« begleitete. Die nächste Herausforderung stellte sich, die Punkte langsam und behutsam aufzusuchen, auf eine horchende, rezeptive Art. Ich half ihr mit meinen Händen, bis ihre aus dem »Machen-Modus« raus und stattdessen weich und einfühlsam waren. Sie lud den Bewohner ein, zu den Punkten hinzuspüren, und war dann einfach still. Es war sehr berührend zu sehen, wie sich der Blick des Bewohners veränderte, mehr und mehr ruhiger und nach innen gewandt. Auch entspannte er sich insgesamt und schlief beim vierten Punkt (Bl 10) ein. Die Kolleginnen waren auch ganz still geworden beim Zuschauen. Als nächstes begann eine andere Pflegekraft, sich den Kontrakturen in den Armen zu widmen und der Aufgabe zu stellen, langsam in die Bewegungen zu gehen, genau zu spüren, wo die Grenzen sind, andere Bewegungsmöglichkeiten zu suchen und immer wieder innezuhalten. Bei den Zuschauenden wurde das Erstaunen immer größer. Der Patient schlief dabei weiter. Normalerweise würde er bei der Kontrakturprophylaxe in eine erhöhte Gesamtspastik gehen. Am Ende lagen die Arme in einer Ellbogenbeugung von 90°. Eine Kollegin kommentierte das so: »Das hätte man filmen müssen, es ist wie ein Wunder, das glaubt uns niemand!«

In der Nachbesprechung schilderten beide Kolleginnen wie viel Freude es ihnen gemacht habe. Diese ruhige und entspannte Art des Herangehens hätte dazu geführt, dass sie mehr bei sich selbst angekommen seien und sie die Beziehung zum Bewohner als Begegnung empfunden hätten. Das sei neu! Es habe sich nicht wie »Arbeit« angefühlt. Die Anderen fühlten sich schon vom Zuschauen erholt. Es wurde so deutlich, wie durch eine kleine Veränderung in der Vorgehensweise und Haltung die gesamte Atmosphäre verändert wurde.

9 Behandlung von Atemstörungen

In der chinesischen Medizin ist die Atemluft neben der Nahrung die zweite Quelle, aus der der Organismus sein *qi* gewinnt. Dabei sind es zwei Funktionskreise, die für die Atmung zuständig sind. Der Funktionskreis *Lunge* ist verantwortlich für die reibungslose Einatmung von »klarem« *qi* und Ausatmung von »trübem«, d.h. verbrauchtem *qi*. Die Lunge führt das *qi* nach unten. Dort »ergreifen« es die *Nieren*, ermöglichen so dessen tiefes Eindringen in den Organismus und vollenden dadurch den Prozess der Einatmung.

Atmung aus Sicht der chinesischen Medizin

9.1 Pathologie und Behandlung

> Basispunktkombination bei allen Arten von Atemproblemen und zur Ergänzung der Pneumonieprophylaxe
>
> - Lu 1 oder KG 17 mit Pe 6
> - abhängig vom Zeitrahmen zusätzlich der Basisbaustein »Schulter, Kiefer, Nacken« zur Lösung der Atemhilfsmuskulatur

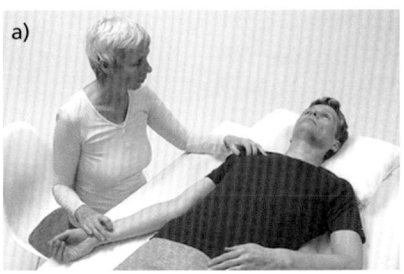 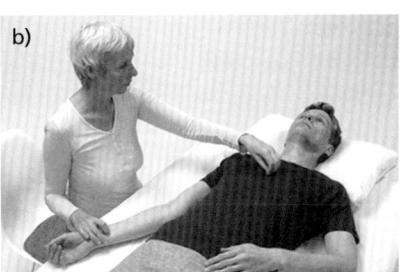

Abb. 9.1: Lu 1 mit Pe 6 (a) und KG 17 und Pe 6 (b)

9.1.1 Akute Atemnot

Pseudokrupp: Akut auftretende entzündliche Verengung der Atemwege im Bereich des Kehlkopfs mit pfeifender Einatmung.

Pseudokrupp

Der 8-jährige Sohn einer Patientin bekam alle zwei bis drei Wochen einen Pseudokruppanfall, der sich meist über mehr als drei Stunden hinzog. Die starke Atemnot verursachte bei ihm große Angst. Nach Abklingen des Anfalls war er sehr erschöpft und brauchte mehrere Stunden, um sich zu erholen. Die Mutter sprach selbst gut auf die Akupressur an und fragte daher nach möglichen Punkten für ihren Sohn, die sie selber anwenden könne. Da ich bis dahin keine Erfahrung mit diesem Krankheitsbild hatte, schlug ich ihr vor, einen Behandlungsversuch zu machen und mir Rückmeldung über die Reaktion des Jungens auf die Punkte zu geben. Sie kam mit dem Jungen in die Praxis und wurde mit ihm zusammen eingewiesen. Als er dann einen Anfall hatte, hielt sie die Punkte Lu 1 und Pe 6 auf jeder Seite drei bis vier Minuten und anschließend die Schulter- und Nackenpunkte. Bis zum Ende des Anfalls stimulierte sie immer wieder einmal Pe 6. Der Anfall war nach eineinhalb Stunden vorüber, dabei hatte der Junge deutlich weniger Angst und war anschließend nicht so erschöpft. Er fragte von sich aus seine Mutter, ob sie das nicht auch »nur so« machen könnte, da es ihm so gut getan hätte. So begann die Mutter, die Punkte regelmäßig zwei- bis dreimal in der Woche anzuwenden. Anfallhäufigkeit und Intensität gingen zurück.

9.1.2 Pe 6

Atemnot bei Frühgeborenen

Eine Kinderkrankenschwester, die regelmäßig nach Afrika fährt, um dort bei der Versorgung Frühgeborener zu helfen, berichtete Folgendes: In dem Krankenhaus, in dem sie dort arbeitet, gibt es nur ein Beatmungsgerät und das wird für die Narkosen benötigt. Kommen Frühgeborene zur Welt, ist entscheidend für das Überleben, ob sie spontan atmen oder nicht. Häufiger war sie dabei, wenn Säuglinge nach der Geburt so ateminstabil waren, dass fraglich war, ob sie überleben. In diesen Situationen hielt sie behutsam mit ihrem kleinen Finger den Bereich des Punktes Pe 6 und erlebte dabei, wie sich die Atmung der Kinder stabilisierte.

9.2 Unfähigkeit zur vollständigen Einatmung – Schwäche

Belastungsdyspnoe

Die *Nieren* sind nicht in der Lage, das *qi* aus der Lunge zu ergreifen und nach unten zu führen: Kommt es zu einer Störung der Zusammenarbeit von *Lunge* und *Nieren*, indem die *Nieren* unfähig sind, das *qi* der *Lunge* zu empfangen, führt das zu Atemnot, besonders unter Belastung – Belastungsdyspnoe.

»Für das ganze *Qi* der fünf Speicherorgane ist die Lunge verantwortlich. […] Ist das *Qi* der Lunge unzureichend, entsteht ein Krankheitssyndrom

9.2 Unfähigkeit zur vollständigen Einatmung – Schwäche

der *Qi* Leere und Schwäche. [...] Dabei kann das *Qi* des ganzen Körpers vermindert oder geschwächt sein. Der Patient leidet an Atemnot, ist kurzatmig, hat eine leise Stimme, fühlt sich matt und kraftlos« (Schnorrenberger 1985, S. 98).

Symptome:
Kurzatmigkeit, Atemnot insbesondere bei Belastung, leise und schwache Stimme, allgemeine Mattigkeit und Kraftlosigkeit, Lungenödeme.

Vorkommen z. B. bei

- Herzinsuffizienz,
- allgemeiner Schwäche,
- auszehrenden Erkrankungen,
- Atemnot aufgrund von Muskelschwäche,
- Pneumonie.

> **Mögliche Punktkombinationen**
>
> - Lu 1/KG 17 (flächig gehalten) → Pe 6, Lu 7, Ma 36,
> - Bl 13 bis 15 (flächig gehalten) → Pe 6, Lu 7, Ma 36,
> - Basisbaustein Schulter, Kiefer, Nacken zum Lösen der Atemhilfsmuskulatur.

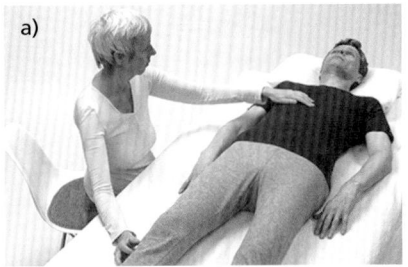 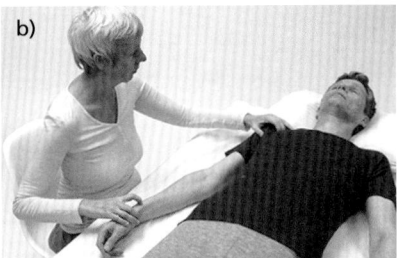

Abb. 9.2: KG 17 und Ma 36 (a) und Lu 1 und Lu 7 (b)

Beispiele

Erfahrungsgemäß profitieren Patienten mit Muskelschwunderkrankungen und dadurch eingeschränkter Atmung sehr von der Arbeit mit Akupressurpunkten. Dabei hat sich herausgestellt, dass es besonders hilfreich ist, alle Lokalpunkte sowohl auf der Vorder- als auch auf der Rückseite flächig und kurz, d. h. ca. eine Minute lang, zu halten und jeweils einen Fernpunkt dazu zu nehmen.

Aufgrund der Überbelastung der noch funktionierenden Muskelfasern in der Atemhilfsmuskulatur kommt es zu Verspannungen in den Schultern und im Nacken, was sich zusätzlich einschränkend auf die Atmung

ALS-Muskelschwunderkrankung mit Beteiligung der Atemmuskulatur

auswirkt. Aus diesem Grund sind die Punkte des Basisbausteins Schulter, Kiefer, Nacken wichtig, sie werden hier aber deutlich kürzer gehalten.

- Bl 13–16 flächig → Bl 40,
- Lu 1 → Lu 7,
- Ma 13 → Pe 6,
- KG 17 → Ma 36,
- Basisbaustein Schulter, Kiefer, Nacken.

9.3 Die Unfähigkeit vollständig auszuatmen – Blockade, Stauung und Fülle

Enge- und Stauungsgefühle im Brustkorb

Wird das »klare« *qi* nicht mehr ausreichend verbreitet und das »trübe« *qi* nicht vollständig ausgeatmet, kommt es zu Stauung und Blockierung in der *Lunge*, was zu Symptomen wie Druck auf der Brust, Husten, Kurzatmigkeit und Röcheln in der Kehle führt. »Wird das Lungen-*Qi* nicht mehr verbreitet, ist es verstopft, so finden sich klinisch folgende Symptome: beengter luftgefüllter Brustkorb, verstopfte Nase, Husten und Asthma« (Schnorrenberger 1985, S. 99).

Symptome:
Enge- und Stauungsgefühle im Brustkorb, Husten, pfeifende Atmung, Verschleimung.

Vorkommen, z. B. bei

- Asthma,
- chronisch-obstruktiver Lungenerkrankung (COPD),
- Mukoviszidose (Stoffwechselstörung, bei der die schleimbildenden Drüsen übermäßig produzieren),
- Pneumonie mit Schleimbildung.

> Mögliche Punktkombinationen
>
> - Lu 1/KG 17 → Pe 6,
> - Lu 1/KG 17 → Lu 7 bei Husten,
> - Ma 13 → Pe 6, Lu 7 bei Stauungsgefühlen im Brustraum,
> - Lu 1/KG 17 → Ma 40 bei festsitzendem Schleim in der Lunge,
> - Bl 13–16 → Pe 6, Bl 40 u./o. 60, u./o. 62
> - Bl 13–16 → Lu 7 bei Husten,
>   Bl 13–16 → Ma 40 bei festsitzendem Schleim in der Lunge,
> - Basisbaustein Schulter, Kiefer, Nacken zum Lösen der Atemhilfsmuskulatur.

9.3 Die Unfähigkeit vollständig auszuatmen – Blockade, Stauung und Fülle

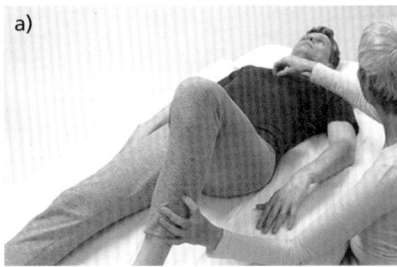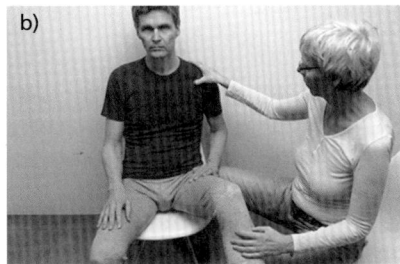

Abb. 9.3: KG 17 und Ma 40 (a) und Lu 1 und Ma 40 im Sitzen (b)

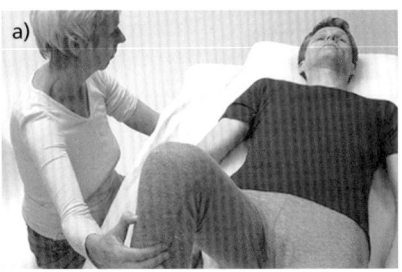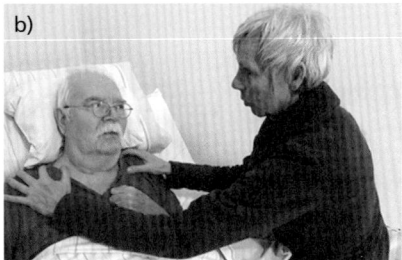

Abb. 9.4: Bl 13–15 und Ma 40 in Rückenlage (a) und Gb 21 von vorne (b)

9.3.1 Ausführung

Je nach Beschwerdelage gibt es unterschiedliche Möglichkeiten, mit den Punkten zu arbeiten.

- Lu 1/Ma 13/KG 17 mit Pe 6 oder Lu 7: Aufgrund der Atemnot werden die Punkte meist im Sitzen gehalten. Für Lu 1 und Ma 13 ist es am einfachsten, wenn sich der Betroffene anlehnen kann. Sollte das nicht möglich sein, kann die Ausführende sich hinter den Patienten stellen, um so ein Widerlager zu haben.
- Lokalpunkt mit Ma 40: Bei dieser Kombination ist es einfacher, zuerst Ma 40 zu lokalisieren und dann den Lokalpunkt. Befindet sich der Patient im Bett und ist die Entfernung zwischen beiden Punkten zu groß, wird das Bein angewinkelt und ggf. unterlagert. Im Sitzen braucht das Halten dieser Kombination etwas Gelenkigkeit seitens der behandelnden Person.
- Bl 13–16 – hier sind alle Fernpunkte möglich: Um die Punkte der Blasenleitbahn im Bereich des Brustkorbs zu halten, befindet sich der Patient in Rückenlage. Ist der Rückenstrecker verspannt, was oft bei chronischer Atemnot vorkommt, wird die Hand flächig unter den Rücken geschoben. Dann stellen sich die Finger durch Beugung der Mittelgelenke so auf, dass die Fingerkuppen am Innenrand des Rückenstreckers liegen (Bl 13–16). Ist keine deutliche Verspannung zu spüren – was eher bei sehr alten oder sehr geschwächten Menschen vorkommt – wird die Hand nur flächig rechts bzw. links unter den Rücken gelegt, sodass die Fingerkuppen die Dornfortsätze der Wirbelsäule berühren. In Kombination mit Bl 40 u./o. 60, 62 kann das Bein wieder angewinkelt werden.

9.3.2 Beispiele

COPD
Chronische Atemprobleme durch Verengung der Atemwege – chronisches Asthma, COPD-Stauungssymptomatik

Bei Patienten mit chronischer Atemeinschränkung ist es sinnvoll, Akupressur regelmäßig anzuwenden. Das kann im Rahmen der Atemtherapie (Physiotherapie) oder der Pneumonieprophylaxe (Pflege) geschehen oder auch von Angehörigen ausgeführt werden. Ideal ist es, wenn alle um die Punkte wissen und diese im Rahmen ihrer Möglichkeiten anwenden. Das führt zu einer Kontinuität, durch die sich die Symptomatik je nach Krankheitsbild deutlich verbessern lässt. Bei chronischen Erkrankungen ist eine Dauerstimulation der Punkte wegen des Gewöhnungseffekts nicht sinnvoll. Kommt akut z. B. eine Pneumonie dazu, kann für den Zeitraum dieser Akutsituation eine Dauerstimulation angewendet werden.

Mukoviszidose
Mukoviszidose

Bei der Mukoviszidose sind Ma 40 und Pe 6 die wichtigsten Fernpunkte. Auch hier ist Kontinuität in der Anwendung Voraussetzung dafür, dass die Akupressur Erleichterung schafft. Auf die Dauerstimulation sollte nur zurückgegriffen werden, um extreme Situationen zu überbrücken.

9.4 Wirkung der einzelnen Punkte in Bezug auf die Atmung

9.4.1 Lokalpunkte

- Lu 1 »Zentrale Residenz«:
  - Wirkung: Verteilt und senkt das *Lungen-qi* ab, reguliert die Wasserwege, wandelt Schleim um;
  - Indikationen: alle Formen von Atemnot, Ödeme in der oberen Körperhälfte.
  - Gitterpflaster möglich
- KG 17 »Mitte des Brustkorbs«
  - Wirkung: befreit den Brustkorb;
  - Indikationen: alle Formen von Atemnot;
  - Besonderheit: wird nur leicht mit den Fingerkuppen gehalten oder flächig berührt.
  - Gitterpflaster möglich

- Ma 13 »Tür des *qi*«
  - Wirkung: öffnet den Brustraum;
  - Indikationen: Anspannung im Brustraum, Husten, Atemnot durch Fülle und Blockierung.
- Bl 13 »Zustimmungspunkt der *Lunge*«
  - Wirkung: tonisiert die *Lunge*;
  - Indikationen: alle Formen von Atemnot.
- Bl 14 »Zustimmungspunkt der *jueyin*-Schicht«
  - Wirkung: befreit den Brustraum;
  - Indikationen: alle Formen von Atemnot.
- Bl 15 »Zustimmungspunkt des *Herzens*«
  - Wirkung: Husten;
  - Indikationen: alle Formen von Atemnot.

9.4.2 Fernpunkte

- Pe 6 »inneres Tor«
  - Besonderheit: regional wirksamer Punkt für den Brustraum und das Zwerchfell;
  - Wirkung: befreit den Brustkorb;
  - Indikationen: alle Formen der Atemnot (Dauerstimulation möglich).
- Lu 7 »Unterbrochene Reihenfolge«
  - Wirkung: vertieft die Atmung, reguliert die Wasserwege und fördert daher den Ödemabfluss aus der oberen Körperhälfte, lindert Husten;
  - Indikationen: bei Atemnot, Husten und Lungenödemen, Atemnot aufgrund von Leere/Schwächesymptomatik (Dauerstimulation möglich).
- Ma 40 »reiche Wölbung«
  - Wirkung: löst Verschleimung in der Lunge und den Nasennebenhöhlen;
  - Indikationen: festsitzender Schleim (Dauerstimulation möglich).
- Ma 36 »Drei Meilen des Fußes«
  - Wirkung: unterstützt und nährt das Ursprungs-*qi*;
  - Indikationen: regional wirksam für Zwerchfell und Oberbauch, durch seine stärkende Wirkung ist er besonders wichtig bei Atemnot aufgrund von Leere/Schwächesymptomatik (Dauerstimulation möglich).
- Bl 40 »Unterstützende Mitte«
  - Fernpunkt zu Bl 13–15.
- Bl 60 »Kunlun-Berge«
  - Fernpunkt zu Bl 13–15.
- Bl 62 »Neunte Leitbahn«
  - Fernpunkt zu Bl 13–15.

10 Behandlung von Ödemen und Harnverhalt

Ödeme aus Sicht der chinesischen Medizin

In der chinesischen Medizin sind drei Funktionskreise für die Regulierung der Flüssigkeiten im Körper verantwortlich. Die *Milz* ist für »den Transport und die Umwandlung des Wassers und der Feuchtigkeit zuständig.« Die *Nieren* »verdampfen« mit der Hitze ihres *Yang* die Körperflüssigkeiten, die dadurch zur *Lunge* aufsteigen und von dort aus als befeuchtender »Nebel« im Oberkörper verbreitet werden. Weiter haben die *Nieren* die Aufgabe, die nicht mehr verwertbaren Flüssigkeiten auszuscheiden.

Ödemformen

Die hier aufgeführten Punktkombinationen können für alle Formen von Abflussbehinderungsödemen (Stauungsödemen) eingesetzt werden. Dazu zählen:

- Lymphödeme bei Anomalien im Lymphsystem,
- Lymphödeme nach Operationen mit und ohne Entfernung von Lymphknoten,
- Lymphödeme bei Verlegung von Lymphgefäßen aufgrund von Tumoren oder Metastasen,
- Ödeme nach Verletzungen,
- Wassereinlagerungen bei Lipödem,
- Ödeme bei Herzinsuffizienz,
- Ödeme bei Thrombosen,
- Prämenstruelle Ödeme.

Ödeme als Nebenwirkungen von Medikamenten oder durch Schädigung der Leberfunktion (hepatogene Ödeme) mit Aszites (Bauchwassersucht) bei Leberzirrhose oder Lebermetastasen bzw. -karzinomen sprechen erfahrungsgemäß nicht auf diese Punkte an.

10.1 Ödeme in der oberen Körperhälfte

> Basiskombination: Lu 1 mit Lu 7

10.1 Ödeme in der oberen Körperhälfte

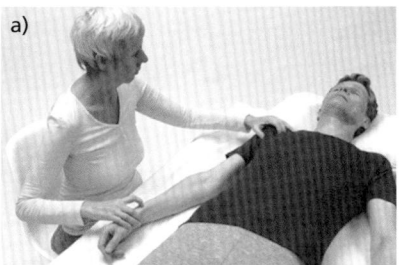 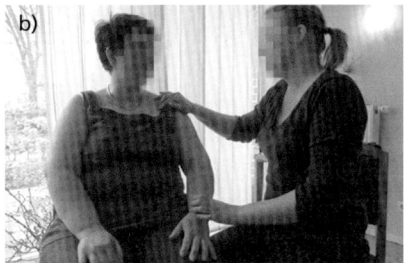

Abb. 10.1: Lu 1 und Lu 7 (a) und Lu 1 und Lu 7 im Sitzen (b)

Bausteine:

- Lu 1 mit Lu 7,
- Schulter, Kiefer, Nacken.

Im Rahmen der Onkologie und Palliativmedizin, aber auch bei Herzinsuffizienz werden diese beiden Bausteine häufig angewendet, und zwar sowohl von Pflegekräften und Physiotherapeuten als auch von Angehörigen. Da die Punkte Lu 1 und Lu 7 nicht so einfach zu finden sind, kann es sinnvoll sein, sie mit einem wasserfesten Stift einzuzeichnen. Das bringt Sicherheit und entspannt die Ausführenden.

Dauerstimulation

Eine 60-Jährige, die vor zehn Jahren an Brustkrebs erkrankt war, hatte phasenweise Ödeme im Arm, sodass sie eine Kompression tragen musste. In dieser Situation fragte sie nach der Möglichkeit, etwas mit Akupressur zu machen, da sie einen engen Terminkalender hatte und der nächste Termin für die Lymphdrainage erst wieder in zwei Wochen war. Da die Kombination Lu 1 mit Lu 7 in der Selbstbehandlung schwierig ist, hielt sie sich nur den Fernpunkt Lu 7. Sie berichtete, dass sie nach kurzer Zeit »das Fließen der Lymphe« spüren konnte. Da sich das Ödem im Laufe des Tages sehr verschlechterte, entschied sie sich tagsüber für eine Dauerstimulation. Damit machte sie gute Erfahrungen und so nutzt sie die Dauerstimulation, wenn es Tage mit Beschwerden gibt.

Wenn die Zusammenarbeit klappt

Meine Kollegin Susanne Supplieth betreut als Physiotherapeutin das Hospiz Lilge-Simon-Stift im Bremer Norden. Sie behandelte dort einen Patienten mit einem metastasierenden neuroendokrinen Karzinom mit einer Abflussstörung im oberen Bereich, was zu erheblichen Lymphödemen besonders des linken Armes führte. Der gesamte linke Arm war massiv geschwollen, der Handrücken sah aus wie ein Luftballon, und es hatten sich an zwei Fingern Entlastungsblasen gebildet. Das Unterhautgewebe war aufgrund der hohen Kortisongabe an vielen Stellen gerissen und in der Achsel gab es eine offene Wunde. Der Patient war nicht mehr

10 Behandlung von Ödemen und Harnverhalt

in der Lage, den Arm selbstständig zu heben. Frau Supplieth integrierte die Punkte Lu 1 mit Lu 7 in die Lymphdrainage und konnte einen verbesserten Lymphabfluss beobachten. Da sich das Ödem aber auch zusehends in den oberen Brustraumbereich ausbreitete, wurde die Akupressur um die Punkte Ma 13–15 gleichzeitig mit Pe 6 gehalten, ergänzt. Zusätzlich wurde die Ehefrau des Patienten angelernt, die die Punkte zweimal täglich anwendete. Der Arm wurde zunehmend schlanker und die Hand war nach drei Tagen quasi ödemfrei, die Schwellung des Arms um ca. 50 % zurückgegangen. Der Patient konnte den Arm wieder selbstständig bewegen.

10.2 Gesichtsödeme

> Basiskombination: Ma 3 mit Ma 13–15

Bausteine:

- Ma 3 mit Ma 13–15,
- Schulter, Kiefer, Nacken.

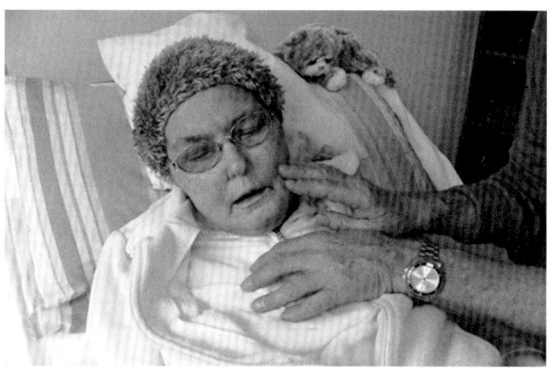

Abb. 10.2: Ma 3 und Ma 13–15

Durchführung:

- Am einfachsten ist es, wenn eine Position am Kopfende eingenommen werden kann. Eine Hand legt sich auf einer Gesichtshälfte von unten gegen den Jochbogen auf den Punkt Ma 3 (▶ Abb. 10.3).
- Mit der anderen Hand werden auf der gegenüberliegenden Seite die Punkte Ma 13–15 nacheinander jeweils ca. eine Minute gehalten. Dann wird das Ganze umgekehrt ausgeführt.

- Wenn es die Zeit erlaubt, wird der Baustein Schulter, Kiefer, Nacken angeschlossen.

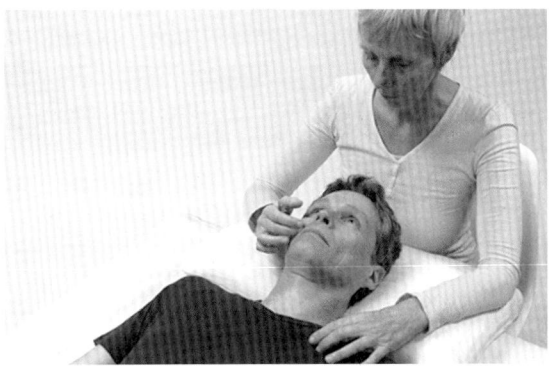

Abb. 10.3:
Ma 3 mit Ma 13

Gesichtsödeme

Ein Gast in einem Hospiz litt unter einem ausgeprägten Gesichtsödem aufgrund von Metastasen im Bereich des Halses. Er bekam regelmäßig Lymphdrainage, aber der Erfolg war nur mäßig. Die behandelnde Physiotherapeutin stellte auf Akupressur um, konnte dann aber aus Zeitgründen nicht mehr »lymphen«. Da das Ergebnis der Akupressur deutlich zufriedenstellender war, führte sie diese weiter durch. Leider gab es keine Angehörigen oder Pflegekräfte, die mit einbezogen hätten werden können.

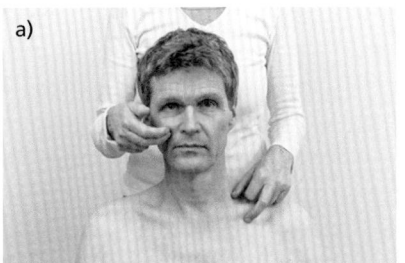
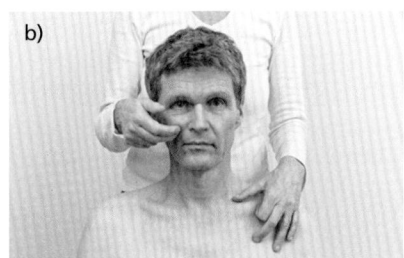
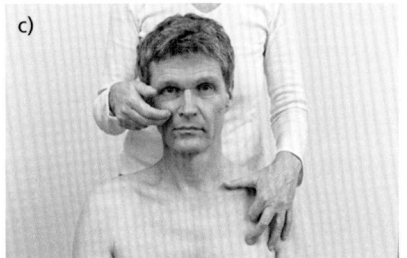

Abb. 10.4:
Ma 3 mit Ma 13 (a), 14 (b), 15 (c)

10.3 Ödeme in der unteren Körperhälfte

Pathologie: Bei Funktionsstörungen der *Milz* in Bezug auf die Flüssigkeitsregulation kann das Krankheitsbild der »Wasserverstopfung« oder »Wasserblockierung« entstehen. Dabei kommt es unter anderem zu wässrigen Ödemen insbesondere in der unteren Körperhälfte. Weitere Symptome dieser Art von *Milz*-Pathologie sind Durchfälle und, wenn das »Wasser eindickt«, vermehrte Schleimbildung insbesondere in der Lunge.

> Basispunktkombination: Mi 13 mit Mi 9

Abb. 10.5: Mi 13 und Mi 9 (a und b)

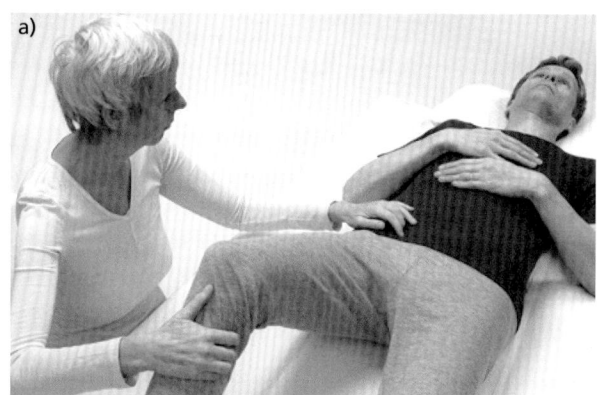
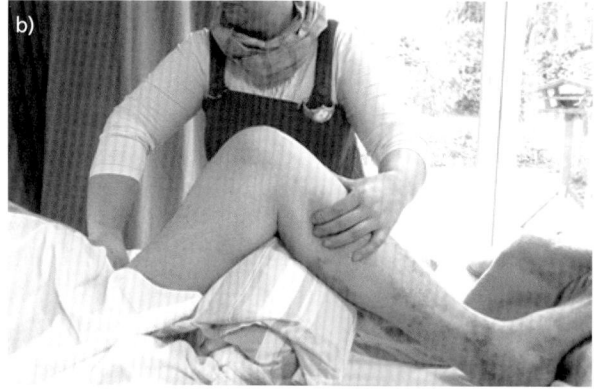

Weitere Punkte:

- Lokalpunkt: KG 4,
- Fernpunkte: Mi 6, Ni 6.

10.3 Ödeme in der unteren Körperhälfte

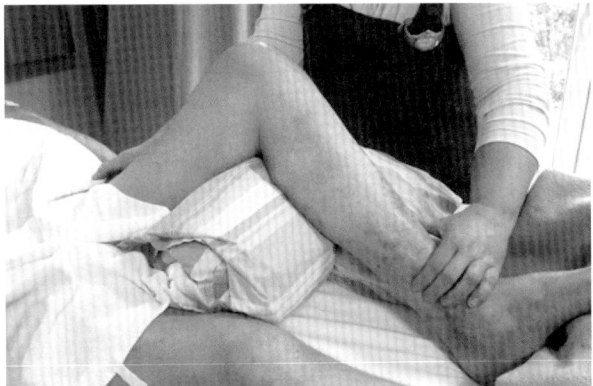

Abb. 10.6:
Mi 13 und Mi 6

Mi 6 darf bei Schwangeren nicht verwendet werden.

Unterscheidung der Lokalpunkte:

- Mi 13 wird im Vergleich zu KG 4 mehr im Zusammenhang mit Ödemen aufgrund von Abflussstörungen in den Beinen, z.B. bei Thrombose, bei Anomalien in den Lymphgefäßen, nach Operationen oder bei starken Verspannungen im Becken, benutzt.
- KG 4 kommt zum Einsatz bei komplexeren Störungen im Bauchraum oder z.B. bei prämenstruellem Syndrom. Ist die Unterscheidung unklar, so werden Mi 13 mit Mi 9 und KG 4 mit Mi 6 und Ni 6 gehalten. Das muss nicht gleichzeitig in einer Sequenz sein, sondern kann auch im Wechsel geschehen. Oft haben die Patienten ein klares Gefühl zu den Punktkombinationen und entscheiden selbst, welche Punktkombination für sie die jeweils bessere ist.

Selbstbehandlung von Mi 13 mit Mi 9 und Mi 6

Am einfachsten ist es, die Punkte im Liegen zu behandeln. Zuerst wird der Punkt Mi 13 auf dem Leistenband ertastet. Dazu fährt die Hand vom vorderen Darmbeinstachel nach vorne unten, wobei sich ein Finger auf das Band legt. Die andere Hand legt sich quer auf den Bauch und misst zwei Finger von der Schambeinoberkante ab, um die Höhe zu kontrollieren. Das ist wichtig, um nicht auf dem etwas weiter unten liegenden Punkt Le 12 zu landen.

Nun wird ein Bein aufgestellt und das andere darüber gekreuzt, sodass dort der Punkt Mi 9 lokalisiert werden kann. Dies geschieht, indem der Daumen an die Innenkante des Schienbeins am Übergang zwischen Schienbeinkopf und Schienbeinschaft eingehakt wird. Mi 9 ist ein so empfindlicher Punkt, dass es schwer ist, ihn zu verfehlen. Welches Bein aufgestellt und welches gekreuzt wird, hängt davon ab, was bequemer ist.

Selbstbehandlung

Abb. 10.7: Mi 13

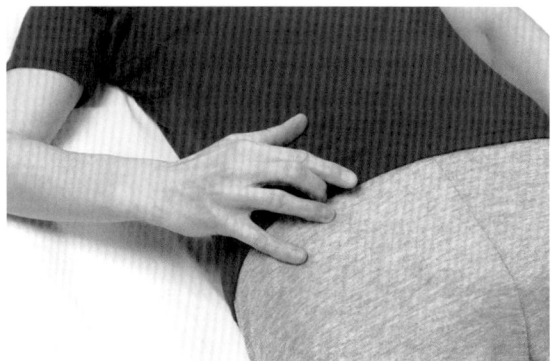

Abb. 10.8: Mi 13 und Mi 9

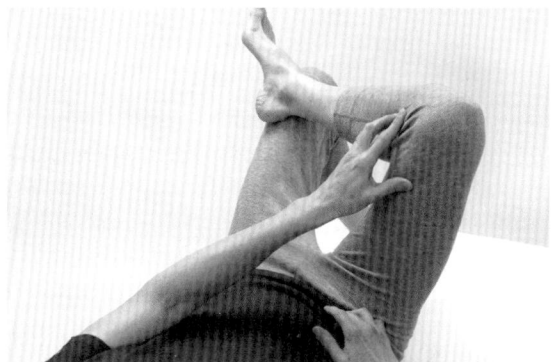

Wird anschließend Mi 6 als zweiter Fernpunkt dazugenommen, so wird die Hand von Mi 9 gelöst und nach unten geführt. Werden beide Punkte auf der gleichen Seite gehalten, legt sich der kleine Finger an die höchste Stelle das Innenknöchels, dann kommt der Daumen automatisch auf die richtige Höhe und hakt sich an die Schienbeinkante.

Abb. 10.9: Mi 13 und Mi 6

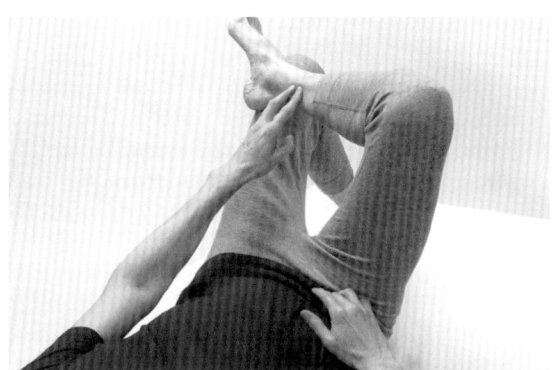

10.3 Ödeme in der unteren Körperhälfte

Werden die Punkte seitenverkehrt gehalten, so wird der Zeigefinger an die höchste Stelle des Innenknöchels gelegt und der Punkt dann hinter dem kleinen Finger an der Schienbeinkante aufgesucht.

Lipödem: Dabei handelt es sich um eine schmerzhafte Schwellung des Fettgewebes an den Beinen und am Gesäß. Es kommt zu Aussackungen in den kleinsten Lymphgefäßen (Mikroaneurysmen der lymphatischen Kapillaren). Die Haut fühlt sich oft kühl an.

Lipödem

Beim Erlernen der Punkte für die Ödeme fragte eine Kursteilnehmerin, ob diese auch bei Lipödem helfen würden. Bei ihr war dies sehr ausgeprägt, sie bekam dreimal in der Woche Lymphdrainage und meist musste sie die Beine wickeln. Dadurch war es schwierig für sie, in Urlaub zu fahren, was sie sehr bedauerte. Ich schlug ihr folgenden Versuch vor: Sie sollte sich regelmäßig morgens, mittags und abends den Punkt Mi 13 mit Mi 9 und Mi 6 auf beiden Seiten halten, und zwar jede Nah- und Fernpunktkombination ca. zwei Minuten.

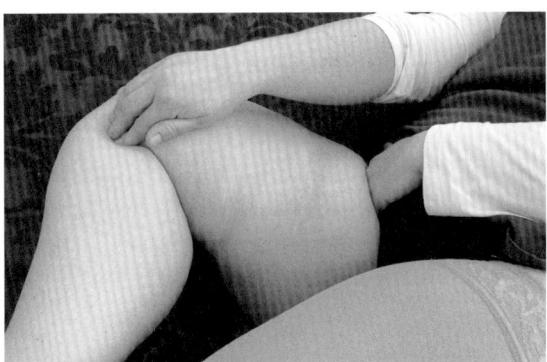

Abb. 10.10: Mi 13 und Mi 9

Dies bedeutete dreimal am Tag 10 Minuten Behandlungszeit. Das schien erst einmal viel zu sein, aber ihr Leidensdruck und ihre Neugier waren groß genug, es auszuprobieren. Nach vier Wochen gab sie mir freudig die Rückmeldung, dass das Ödem deutlich besser geworden sei. Sie schrieb das der Kombination mit der weiterlaufenden Lymphdrainage zu. Später meldete sie sich noch einmal, um zu berichten, dass sie zwei Wochen Urlaub gemacht habe und in der Zeit alleine mit den Punkten gut zurechtgekommen sei. Diese Erfahrung wurde von anderen Frauen bestätigt.

10.4 Harnverhalt

Bei einem Harnverhalt handelt es sich um ein Unvermögen, die gefüllte Harnblase spontan zu entleeren. Unabhängig von den zugrundeliegenden Ursachen können folgende Punktkombinationen unterstützend angewendet werden.

> Basiskombination: KG 4 → Mi 6 und ggf. Mi 9.
> Bei krampfartigen Beschwerden: KG 4 → Mi 6, Le 2 und 3.

Abb. 10.11: KG 4 und Mi 6

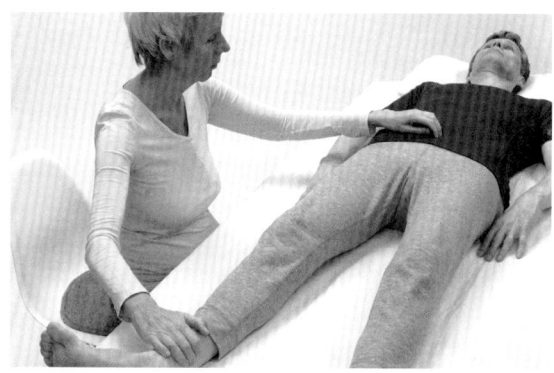

Abb. 10.12: KG 4 und Le 3

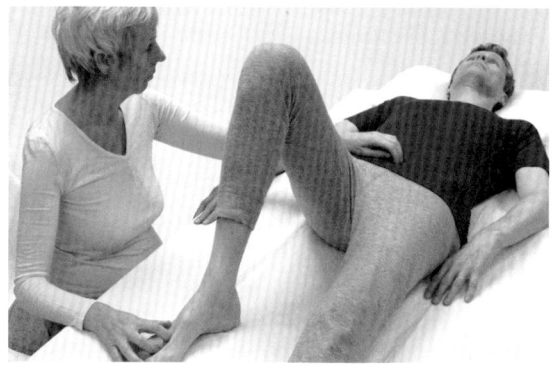

 Harnverhalt bei liegendem Katheter

Eine Kollegin berichtete von einem Patienten, bei dem es zu einem Urinstau bei liegendem Katheter kam. Wurde dieser angespült, war er durchlässig, dennoch floss der Urin nicht ab. Die Pflegekraft hielt KG 4 in Kombination mit Le 2 und 3 gleichzeitig, zunächst rechts und danach links. Der Urin floss ab. Dass sich eine Harnröhre verkrampfen kann und es dadurch zu einem Harnverhalt trotz Katheter kommt, scheint nicht so ungewöhnlich zu sein.

10.5 Wirkung der einzelnen Punkte in Bezug auf Ödeme

10.5.1 Lokalpunkte

- Lu 1 »Zentrale Residenz«
  - Wirkung: reguliert die Wasserwege,
  - Indikation: Ödeme in der oberen Körperhälfte.
- Lu 7 »Unterbrochene Reihenfolge«
  - Wirkung: reguliert die Wasserwege,
  - Indikation: Ödeme in der oberen Körperhälfte.
- Mi 13 »Bezirkshaus«
  - Indikation: Lokalpunkt bei Ödemen in den Beinen.
- KG 4 »Tor des *Ursprungs-qi*«
  - Wirkung: Wärmt und stärkt die Milz,
  - Indikationen: Ödeme und Schwellung in den Beinen.
  - Gitterpflaster möglich

10.5.2 Fernpunkte

- Mi 9 »*Yin* Hügel-Quelle«
  - Wirkung: öffnet die Wasserwege,
  - Indikation: Ödeme und Schwellung in den Beinen.
  - Dauerstimulation möglich.
- Mi 6 »Treffen der drei *Yin*«
  - Wirkung: öffnet das kleine Becken, reguliert das Wasserlassen,
  - Indikation: Ödeme und Schwellung in den Beinen.
  - Dauerstimulation möglich.
- Ni 6 »Leuchtendes Meer«
  - Wirkung: nährt die *Nieren* und klärt *Leere-Hitze*,
  - Indikation: Ödeme und Schwellung in den Beinen.
  - Dauerstimulation möglich.
- Le 2 »Vorübergehendes Dazwischentreten«
  - Wirkung: herabführende Wirkung,
  - Indikation: Harnverhalt, krampfartige Schmerzen im kleinen Becken.
- Le 3 »Großes Branden«
  - Wirkung: beseitigt Stagnation,
  - Indikation: Harnverhalt, krampfartige Schmerzen im kleinen Becken.

11 Behandlung von Übelkeit, Appetitlosigkeit und Schluckauf

Wie in vielen Erfahrungsberichten beschrieben wird, können verschiedene Formen von Übelkeit sehr effektiv mit dem im Folgenden beschriebenen Punkt Pe 6 behandelt werden.

11.1 Pe 6

»[…] ist er auch ein herausragender Punkt zur Behandlung des Magens, vor allem seines oberen und mittleren Teils. […] ist der Punkt der Wahl bei Übelkeit und Erbrechen. Er kann auch bei den meisten Störungen des Magens mit epigastrischem Schmerz, saurem Reflux, Schluckauf und Aufstoßen gegeben werden« (Maciocia 1994, S. 452).

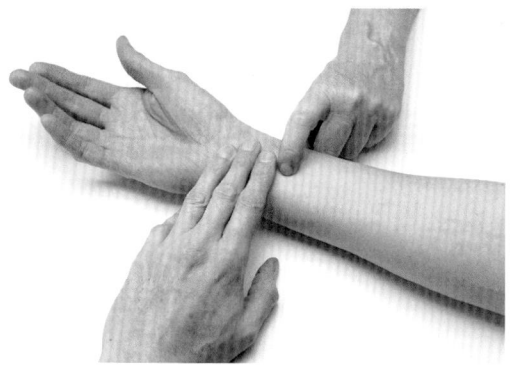

Abb. 11.1: Lokalisation von Pe 6

Studienergebnisse

Von Molassiotis et al. (2007) wurde herausgefunden, »dass das Erleben von Übelkeit und Würgen sowie das Auftreten von und Leiden unter Übelkeit, Erbrechen und Würgen in der Studiengruppe im Vergleich zur Kontrollgruppe signifikant geringer war ($P < 0.05$). Die einzige Ausnahme betraf das Erleben von Erbrechen, das beinahe Signifikanz erreichte ($P = 0.06$). […] Die Ergebnisse betonen die wichtige Rolle von sicheren und praktischen nicht-pharmakologischen komplementären Therapien wie Akupressur im Umgang mit den komplexen Symptomen von Übelkeit und Erbrechen im

Zusammenhang mit Chemotherapie« (Molassiotis et al. 2007, Übersetzung durch die Autorin).

Die Pilotstudie von Gardani et al. (2006) »scheint darauf hinzuweisen, dass eine bioenergetische Herangehensweise durch Akupressur am Punkt P 6 wirksam sein kann bei der Behandlung von chemotherapie-induziertem Erbrechen, das gegenüber konventionellen pharmakologischen Strategien resistent ist, wie dies bereits zuvor für während der Schwangerschaft auftretendes Erbrechen gezeigt wurde« (Gardani et al. 2006, Übersetzung durch die Autorin).

»Die Forschung bekräftigt die Effektivität von Akupunktur und Akupressur für die Behandlung von Übelkeit und Erbrechen, die durch Chemotherapie verursacht wurden. Bei der Anwendung zusammen mit gängigen antiemetischen Medikamenten wurde gezeigt, dass Akupunktur und Akupressur sicher und effektiv bei der Linderung von Übelkeit und Erbrechen aufgrund von Chemotherapie sind. [...] Selbst mit den besten pharmakologischen Wirkstoffen erleben 60% der Krebspatienten weiterhin Übelkeit und Erbrechen, wenn sie sich einer Chemotherapie unterziehen. Da das NIH [National Institute of Health] die Anwendung von Akupunktur für Übelkeit und Erbrechen unterstützt, sind ausgebildete Pflegekräfte (nurse practitioners) verpflichtet, über die Anwendung dieser und anderer effektiver komplementärer Behandlungen informiert zu sein, um die bestmögliche Pflege zu gewährleisten« (Collins & Thomas 2004, Übersetzung durch die Autorin).

11.1.1 Indikationen in Bezug auf Übelkeit

Die Indikationen von Pe 6 in Bezug auf Übelkeit sind:

- Medikamentenbedingte Übelkeit (Chemotherapeutika, Antibiotika, Morphin),
- Postoperative Übelkeit,
- Schwangerschaftsübelkeit,
- Reiseübelkeit,
- Übelkeit nach zu reichhaltigem Essen,
- Übelkeit unklarer Genese,
- Erleichtert Erbrechen, wenn es sich nicht mehr vermeiden lässt.

Bei allen aufgezählten Indikationen handelt es sich um eine Übelkeit, die einhergeht mit vegetativen Symptomen wie Schwitzen, Atemnot und Unruhe, Kreislaufinstabilität (meistens Blutdruckabfall) und Pulserhöhung. Interessant ist, dass der Punkt auch bei diesen Symptomen als harmonisierend wirkend beschrieben wird (▶ Kap. 9 sowie ▶ Kap. 13).

Begleitsymptome bei Übelkeit

11.1.2 Akute Übelkeit

Details zur Durchführung:

- Drucktechnik: mit mittlerem bis starkem Druck massieren.

Ablauf:
Der Punkt wird an einem Arm ca. 2 Minuten gehalten oder leicht massiert, wenn notwendig auch noch auf der anderen Seite.

Übelkeit nach reichhaltigem Essen

In einem Tagungshaus in Thüringen, in dem ein Palliativ-Care-Kurs stattfand, gab es mittags Thüringer Bratwurst mit Kraut und Knödeln. Es war Sommer und hatte fast 40 °C im Schatten. Nach dem Essen wurde es einer Teilnehmerin übel. Mit gutem Appetit hatte sie eine große Portion gegessen. Der Speichel stand ihr im Munde und sie hatte das Gefühl, gleich erbrechen zu müssen. Der Punkt Pe 6 wurde bei ihr auf einer Seite mit einem mittleren Druck massiert und nach ca. 1½ Minuten konnte sie spüren, wie das Wasser aus dem Mund verschwand und das aufsteigende Gefühl in der Speiseröhre nachließ. Nach 2 Minuten wurde auf den Punkt an der anderen Seite gewechselt und nach einer weiteren Minute war ihre Übelkeit verschwunden.

11.1.3 Übelkeit unklarer Genese

Eine pflegebedürftige Bewohnerin in einem Altenheim erbrach immer wieder bei den Mahlzeiten, ohne dass dafür ein Grund gefunden werden konnte. Ihr wurde das Essen angereicht. Eine Pflegekraft, die Kenntnisse über die Wirkweise des Punktes Pe 6 hatte, kam auf die Idee, der Bewohnerin den Punkt mit mittlerem Druck während des Essens zu halten.

Abb. 11.2: Pe 6 gehalten

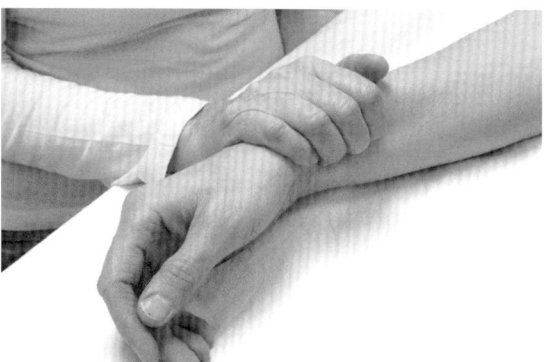

Das geschah mit Erfolg, die Bewohnerin erbrach diesmal nicht. Das ließ sich wiederholen. Ähnliche Erfahrungsberichte gibt es von anderen Pflegekräften nicht nur aus Altenheimen, sondern auch aus der Betreuung behinderter Kinder.

11.1.4 Erleichtert Erbrechen, wenn es sich nicht mehr vermeiden lässt

Bei einem Magenvirus kann das Erbrechen sehr quälend sein. Interessanterweise stoppt Pe 6 das Erbrechen nicht, sondern nimmt die Anspannung und Verkrampfung insbesondere im Zwerchfell und Oberbauch und erleichtert damit das Erbrechen. Zusätzlich stabilisiert sich der Kreislauf.

Magenvirus

11.1.5 Dauerstimulation als eine Einsatzmöglichkeit

Die wohl bekannteste und am meisten verbreitete Möglichkeit, diesen Punkt einzusetzen, ist die Medikamenten-, Schwangerschafts- und Reiseübelkeit. In allen drei Fällen empfiehlt es sich, mit der Dauerstimulation des Punktes zu arbeiten (entsprechend der Beschreibung in Kapitel 5). Es gibt in Apotheken das sogenannte »Sea-Band«, ein Gummiband mit einem eingelassenen Metall- oder Plastikknopf, zu kaufen, um damit den Punkt zu stimulieren.

Dauerstimulation

Aus der reichhaltigen Erfahrung der Autorin und der von ihr ausgebildeten Pflegekräfte ist dieses aus verschiedenen Gründen nicht so geeignet wie die Ohrpflaster: Der erste und wichtigste Grund ist, dass das Band verrutscht und damit eine genaue Punktlokalisation auf Dauer nicht gewährleistet ist. Zum Zweiten ist der »Knopf« zur Stimulation des Punktes so groß, dass der Reiz oft zu hoch ist und als unangenehm empfunden wird. Das gilt in besonderem Maße für geschwächte Patienten und Kinder. Des Weiteren entsprechen die Kosten für 100 Ohrpflaster 1/3 des Preises für zwei Sea-Bands.

Details zur Ausführung:

- Am effektivsten ist es, wenn die Dauerstimulation vor der ersten Medikamentengabe, der OP oder vor Antritt einer Bus-, Schiffs- bzw. Autofahrt begonnen wird und solange beibehalten wird, bis die Zeit, in der die Übelkeit erfahrungsgemäß noch anhält, verstrichen ist.
- Wird der Punkt von einem akupunktierenden Arzt oder einer erfahrenen Fachkraft per Feinlokalisation bestimmt und mit einem wasserfesten Schreiber markiert, kann der Patient selbstständig das Ohrpflaster kleben. Damit wird der Patient in die Behandlung seines Symptoms mit einbezogen und er steigert so seine Eigenkompetenz im Umgang damit.
- Bei Schwangerschaftsübelkeit entwickeln die Frauen meistens ein Gespür dafür, ob sie die Dauerstimulation kontinuierlich brauchen oder ob es Stunden gibt, in denen sie das Pflaster weglassen können.

11 Behandlung von Übelkeit, Appetitlosigkeit und Schluckauf

Selbstbehandlung
- Reagieren Patienten mit Irritationen, die sie auf die Stimulation des Punktes zurückführen, wird das Pflaster entfernt.
- Selbstbehandlung: Patienten können den folgend beschrieben Ablauf als Selbstbehandlung erlernen. Damit sind sie unabhängig, was ihre Selbstwirksamkeit stärkt.

Ablauf:

- Wichtig ist, dass Arm und Handrücken des Patienten entspannt in der Hand der testenden Person liegen, damit diese eventuelle kleine motorische Reaktionen spüren kann. Das Handgelenk ist in seiner Mittelposition.
- Der Patient legt das obere Drittel seiner Zeige-, Mittel- und Ringfinger an die Handgelenksfalte an.
- Die Ausführende legt ihren Zeigefinger dahinter, mittig auf den Unterarm.
- Der Patient nimmt seine Finger wieder weg.
- Weiteres Vorgehen wie in Kapitel 5 beschrieben (▶ Kap. 5.1.1).

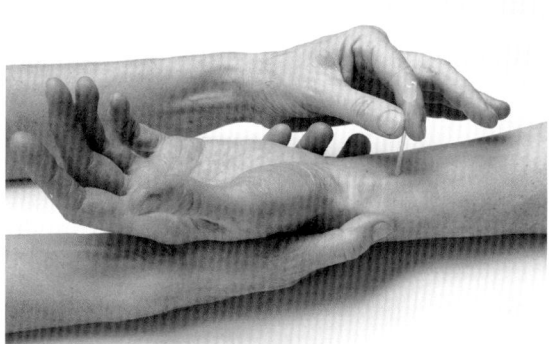

Abb. 11.3: Feinlokalisation

- Kontrolle: Wie auf Abbildung 11.5 zu sehen ist, liegt ein weiterer Punkt (Pe 5) nur eine Daumenbreite weiter Richtung Ellenbogen.

Abb. 11.4: Bereich der Feinlokalisation (a) und Pe 5 und 6 in Bezug zueinander (b)

a)

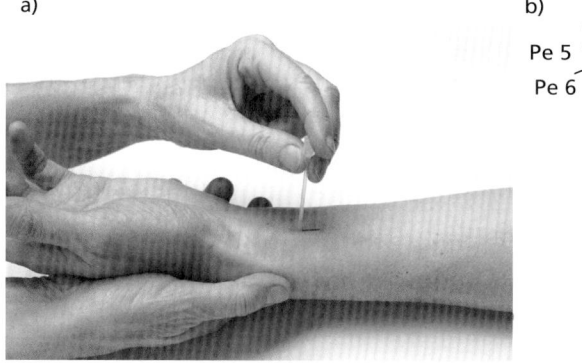

b)

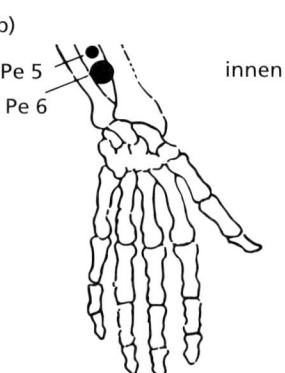

Pe 5
Pe 6

innen

- Manchmal landet man dort. Deswegen sollte nach dem Markieren noch einmal nachgemessen werden. Sollte das Ergebnis nicht eindeutig sein, werden noch einmal weiter in Richtung Handgelenk drei Stellen getestet. Spürt der Patient einen weiteren Punkt näher am Handgelenk, so wird dieser genommen, da der nächste Punkt in dieser Richtung (Pe 7) erst im Bereich des Handgelenkes liegt. Somit kann es dort nicht zu einer Verwechslung kommen.

Medikamentenübelkeit

Ein 13-jähriges Mädchen mit einem Knochentumor (Osteosarkom) litt während der Chemotherapie unter ausgeprägter Übelkeit und hatte trotz Antiemetika massives Erbrechen. Dieses setzte nur wenige Stunden nach Beginn der Infusionen ein. Cola und Salzstangen, die in solchen Situationen meistens noch vertragen werden, konnte sie nicht mehr zu sich nehmen. Da die Patientin schon in anderen Zusammenhängen positive Erfahrungen mit der Akupressur gemacht hatte, wurde ihr vorgeschlagen, zur Dauerstimulation ein Ohrakupressurpflaster auf Pe 6 zu kleben.

Am ersten Tag der nächsten Chemotherapieeinheit wurde ihr in der Vorbereitung darauf der Punkt Pe 6 beidseits markiert und mit einem Ohrpflaster beklebt. Am nächsten Nachmittag wurde sie nach Übelkeit befragt. Auf die Frage, wie es ihr gehe, antwortete sie gequält: »Geht so.« Gefragt, ob ihr übel sei, antwortete sie: »Ja.« »Und Essen?« »Ja!« »Na was denn?« »Pommes mit Majo!!!« Auch in den nächsten Tagen gab die Patientin nur sehr leichte Übelkeit an und konnte normal essen.

Reiseübelkeit

Eine Patientin in Akupunkturbehandlung fragte nach, ob es eine Möglichkeit zur Behandlung ihrer Reiseübelkeit gäbe. Sie würde gerne eine Studienreise unternehmen, vertrage aber das Busfahren nicht. Normalerweise würde sie erbrechen und brauche mehr als eine Stunde nach Beendigung der Fahrt, bis sie sich wieder erholt habe. Bei ihr wurde der Punkt markiert und sie bekam Ohrpflaster. Morgens, bevor sie in den Bus stieg, klebte sie das Pflaster und entfernte es am Ende des Tages, 1½ Stunden nachdem sie aus dem Bus ausgestiegen war. Sie hatte keinerlei Beschwerden und konnte ihre Reise inklusive des guten Essens sehr genießen.

Schwangerschaftsübelkeit

Eine in der achten Woche schwangere Teilnehmerin in einem Palliativ-Care-Kurs litt unter starker Übelkeit. Sie konnte nur sehr wenig essen und auch das Wenige erbrach sie oft wieder. Sie stellte sich im Kurs für die Demonstration der Dauerstimulation zur Verfügung und wollte gerne ein Ohrpflaster geklebt haben. Circa eine halbe Stunde später bemerkte eine andere Teilnehmerin, dass die Betreffende nicht mehr so blass sei, ja sogar leicht rote Wangen habe. Zum Mittag aß sie ein wenig, ohne dass ihr danach übel wurde. Sie berichtet der Kursleitung im nächsten Weiterbildungsblock, dass sie – wenn überhaupt – nur noch morgens nach dem Aufstehen einmal kurz erbrochen habe und ansonsten normal essen konnte.

11.2 Übelkeit, Appetitlosigkeit, Schwäche

Regional wirksamer Punkt Ma 36

Als regional wirksamer Punkt für den Oberbauch hat der Punkt Ma 36 natürlich auch eine große Bedeutung bei Übelkeit. Im Vergleich zu Pe 6 wirkt Ma 36 stärker auf Übelkeit, deren Ursachen im Bauchraum selber liegen. Dazu gehören Magenschleimhautentzündungen oder -geschwüre, Nahrungsunverträglichkeiten, Appetitlosigkeit, Neigungen zu Stauungen und Blähungen in den Därmen oder Schmerzen im Bauchraum. Der Punkt kann in akuten Situationen gehalten werden, bei länger andauernden Beschwerden aber auch dauerstimuliert werden. Zusätzlich kann der Baustein *ampuku* hilfreich sein.

Übelkeit, Schmerzen im Bauchraum und Aufgeblähtheit in Zusammenhang mit Sondennahrung (PEG)

Ein 56-jähriger Patient, der bei einem Unfall ein Schädel-Hirn-Trauma erlitten hatte und seitdem beatmet und über eine Magensonde ernährt wurde, hatte immer wiederkehrende Probleme mit Übelkeit und einem aufgetriebenen Bauch. Er wurde von seiner Familie und einem ambulanten Pflegedienst mit Spezialisierung auf Heimbeatmung betreut. Über Nicken und Kopfschütteln sowie Mimik war eine eingeschränkte Kommunikation mit ihm möglich. Durch eine konsequente Oberkörperhochlagerung kam es nur noch selten zu Übelkeit direkt bei und nach der Verabreichung der Sondennahrung, aber oft blähte sich der Bauch auf, was dort zu Schmerzen und Druckgefühl führte. Wenn in diesen Situationen die Pflegekraft oder ein Angehöriger eine Hand ganz leicht und flächig auf den Oberbauch legte und dazu Ma 36 nacheinander auf beiden Seiten hielt, brachte dieses Vorgehen eine deutliche Verbesserung. Manchmal wurde aber der Zeitpunkt verpasst und dann konnte durch eine über mehrere Stunden gesetzte Dauerstimulation noch ein Teil der Beschwerden abgefangen werden. Zusätzlich kann in dieser Situation *ampuku* angewendet werden

Übelkeit und Schmerzen aufgrund eines teilweisen Darmverschlusses in Folge eines Tumors (Sub-Ileus)

Übelkeit und Schmerzen bei Darmverschluss

In einer solchen Situation kann eine Dauerstimulation zu Entlastung in Bezug auf die Schmerzen und – falls vorhanden – auf die Übelkeit führen. Wie bei allen schweren Symptomen in Folge einer weit fortgeschrittenen

Tumorerkrankung ist eine solche Behandlung auf jeden Fall einen Versuch wert. Die Rückmeldungen der Patienten fallen sehr unterschiedlich aus. Sollte nach ein bis zwei Tagen keine Verbesserung eingetreten sein, kann Pe 6 als zweiter Punkt dazu genommen werden. In diesem Fall wird auf jeder Körperseite ein Punkt mit einer Dauerstimulation versehen. Zusätzlich kann *ampuku* angewendet werden, siehe Fallbeispiel in Kap. 12.1.3.

11.3 Schluckauf

Sowohl Pe 6 als auch Ma 36 sind Fernpunkte, die bei Schluckauf hilfreich sein können. Erklären lässt sich dies unter anderem durch ihre jeweilige regionale Wirkung auf Brustraum und Oberbauch sowie auf das Zwerchfell, das sich bei Schluckauf unwillkürlich und schnell zusammenzieht.

Pe 6 und Ma 36

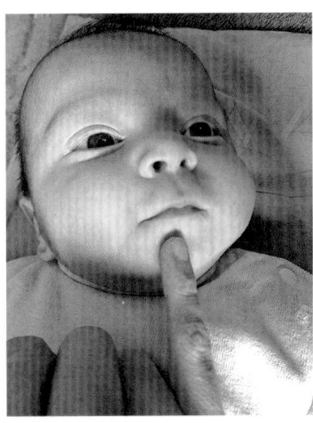

Abb. 11.5: KG 24

Mit KG 24 gibt es einen weiteren Punkt, der sich in der Praxis als sehr hilfreich erwiesen hat. Alle drei Punkte können in akuten Situationen gehalten werden. Schluckauf bei Tumorerkrankungen kann oft lange anhalten und sehr quälend sein. Hier können die Punkte stundenweise mit einer Dauerstimulation versehen werden. Welcher Punkt am besten wirkt, hängt von dem Patienten und der Situation ab. Erste Hinweise gibt die manuelle Stimulation. Es ist dann sinnvoll, mit dem Punkt zu beginnen, der manuell die beste Wirkung gezeigt hat und ggf. später einen zweiten hinzuzunehmen. Die Patienten können sehr häufig deutlich spüren, wann welcher Punkt angezeigt ist. KG 24 mit einer Dauerstimulation zu versehen, erscheint aufgrund seiner Lage im Gesicht zunächst befremdlich. Menschen mit starkem, störendem Schluckauf tolerieren dies aber meist gut, wenn es ihnen dadurch besser geht.

KG 24

Schluckauf in der Finalphase

Bei einem sterbenden Patienten saß die Ehefrau, um ihn in den letzten Stunden zu begleiten. Der Patient hatte einen starken Schluckauf, der sich mit herkömmlichen Mitteln nicht beeinflussen ließ. Seine Frau schaute in das Akupressurbuch und entdeckte dort die Beschreibung für den Punkt Pe 6 bei Schluckauf. Mit Hilfe der Beschreibung und der Fotos lokalisierte sie den Punkt bei ihrem Mann und der Schluckauf war nach zwei Minuten verschwunden und ist auch nicht wieder aufgetaucht.

In den Kursen, Teamschulungen und Fortbildungen werden immer wieder die Erfahrungen weitergegeben, auch diese. Inzwischen gibt es mehrere Rückmeldungen, in denen Kolleginnen und Angehörige diesen Punkt in gleicher Situation erfolgreich angewendet haben.

11.4 Regulierung des Speichelflusses

KG 24 ist darüber hinaus ein sehr wichtiger Punkt zur Regulierung des Speichelflusses. Er kann sowohl bei Mundtrockenheit wie auch bei vermehrtem Speichelfluss eingesetzt werden. In beiden Fällen ist eine Dauerstimulation sinnvoll. Da der Punkt auf der Mittellinie des Gesichtes liegt, also nur einmal vorkommt, kann die Dauerstimulation nur stundenweise angewendet werden.

Mundtrockenheit als Nebenwirkung von Medikamenten

Eine Bewohnerin eines Altenheims, die täglich eine Vielzahl von Medikamenten verabreicht bekam, litt unter stark reduzierter Speichelbildung. Versuchsweise wurde der Punkt KG 24 morgens für 3 Stunden mit einer Dauerstimulation behandelt. Bei der Bewohnerin vermehrte sich die Speichelproduktion deutlich und das hielt auch für weitere Stunden an. Da ihre Beschwerden variierten – es gab, wie sie das nannte, »Wüstentage und Oasentage« – wurde die Behandlung des Punktes an diese Tage angepasst. An den »Wüstentagen« behielt sie das Pflaster oft den ganzen Tag, an den »Oasentagen« konnte teilweise ganz darauf verzichtet werden.

Vermehrter Speichelfluss

Eine 34-jährige Patienten mit Rettsyndrom – hierbei handelt es sich um eine tiefgreifende Entwicklungsstörung aufgrund einer Enzephalopathie – litt unter stark vermehrtem Speichelfluss, der Teil des Krankheitsbildes ist. Sie rieb häufig mit ihren Händen durch ihr Gesicht, weswegen es schwierig war, den Punkt KG 24 am Tage mit einer Dauerstimulation zu behandeln. Aus diesem Grund setzte die Mutter das Pflaster abends, nachdem die Tochter eingeschlafen war. Das hatte Auswirkung auf die Tage, der Speichelfluss war deutlich verringert.

12 Behandlung von Verstopfung und Durchfall

Stuhlausscheidung aus Sicht der chinesischen Medizin

Aus Sicht der chinesischen Medizin wird die Stuhlausscheidung von den drei Funktionskreisen *Dickdarm*, *Milz* und *Leber* koordiniert.

- Der *Dickdarm* ist der »Aufseher über Abtransport und Ausleitung von Abfällen«, d.h., er formt die unbrauchbaren Nahrungsbestandteile zu Stuhl und scheidet sie aus.
- Die *Leber* sorgt für die Gleichmäßigkeit, Angemessenheit, »Sanftheit« und Harmonie aller Bewegungen im Organismus und ist damit auch für die Darmperistaltik verantwortlich.
- Die *Milz* ist für die Umwandlung und den Transport der Nahrung zuständig.

»Läuft die Funktion normal ab, so ist die Verdauung gut und wird von gesundem Appetit, normaler Nahrungsaufnahme und regelmäßigen Stuhlentleerungen begleitet. Ist die Funktion gestört, so haben wir schlechten Appetit, eine schlechte Verdauung, ein gebläthes Abdomen und weiche Stühle« (Maciocia 1994, S. 96).

Je nachdem in welchem Funktionskreis eine Störung vorliegt, die die Zusammenarbeit dieser drei Funktionskreise behindert, kommt es zu Durchfall oder zu Verstopfung. Unabhängig von der Art der Störung gibt es zwei Behandlungssequenzen, die harmonisierend auf die Stuhlausscheidung wirken.

> Basisbausteine:
>
> - Ma 25 und Di 4
> - *ampuku*

> **Achtung:** Diese beiden Bausteine dürfen bei Schwangeren nicht angewendet werden!

Anwendungsbereiche:

- Allgemeine Darmträgheit,
- Urlaubsverstopfung,

- Medikamentös bedingte Verstopfung,
  Darmträgheit als Folge anderer Erkrankungen,
- Akute Verstopfung,
- Reizdarmsyndrom,
- Durchfälle aufgrund von Nahrungsmittelunverträglichkeit,
- Morbus Crohn,
- Colitis ulcerosa,
- Darmverschluss aufgrund von Tumoren.

12.1 Verstopfung

> Basisbaustein Ma 25 → Di 4
> Die Punkte werden mit einer langsamen, leichten, kreisenden Bewegung stimuliert.

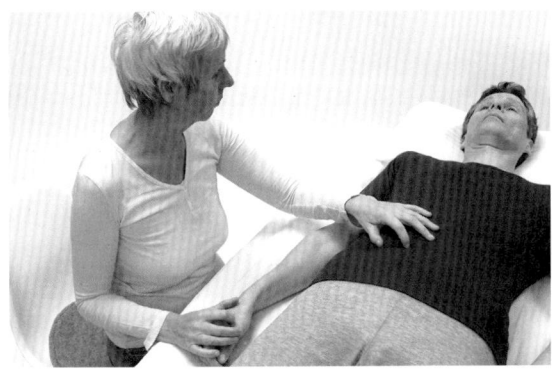

Abb. 12.1: Ma 25 und Di 4

Ausführung:
Ma 25 und Di 4 werden in Kombination miteinander jeweils zwei bis drei Minuten auf beiden Seiten langsam gleichzeitig mit einer leichten, kreisenden Bewegung stimuliert. Ergänzend kann *ampuku* angewendet werden.

Diese Punktkombination können Patienten sehr leicht bei sich selber ausführen. Dabei ist eine besondere Handhaltung zu beachten. Der Mittelfinger der rechten Hand legt sich auf den Punkt Ma 25 links vom Bauchnabel, die restlichen Finger legen sich leicht auf dem Bauch ab (▶ Abb. 12.2).

Dadurch bleibt erstens der Muskel, in dem der Fernpunkt Di 4 liegt, entspannt und zweitens ist es bequemer, diesen zu erreichen. Der Daumen der linken Hand legt sich sodann auf den Fernpunkt Di 4, anschließend legt sich die übrige Hand weich ab (▶ Abb. 12.3).

Dann werden die Punkte gleichzeitig massiert. Nach zwei bis drei Minuten Hände und Punkte wechseln.

Selbstbehandlung

12 Behandlung von Verstopfung und Durchfall

Abb. 12.2:
Ma 25

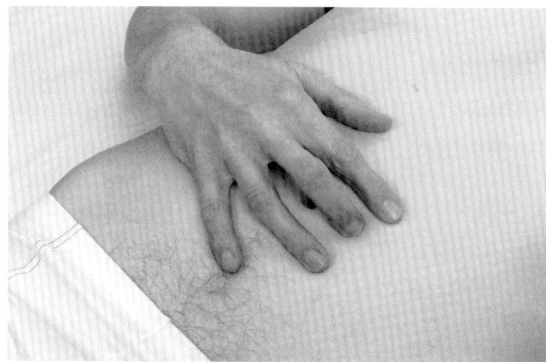

Abb. 12.3:
Ma 25 mit Di 4

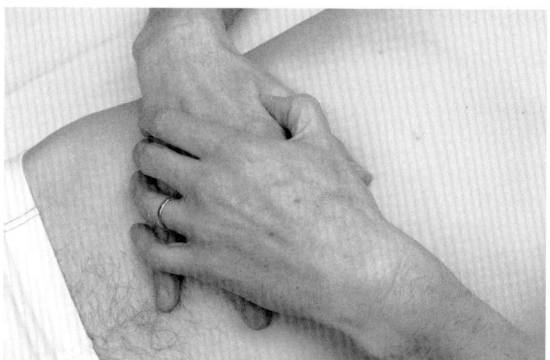

12.1.1 Akute Verstopfung (ausbleibender Stuhlgang über mehr als fünf Tage)

Ma 25 und Di 4 werden stündlich, in Kombination miteinander, jeweils auf beiden Seiten gehalten oder leicht und langsam massiert, je nachdem, was der Patient als angenehmer empfindet. Das wird so lange durchgeführt, bis der Stuhlgang einsetzt.

Akute Verstopfung

Ein achtjähriger Junge mit einer Knochenkrebserkrankung klagte immer wieder über Bauchschmerzen. Er war aufgrund der Chemotherapie sehr geschwächt und appetitlos. Alle Untersuchungen des Bauchraums erbrachten keinen Befund und so erhielt er Schmerzmittel. Er kam nach zehntägiger Pause zu einer weiteren Chemotherapie in die Klinik und es stellte sich heraus, dass er seit seiner letzten Entlassung nicht mehr abgeführt hatte. Er bekam sowohl oral Medikamente als auch Klistiere, alles ohne Erfolg. Dabei spitzte sich die Schmerzsituation immer weiter zu. Nach einer weiteren Woche, in der alles Mögliche versucht wurde, bekam er unter hohen Morphiumgaben einen hohen Schwenkeinlauf.

Er schrie vor Schmerzen, aber auch diese Maßnahme führte zu keinem Erfolg. Dann wurde die Mutter angewiesen, so oft es geht die oben angegebenen Punkte leicht zu massieren. Wenn er wach war, ließ er sich nicht am Bauch berühren, aber nach der Anstrengung und den Medikamenten schlief er relativ viel. Die Mutter begann mit der Behandlung am Nachmittag und führte sie bis zum nächsten Morgen siebenmal durch. Danach konnte der Junge abführen.

12.1.2 Anhaltende Darmträgheit

Kommt es aus unterschiedlichen Ursachen zu anhaltender Darmträgheit, werden die Punkte mehrmals am Tag angewendet. Erfahrungsgemäß ist dreimal täglich meist ausreichend, aber es ist vom Patienten und der Situation abhängig, welche Frequenz notwendig ist. Hier macht es Sinn, die Patienten oder Angehörigen einzuweisen, um eine Kontinuität zu gewährleisten.

Obstipationsprophylaxe (Beispiel aus dem Hospiz Jever, berichtet von Irene Müller, Leitung)

Frau H. ist, ausgelöst durch ihre (neurodegenerative) Erkrankung, mehrfach von zu Hause notfallmäßig wegen massiver Obstipation in die Klinik eingeliefert worden. Hier die Anordnungen:

- Vorab Einlauf, Dulcolax, das übliche Vorgehen. Die orale Zufuhr von Movicol lehnte sie ab, da sie dann unter Übelkeit litt.

Nach vielen Tagen ohne Erfolg dann in Abständen:

- Relistor (Methylnaltrexoniumbromid) 1 Amp, 3-mal täglich,
- 1 Amp. Physostigmin (2,0) langsam (über 2 Min.) i. v.

Frau H. reagierte auf diese Medikation kaum, wobei hier anzumerken ist, dass Relistor (als peripher wirkender Opioid-Rezeptor-Antagonist) ausschließlich bei Verstopfung aufgrund von Opiaten (opiat-induzierter Obstipation) wirksam ist und daher bei der Patientin überhaupt nicht indiziert war. Wegen der Therapieresistenz der Patientin im weiteren Verlauf Beginn von Akupressurbehandlungen. Daraufhin Stuhlgang nach 3-mal Akupressur im stündlichen Abstand. Auf Fleet Phospho-soda 24,5 gr/10,8 gr 1-mal 1 Dosis konnten wir dann verzichten.

Frau H. war bei uns zur Entlastung der Angehörigen und ist jetzt wieder zu Hause. Die Mitarbeiter haben die Pflegekräfte, die sie zu Hause versorgen, für die Fortsetzung der Akupressurbehandlung angeleitet. Sie erhält 3-mal tägl. Akupressur. Sie hat jetzt regelmäßig Stuhlgang ohne Medikamente.

Nachtrag: Das funktionierte auch noch nach mehr als einem Jahr.

12.1.3 Darmverschluss aufgrund von Tumoren

Im Rahmen der Palliativmedizin kommt es leider bei einigen Patienten zu einer Einengung des Darmlumens aufgrund von Tumoren oder Metastasen, entweder von außen oder im Darm selbst. Die Symptome sind je nach Einengung unterschiedlich. Alle, die diese Situationen schon einmal erlebt haben, wissen, wie extrem schwierig diese Symptomatik zu behandeln ist. So wie es die Patienten zulassen, können die Punkte Ma 25 und Di 4 massiert werden. Auch *ampuku* wird von manchen als sehr wohltuend erlebt.

Abb. 12.4: Ampuku bei Darmverschluss

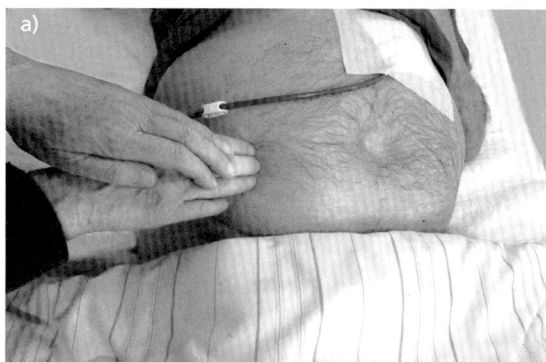
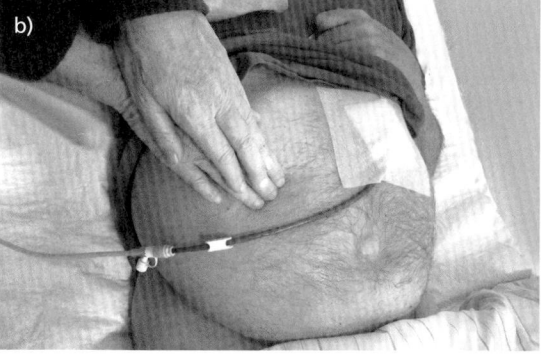

Eine Kollegin der Palliativstation des Elisabeth Krankenhauses in Köln berichtet über eine Patientin mit einem tumorbedingten Ileus (Darmverschluss):

Frau S., 72 Jahre, ist mit einem Lokalrezidiv eines bösartigen Brennertumors im Bereich des distalen Rektums auf der Station.

Radiologisch mittels CT wurde eine mechanische Passagebehinderung im Bereich des tiefen Dünndarms diagnostiziert. Sie hatte eine akute Ileus-Symptomatik, lehnte aber eine OP wie auch eine Ablauf-PEG (Sonde) ab. Zwei Tage später war der Bauch zunehmend aufgebläht und die Patientin litt unter starker Übelkeit.

Im Laufe des Nachtdienstes wendete die Kollegin zwei Mal die Punktkombination Ma 25 mit Di 4 sowie *ampuku* im Abstand von 2–3 Stunden an. Am folgenden Vormittag hat die Patientin massiv abgeführt, danach war der Bauch weich und sie verspürte auch keine Übelkeit mehr.

12.2 Durchfall

> Bei Durchfällen, unabhängig von ihrer Ursache, liegt der Schwerpunkt der Behandlung auf dem Baustein *ampuku*. Ma 25 → Di 4 werden bei Bedarf leicht gehalten.

Weitere Punktkombination ist: KG 4 → Mi 6
Schwerpunkt *ampuku*: Das gilt insbesondere dann, wenn es sich um Durchfälle aufgrund von chronischen oder chronisch entzündlichen Erkrankungen wie Morbus Crohn, Colitis ulcerosa oder einem Reizdarmsyndrom handelt. Ähnlich wie bei anhaltender Darmträgheit ist es auch hier sinnvoll, Patienten oder Angehörige einzuweisen. Wichtig ist, darauf zu achten, dass das *ampuku* nur mit sehr leichtem Druck angewandt wird (▶ Kap. 6.3.3; ▶ Abb. 6.35, ▶ 6.36).

Die Rückmeldung von Patienten mit chronischen Durchfällen und Reizdarmsyndrom ist sehr unterschiedlich. Diejenigen, die *ampuku* anwenden, haben ihren eigenen Rhythmus gefunden. Einige führen *ampuku* regelmäßig durch; es gehört bei ihnen zum Tagesablauf wie das Zähneputzen. Andere wenden es nur unregelmäßig, je nach Beschwerdelage an.

Rückmeldung von Patienten

Bei viral oder bakteriell bedingten Durchfällen lindern die Punktkombination und das *ampuku* die Krämpfe, stoppen aber nicht den Durchfall.

12.3 Wirkung der einzelnen Punkte in Bezug auf Durchfall und Verstopfung

12.3.1 Lokalpunkt

- Ma 25 »Himmelssäule« Wirkung: reguliert die Därme und beseitigt Stagnation,
- KG 4 »Tor des *Ursprungs-qi*«

– Wirkung: wärmt und stärkt die *Milz*, reguliert den Bereich des Unterbauches.

12.3.2 Fernpunkte

- Di 4 »Talverbindung«

 Besonderheit: Darf bei Schwangeren nicht eingesetzt werden.

  – Wirkung: reguliert die Darmtätigkeit

- Mi 6 »Treffen der drei *Yin*«
  – Wirkung: stärkt die *Milz* und den *Magen*, harmonisiert die *Leber*.

13 Behandlung von Angst, Unruhe, Schmerz und Schlaflosigkeit

Sowohl in der westlichen wie auch in der chinesischen Medizin wird unterschieden zwischen Furcht und Angst. Diese Unterscheidung wird allerdings im allgemeinen Sprachgebrauch nicht gemacht. Um aber adäquat auf Symptome reagieren zu können, ist es sinnvoll, sich vorab eingehender mit den grundlegenden Vorstellungen der chinesischen Medizin über Angst und Furcht sowie deren Dynamik zu beschäftigen.

13.1 Angst und Unruhe aus Sicht der chinesischen Medizin

In der chinesischen Medizin werden vor allem Beobachtungen von Naturphänomenen herangezogen, um das Funktionieren des Menschen in seiner körperlich-seelisch-geistigen Einheit und seiner Komplexität zu erklären. So ermöglicht uns die Beschreibung des Zusammenspiels von *Feuer* und *Wasser*, die Symptome von Angst und Unruhe besser zu begreifen und auf sie zu reagieren.

13.1.1 Äußerstes *Yang* Feuer/Sommer

Feuer

Feuer »flammt nach oben auf« und expandiert, es entspricht dem äußersten *Yang*. Dem Menschen gibt es die Fähigkeit, sich geistig und emotional lebendig zu erleben, sich begeistern zu können, für etwas »Feuer und Flamme« zu sein. Gleichzeitig steht die Wandlungsphase Feuer, der die Kräfte des Sommers zugeordnet werden, auch für geistige Klarheit, Kontaktaufnahme zu anderen sowie angemessenes und realitätsbezogenes Handeln.

Im Körpererleben wird das Feuer im Brustraum und im *Herzen* verortet. Das *Herz* beherbergt den *Geist*. Der *Geist* im Sinne der chinesischen Medizin hat viel umfassendere und komplexere Funktionen als z.B. der Verstand in der westlichen Welt. Diese zu verstehen ist außerordentlich wichtig, um Symptome wie Angst, Unruhe und Schmerz besser einordnen zu können.

Der *Geist* im Sinne der chinesischen Medizin ist für den Kontakt und die Kommunikation mit der Umwelt durch die Sinne verantwortlich. Als Reaktion auf die Umwelt bewirkt er ein dem örtlichen und zeitlichen Kontext

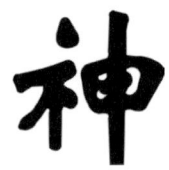

Abb. 13.1: Geist

Geist im Sinne der chinesischen Medizin

Kommunikation

angemessenes und koordiniertes Verhalten des Menschen. Damit repräsentiert und projiziert er die Gesamtheit der Psyche nach außen.

Klares Denken — Insbesondere ist er auch für klares und folgerichtiges Denken und Selbsterkenntnis verantwortlich. Er integriert emotionales Erleben und bringt es zu Bewusstsein. Erst dadurch werden Empfindungen zu wirklichen, benennbaren Gefühlen. »Das *Herz* gilt als Herrscher, weil es wie ein erleuchteter Monarch allwissend und jederzeit präsent ist und seine Weisheit bedingungslos zum Wohl des Ganzen mit allen teilt. Unser *Feuer*-Aspekt repräsentiert Erfüllung: den vollen Ausdruck und die Integration unseres Seins, das volle Ausmaß unserer Ausdehnung, Reifung und Entwicklung« (Beinfield & Korngold 2003, S. 143).

Angemessenheit — Ein wichtiger und oft nicht berücksichtigter Aspekt in Bezug auf den vollen Ausdruck und die Integration unseres Seins sowie das volle Ausmaß unserer Ausdehnung, Reifung und Entwicklung ist die Angemessenheit *(li)*. Es handelt sich dabei um eine Tugend, die der Mensch im Verlaufe seines Lebens entwickelt, wenn er seinen *Geist* im engeren Sinne kultiviert. Es gibt die Redewendung des »Hoch-hinaus-Wollens«. Dem sind aber natürliche Grenzen gesetzt. Werden diese missachtet, »fallen wir tief«.

> Zusammengefasst beinhaltet *Geist* psychische Aktivität, Bewusstsein, Gedächtnis, Denken und die Fähigkeit, zu schlafen.

Herz und Geist — Ist das Herz stark und der Geist fest im *Herzen* verankert, so ist die psychische Aktivität gesund, der Mensch ist ausgeglichen und verfügt über ein klares Bewusstsein. Das Gedächtnis ist präzise, das Denken klar und der Schlaf tief. Ist das Herz schwach, so findet der Geist kein Ruhelager und kann in der Nacht umherschweifen, wodurch es zu Ein- und Durchschlafstörungen und zu übermäßigem Träumen kommen kann.

13.1.2 Äußerstes *Yin* Wasser/Winter

Wasser — Wasser fließt von oben nach unten und dringt bis tief in die Erde ein, wo es gespeichert wird. Pflanzen und Bäume ziehen ihren Saft im Herbst aus den Blättern und Zweigen zurück nach unten in die Wurzeln, in denen diese Kraft im Winter als Essenz *(jing)* gespeichert und vor der Kälte bewahrt wird. Im Menschen befinden sich die »Wurzeln« im unteren *dantian*, dem Bauchraum unterhalb des Nabels, und in der *Niere*, die für das Speichern von Reserven und Erinnerungen verantwortlich ist. Diese ermöglichen das Meistern von schweren Aufgaben und real bedrohlichen Situationen, die »an die Nieren« gehen und in denen der Mensch Furcht erlebt. Zur Bewältigung einer solchen Krise sind Willenskraft und ein Freisetzen dieser Kraftreserven erforderlich. Die klassischen Texte besagen, dass die *Nieren* einen bedeutenden Einfluss auf Vitalität und psychische Stärke ausüben. Sie werden mit einem starken Beamten verglichen, von dem Klugheit und Willenskraft ausgeht.

Die wichtigste Funktion der Nieren ist also die Speicherung der Essenz, d.h. der wertvollsten Substanzen, die der Mensch von seinen Eltern geerbt oder im Laufe seines Lebens erworben hat. Die Essenz ist die Grundlage für Geburt, Wachstum und Fortpflanzung und nimmt im Laufe des Lebens ab, was entsprechende Alterungsprozesse zur Folge hat.

Essenz

In der westlichen Medizin wird Furcht (im Englischen fear) als ein objektbezogenes Gefühl verstanden, das sich z.B. als Reaktion auf eine konkrete Bedrohung bzw. eine reale Gefahr einstellt. Im Gegensatz dazu spricht die westliche Medizin von Angst, wenn es zu unangenehmer Beklommenheit und ausgeprägter Aufgeregtheit bis hin zur Panik kommt, die nicht auf ein bestimmtes Objekt oder eine bestimmte konkrete Situation bezogen sind. Diese Symptome kommen bei einem Übermaß an *Yang/Feuer* vor, wie weiter unten ausgeführt wird. Um solche Situationen im Leben zu meistern, bedarf es im Sinne der chinesischen Medizin Willenskraft und Weisheit.

Furcht

Jürgen Mücher (1995) beschreibt die Entwicklung der Willenskraft *zhi* folgendermaßen: »Sie wird von den *Nieren* beherbergt und bildet das Fundament für alle geistig-seelischen Entwicklungsprozesse des Menschen, genau wie die *Essenz*, die für biologische Wachstums- und Reifungsprozesse zuständig ist. Sie verleiht der Psyche Antriebskraft und Entschlossenheit, aber auch Beharrungsvermögen. Dieses kann sich allerdings nur im Vertrauen auf und im Einklang mit dem universellen Lebensprinzip (*dao*) im Menschen voll entfalten. *Zhi* drängt den Organismus nach der Verwirklichung seines gesamten Potentials und ist dann am stärksten, wenn man sie geschehen lässt und ihr Raum gibt« (Mücher 1995, S. 2).

Willenskraft und Weisheit

»Die Tugend, die sich aus dem seelischen Reifungsprozess des Menschen in Bezug auf die Willenskraft (*zhi*) ergibt, ist die Weisheit. Durch Einsatz dieser Kraft lernt er, welche natürlichen Prozesse seinem aktiven Einfluss unterliegen und welche er lediglich akzeptierend hinnehmen kann. Wenn er als Folge davon aufhört, gegen derartige grundlegende Lebensprozesse (wie z.B. das Altern) anzukämpfen, kann das ein Gefühl existenzieller Furcht hervorrufen. Die Bewältigung dieser Furcht führt zu einer Weisheit, die nicht absolute Sicherheit, sondern intuitives Wissen und eine tiefe Einsicht in die Prozesse des Lebens bedeutet« (Mücher 1995, S. 5).

Im Menschen bewirkt eine harmonische Zusammenarbeit von Wasser und Feuer, dass das Feuer nach unten geführt wird, um das Wasser zu erwärmen und dieses nach oben steigt, um das Feuer zu begrenzen. Das Wasser entspricht der Ruhe, das *Feuer* der Bewegung und beide müssen miteinander im Gleichgewicht sein. Die chinesische Medizin nennt dies »die wechselseitige Unterstützung von Feuer und Wasser« oder die wechselseitige Unterstützung von *Herz* und *Nieren*.

Wechselseitige Unterstützung von Feuer und Wasser

Sperrfeuer oder wenn das Zusammenspiel von Feuer und Wasser funktioniert

Ein Patient, der als junger Mann in Russland im Krieg war, erzählte: Als er eingezogen wurde, sagte ihm seine Mutter, sie würde fest daran glauben, dass er gesund wieder nach Hause komme. Er war als Kurier eingesetzt und hatte sich dabei auf die russische Seite verlaufen. In seiner Nähe lagen russische Soldaten im Schützengraben und er konnte das Sperrfeuer der Deutschen sehen. (Als Sperrfeuer bezeichnet man den Artilleriebeschuss auf ein bestimmtes Gebiet vor den eigenen Linien, um das Vorrücken feindlicher Einheiten zu unterbinden oder zu stören.) Er wusste, hinter diesem Sperrfeuer lag seine Einheit, wo er in Sicherheit wäre. Stundenlang lag er bewegungslos in seinem Versteck und fürchtete sich davor, entdeckt zu werden, erinnerte sich aber auch an die Worte seiner Mutter. Ihr Vertrauen half ihm, besonnen zu bleiben, und aktivierte in ihm die Willenskraft, wieder auf die andere Seite zu gelangen. Er begann das Feuer zu beobachten und entdeckte Regelmäßigkeiten. Er merkte sich genau die Muster der Einschläge. Im Geiste berechnete er den Raum zwischen den Einschlägen und die Zeitabstände. Daraus konstruierte er langsam einen Weg durch das Sperrfeuer. Als er sich sicher war, dass er wusste, wo entlang und wie schnell er laufen musste, um nicht getroffen zu werden, rannte er los und erreichte wohlbehalten die deutsche Seite.

13.2 Pathologie und Behandlung

> Die folgende Punktkombination kann unabhängig von den unterschiedlichen pathologischen Mustern immer angewendet werden.
> LG 20 oder KG 14 und 15 (flächig) → He 7
> Es gibt Menschen, die auf die Berührung von LG 20 mit vermehrter Unruhe oder anderen Formen von Abwehr und Unwohlsein reagieren. In diesen Situationen werden alternativ KG 14 und 15 flächig gehalten. Wenn Menschen die Berührung auf der Vorderseite als unangenehm empfinden, können alternativ Bl 14 und 15 gehalten werden.

Krankheitsmechanismen im Sinne der chinesischen Medizin

Folgende Krankheitsmechanismen im Sinne der chinesischen Medizin können die Ursache für das Auftreten von Furcht und Angst sein:

- *Feuer* im Übermaß bzw. Fülle-Hitze.
- Das *Wasser* ist zu schwach, um nach oben zu steigen (*Leere-Hitze*).
- Der *Geist* ist benebelt oder »*Schleim* verlegt die *Herzöffnungen*«.

13.2.1 *Yang* im Übermaß bzw. Fülle-Hitze

Übermaß an Feuer

Alle Emotionen, besonders wenn sie unangemessen stark sind, können zu einer übermäßigen Aktivierung des Organismus in Form von Hitze führen. Dadurch können alle Funktionskreise geschädigt werden, vor allem aber das Herz und der darin beherbergte *Geist*, der, um besonnen und klar sein zu können, in besonderem Maße der Ruhe bedarf. Das Herz reagiert auf »hitzige« Emotionen/Situationen besonders leicht mit Unruhe und Erregung des Geistes.

- Ursachen und Symptome
  - Ursachen: alle Arten von Emotionen, besonders wenn sie im Übermaß vorkommen, z.B. Angst, Sorgen oder agitierte Depression
  - Symptome: Ruhelosigkeit, Erregung, Herzklopfen, Jähzorn, Schwindel, Schlaflosigkeit, bitterer Mundgeschmack, Keuchen, Husten, Durst, Mund- und Zungengeschwüre
  - Zunge: rot, geschwollen, gelber Belag, gerötete Spitze

> **Mögliche Punktkombinationen**
>
> - LG 20 oder KG 14 und 15 (flächig) → He 7 und He 8
> - KG 14 und 15 → Ni 1
>
> Wenn Menschen die Berührung auf der Vorderseite als unangenehm empfinden, können alternativ Bl 14 und 15 flächig gehalten werden.
>
> - Le 2 und 3 ohne korrespondierenden Nahpunkt

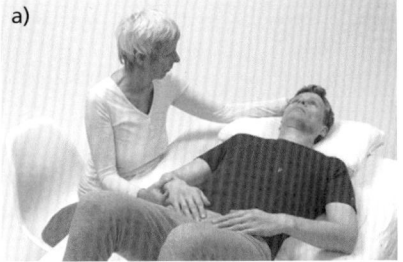
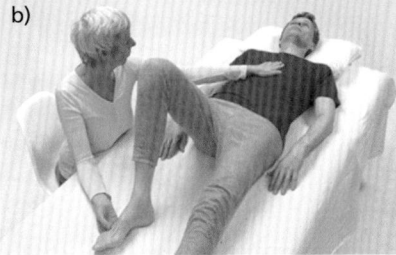

Abb. 13.2: LG 20 mit He 7 (a) und KG 15 mit Ni 1 (b)

Ni 1, Le 2 und Le 3 eignen sich besonders gut, wenn Menschen sich in ihrer Unruhe kaum berühren lassen können. Oft sind die Punkte am Fuß dann noch akzeptabel. Sie werden nach Möglichkeit beidseitig gehalten.

Le 2 und 3 sind auch Punkte, die bei plötzlich auftretendem, nach oben schießendem Druck, der sich bis zum akuten Kopfschmerz steigert, gehalten oder auch leicht massiert werden können. Alle Fernpunkte können auch einzeln gehalten sowie Angehörigen gezeigt und zur Erleichterung ggf. mit einem wasserfesten Stift markiert werden.

Abb. 13.3:
Le 2 und Le 3

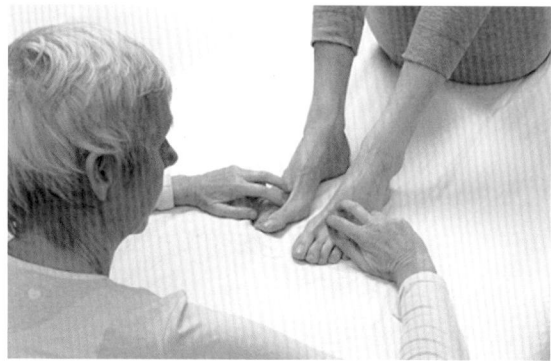

Weitere Bausteine:

- Schulter, Kiefer, Nacken
- Wenn möglich: Das *qi* wecken, mit kurzer Verweildauer an den einzelnen Positionen. Das lässt den Patienten die Körpergrenzen besser spüren und damit den Raum, in den es zurückzufinden gilt.
- Handakupressur

Punktkombination bei akuter Panik

LG 20 wird flächig gehalten und mit He 7 und/oder He 8 kombiniert.

Akute Panik

Als die Therapie bei ihrem onkologisch erkrankten Kind abgeschlossen wurde, reagierte die Mutter mit akuter Angst. Nach den vielen Monaten mit Chemotherapien, Kontrolluntersuchungen, Hoffen und Bangen und dem Wechselbad von Gefühlen war sie mit der Freude über die erfolgreiche Therapie und der Entlassung ihrer Tochter aus der engen Betreuung emotional völlig überfordert. Sie lief im Zimmer auf und ab, wimmerte vor sich hin und reagierte kaum auf Ansprache. In dieser Situation wurde ich zu ihr gerufen. Ich stellte mich ihr in den Weg und sprach sie laut an. Meine Frage, ob sie sich mit mir einen Moment hinsetzten würde und ich sie berühren dürfte, beantwortete sie mit »ja«. Ich legte eine Hand ganz leicht auf ihren Kopf und mit der anderen hielt ich mit mittlerem Druck den Punkt He 7. Nach ca. anderthalb Minuten schaute sie mich an und fragte erstaunt, was ich denn da machen würde. Auf meine Gegenfrage: »Wie fühlt es sich denn für Sie an?« erwiderte sie: »Wie in der HB-Werbung, kennen Sie die?« Ich bat sie, mir das genauer zu beschreiben. »Es ist, als wenn mich etwas nach unten zieht und das fühlt sich gut an.« Ich blieb in dem Bild der Werbung und sagte ihr, sie solle mir Bescheid sagen, »wenn sie wieder unten angekommen sei«. Nach weiteren zwei Minuten war sie ruhig und wieder ganz bei sich. Später ließ sie mir ausrichten, sie sei ganz gelassen nach Hause gefahren.

Wichtig: In dieser Situation hat sich gezeigt, dass nach der ersten Reaktion auf die Punktstimulation zusätzliche Behandlungszeit notwendig ist, damit sich die Wirkung der Punkte voll entfalten und etablieren kann. Erfahrungsgemäß bedarf es dafür ca. drei Minuten.

Es gibt viele ähnliche Situationen z.B. vor Untersuchungen, Einweisung in ein Krankenhaus, Prüfungen etc., in denen Menschen situativ massive Angst erleben können und nur sehr schwer zu beruhigen sind. Betreuende Begleitpersonen können He 7, He 8 oder Pe 6 halten, was auch unauffällig möglich ist. Ist die Angst bekannt und damit in entsprechenden Situationen zu erwarten, kann eine Dauerstimulation von He 7 vorbeugend eingesetzt werden.

Dauerstimulation bei Prüfungsangst

Im Rahmen meiner Lehrtätigkeit als Dozentin für Geriatrie an einer Altenpflegeschule begegneten mir immer wieder Schüler, die große Angst vor Klausuren und Prüfungen hatten. Eine Schülerin beschrieb ihre Angst folgendermaßen: »Meistens werde ich am Nachmittag vorher unruhig und fahrig und kann nicht mehr lernen. An Schlaf ist kaum zu denken und morgens bin ich völlig gerädert. Komme ich in die Schule, bekomme ich Herzklopfen und habe das Gefühl, gleich ohnmächtig zu werden. Liegt das Blatt mit den Klausurfragen vor mir, bin ich kaum in der Lage, diese zu lesen, geschweige denn, mir Gedanken dazu zu machen. Obwohl ich weiß, dass ich das alles kann, steht mir das Wissen in dem Moment nicht zur Verfügung.« Ich bot ihr ein Experiment an.

In der Pause vor der ersten Geriatrieklausur kam sie zu mir und ich suchte bei ihr mit ihrer Hilfe den Punkt He 7. Dabei war sie so aufgeregt, dass sie in Tränen ausbrach. Ich war erschüttert, wie »ruhelos« ihr Geist war, und sehr skeptisch, ob hier eine Dauerstimulation noch helfen würde. Sie bekam das Pflaster und während der Klausur beobachtete ich sie. Zwischendurch schaute sie mich an und hielt den Daumen hoch. Nachher beschrieb sie ihr Gefühl so: »Ich war immer noch aufgeregt und das war auch gut so, wissen Sie, das muss sein, damit ich genügend Inspiration habe. Aber etwas in mir war auch ruhig und ich konnte unglaublich gut und klar denken. Das war toll.« Ich brachte ihr bei, wie sie den Punkt allein finden konnte und am Vortag vor jeder Klausur und Prüfung klebte sie sich dann das Pflaster selbst auf.

13.2.2 Das *Yin* ist zu schwach, um nach oben zu steigen (Leere-Hitze)

Schwaches Yin

Hierbei handelt es sich um ein Leeremuster, bei dem das Wasser zu schwach ist, um nach oben zu steigen und das Feuer zu kontrollieren. Ursachen sind lange, chronische, eventuell auszehrende Erkrankungen, Überarbeitung über einen langen Zeitraum hinweg oder großer Blutverlust.

Ursachen und Symptome

- Symptome: Herzklopfen, durch Träume gestörter Schlaf, Konzentrationsschwäche und Vergesslichkeit, Unruhe, Rastlosigkeit, leichtes Fieber, Nachtschweiß, »*Hitze in den fünf Herzen*«, d.h. Hitzegefühl in den Handinnenflächen, den Fußsohlen und der Brustbeinmitte, Verstopfung und Knochenschmerzen.
- Zunge: rot, ohne Belag.

> **Mögliche Punktkombinationen**
>
> - LG 20 oder KG 14 und 15 (flächig) → He 7, Pe 6, Pe 7;
> - KG 14 und 15 → Ma 36, Pe 6, wenn Symptome von Atemnot oder Übelkeit auftreten;
> - Wenn Menschen die Berührung auf der Vorderseite als unangenehm empfinden, können alternativ Bl 14 und 15 flächig gehalten werden;
> - LG 4 → Ni 3, Ni 6, Mi 6;
> - KG 6 *dantian* → Ni 3, Ni 6, Mi 6;
> - *dantian* (LG 4 und KG 6).

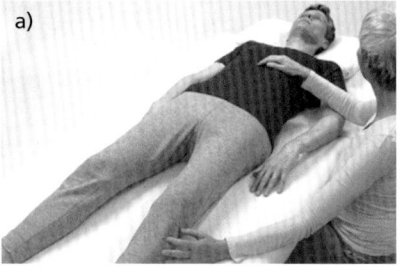 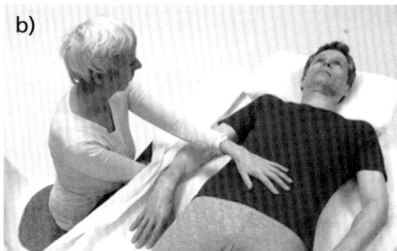

Abb. 13.4: KG 15 und Ma 36 (a) und *dantian* (b)

13.2.3 Weitere Bausteine:

- Schulter, Kiefer, Nacken;
- »Das *qi* wecken«, hier mit längerer Verweildauer an den einzelnen Positionen. Das hat eine mehr stärkende, nährende Wirkung;
- *ampuku* wegen der stärkenden und nährenden Wirkung.
- Handakupressur

Unruhe

»Eine über 90-jährige Bewohnerin in einem Altenheim litt unter einer immer wieder dekompensierenden Nieren- und globalen Herzinsuffizienz. In den Phasen der Dekompensation machte sie den Eindruck, dass sie versterben würde. Sie war sehr unruhig, nicht mehr ansprechbar und litt unter großer Atemnot. [...] [Ihre Unruhe wirkte] fahrig, als ob sie außer sich sei. Im Körper war keine große Anspannung zu erkennen. Für die Angehörigen machte es den Eindruck, als würde die Bewohnerin ›den Weg zum Himmel antreten, aber oben nicht ankommen können‹. Nach ein paar Stunden ›war sie dann wieder da‹ und wunderte sich, dass alle an ihrem Bett standen« (Wellens-Mücher 2011, S. 534).

In diesen Situationen wurden bei der Bewohnerin die Punkte LG 20 in Kombination mit Pe 6 (dieser Punkt wirkt nicht nur beruhigend, sondern auch den Atem unterstützend) und He 7 gehalten. Sie wurde meist nach einiger Zeit ruhiger, aber es dauerte, bis sich diese Ruhe etabliert hatte. Das war erkennbar an einer deutlichen Veränderung der Atmung, die ruhiger und gleichmäßiger geworden war.

13.2.4 Der Geist ist benebelt oder »*Schleim* verlegt die Herzöffnungen«

Hierbei handelt es sich nicht um eine Störung im Zusammenspiel von Feuer und Wasser, sondern um ein Muster, dessen Ursachen in einem Ungleichgewicht im Funktionskreis *Milz* liegen. Dieser ist im Sinne der chinesischen Medizin für die Transformation und den Transport von Nahrung und Flüssigkeiten zuständig. Eine Form der Dysbalance in diesem Funktionskreis führt zur »übermäßigen Eindickung« von Flüssigkeiten, was die Bildung von Schleim zur Folge hat.

Das Zusammenspiel von Feuer und Wasser ist gestört

- Ursachen: Hirnschädigungen z.B. Schlaganfall, langanhaltende schwere emotionale Probleme, Angst und Unruhe, Depression, übermäßiger Verzehr von fetter Nahrung und Nahrung, die von ihrer Qualität her »heißer« (d.h. sehr stark aktivierender) ist, z.B. Alkohol;
- Symptome: Verwirrtheit, Bewusstlosigkeit, Lethargie, Stupor, Aphasie, Rasseln in der Kehle;
- Zunge: dicker, klebriger Belag, geschwollener Zungenkörper.

Ursachen und Symptome

> **Mögliche Punktkombination**
>
> KG 14 oder KG 17 → Ma 40

Schon einmal einen Kater gehabt? Schwere im Kopf; dicke träge Zunge; verlangsamtes, zähes, richtungsloses Denken; das ist die typische Symptomatik

Kater

von »der *Geist* ist benebelt« im Sinne der chinesischen Medizin. Langjähriger regel- und übermäßiger Alkoholkonsum macht diese Symptomatik zu einem Dauerzustand.

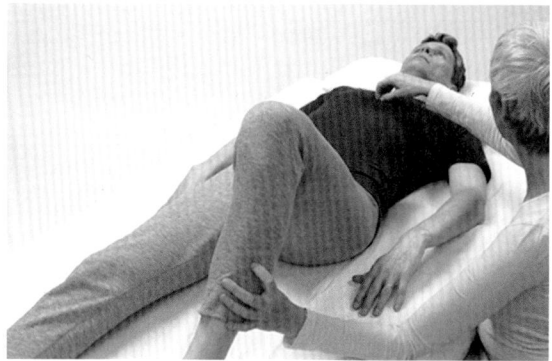

Abb. 13.5: KG 17 und Ma 40

13.3 Schmerz

In mehreren wichtigen klassischen Texten der chinesischen Medizin aus der vorchristlichen Zeit steht geschrieben:

> Wenn das *Herz* ruhig ist, sind die Schmerzen minimal.

Dieser Leitsatz macht deutlich, wie sehr die chinesische Medizin den Zusammenhang von geistig-emotionaler Ausgeglichenheit und Schmerz verstanden hat. Länger anhaltender Schmerz ist immer eine Belastung für das *Herz* im chinesischen Sinne. Aus diesem Grunde ist es ratsam, neben der Schmerzbehandlung im engeren Sinne auch das *Herz* zu beruhigen und zu harmonisieren. Dazu stehen die drei Basisbausteine und die speziellen oben beschriebenen Punkte zur Behandlung der verschiedenen *Herz*-Pathologien zur Verfügung. Weitere spezifische Hinweise in Bezug auf Schmerz werden in Kapitel 7 und 8 besprochen (▶ Kap. 7.1 und ▶ Kap. 8.1.3).

13.4 Schlaflosigkeit

Wie oben besprochen, hat der Mensch einen tiefen und erholsamen Schlaf, wenn das *Herz* stark ist und der *Geist* im *Herzen* verwurzelt ist. Ist das *Herz* schwach, fehlt dem *Geist* das Ruhelager und er schweift umher, was zu Schlafstörungen führt.

Wenn dem Geist das Ruhelager fehlt

13.4.1 Zusammenfassung einer Studie

Zur Bestimmung der therapeutischen Wirksamkeit von Akupressurpflastern bei Schlafstörungen wurden in einer Studie die Akupunkturpunkte He 7, Ni 6, Pe 6 sowie ein Placebo-Punkt untersucht (Akupressurband 2013). Ambulante und stationäre Patienten mit Einschlaf-, Durchschlaf- oder Aufwachstörungen sowie Patienten mit hoch dosierten Schlafmitteln nahmen an der Studie teil. Folgende Punkte wurden mit Akupressurpflastern beidseits stimuliert:

Studie

- Bei Patienten in stationärer Behandlung wurden die Akupunkturpunkte He 7 und Ni 6 sowie ein Placebo-Punkt getestet, was zu einer Verbesserung des Schlafs von 79 bzw. 82 % führte, während nur die Hälfte der Patienten auf den Placebo-Punkt ansprach. 50 % der Patienten, die ein Schlafmittel benutzten, konnten dieses nach Ende der Therapie absetzen. 76 % der Patienten, die mehrere Schlafmittel einsetzten, konnten die Menge und Dosis reduzieren.
- Bei Patienten in ambulanter Behandlung wurden die Akupunkturpunkte He 7, Ni 6 und Pe 6 getestet. Bei He 7 gab es eine Verbesserung bei 80 % der Patienten, wobei insbesondere Patienten mit einer Kombination aus Einschlaf-, Aufwach- und Durchschlafstörungen auf die Stimulation ansprachen. 33 % der Patienten mit einem oder mehreren Schlafmitteln konnten diese absetzen und weitere 35 % die Dosis reduzieren. Bei Ni 6 verbesserte sich bei 70 % der Patienten das Schlafverhalten, besonders bei Einschlafstörungen. 29 % konnten ihre Schlafmittel absetzen und weitere 24 % die Dosis reduzieren.

13.4.2 Dauerstimulation bei Ein- und Durchschlafstörungen sowie bei Alpträumen

Die unabhängig von dieser Studie gemachten Erfahrungen haben gezeigt, dass

Dauerstimulation

- eine einseitige Stimulation der Punkte völlig ausreichend ist,
- das Pflaster ca. eine Stunde vor dem Schlafengehen auf die Punkte geklebt werden und am nächsten Morgen zum Aufstehen wieder entfernt werden kann,

es sinnvoll ist, erst einmal nur He 7 oder Ni 6 zu stimulieren und dabei zu spüren, welcher der beiden Punkte wirksamer für den Patienten ist. Wenn beide Punkte allein kein befriedigendes Ergebnis erzielen, können sie zusammen genutzt werden. Dabei wird einer rechts und der andere links mit einem Pflaster beklebt.

13.4.3 Weitere Bausteine

- Schulter, Kiefer, Nacken
- *ampuku*,
- Le 2 und 3, Mi 6,
- Handakupressur

Andere Ursachen Nicht alle Schlafstörungen sind ausschließlich auf ein Ungleichgewicht im Funktionskreis *Herz* zurückzuführen.

- Wenn die *Milz* ihrer Aufgabe der gedanklichen Verarbeitung nicht mehr gerecht werden kann, kommt es zu vermehrtem Grübeln und Besorgnis, was die Menschen nicht schlafen lässt. Dann kann Mi 6 zum Einsatz kommen.
- Ist die *Leber* mit übermäßigem Planen und Kontrolle beschäftigt, ist Le 2 u./o. 3 angezeigt.
- Egal ob *Herz, Leber* oder *Milz* oder eine Kombination von Störungen die Ursache für die Schlafstörungen sind: alle Basisbausteine sind hilfreich, wobei das *ampuku* vom Patienten selbst ausgeführt werden kann.

13.5 Wirkung der einzelnen Punkte in Bezug auf Angst und Unruhe

13.5.1 Nahpunkte

- LG 20 »Hundertfaches Zusammentreffen«
  Wirkung: senkt das *Yang/Feuer* ab
  Variante: Wird der Punkt leicht mit den Fingerspitzen beklopft, wirkt das anregend.
- LG 4 »Tor der Vitalität«
  Wirkung: kräftigt die *Nieren*
- KG 14 »großer Palast«
  Wirkung: reguliert das *Herz* und transformiert *Schleim*
- KG 15 »Taubenschwanz«
  Wirkung: reguliert das *Herz*, beruhigt den *Geist*
- KG 17 »Mitte des Brustkorbs«
  Wirkung: befreit den Brustkorb

- KG 4 »Tor des *Ursprungs-qi*«
  Wirkung: unterstützt die *Essenz* und nährt die *Nieren*
- »*dantian*« (Bei der Behandlung legt die behandelnde Person eine Hand auf den Bauch und die andere gegenüber in den Rücken)
  Wirkung: beruhigt, sammelt, stärkt
- Bl 14 »Zustimmungspunkt der *jueyin*-Schicht«
  Wirkung: reguliert das *Herz*
- Bl 15 »Zustimmungspunkt des *Herzens*«
  Wirkung: reguliert das *Herz*, beruhigt den *Geist*

13.5.2 Fernpunkte

Die Dauerstimulation von Fernpunkten erfolgt unter Berücksichtigung der Vorgehensweise wie in Kapitel 5 (▶ Kap. 5.1.1) Dauerstimulation von Fernpunkten beschrieben.

- He 7 »Tor des *Geistes*«
  Wirkung: beruhigt und befriedet den *Geist*
- He 8 »Residenz des kleinen *Yin*«
  Wirkung: beseitigt *Hitze* aus dem *Herzen*, beruhigt den *Geist*
- Pe 6 »Inneres Tor«
  Wirkung: reguliert das *Herz* und beruhigt den *Geist*
- Pe 7 »großer Hügel«
  Wirkung: klärt Hitze aus dem *Herzen* und beruhigt den *Geist*
- Ni 1 »sprudelnde Quelle«
  Wirkung: führt Fülle aus dem Kopf nach unten, beruhigt den *Geist*, stellt das Bewusstsein wieder her
- Ni 3 »großer Wildbach«
  Wirkung: nährt die *Nieren* und klärt *Leere-Hitze*
- Ni 6 »leuchtendes Meer«
  Wirkung: nährt die *Nieren* und klärt *Leere-Hitze*
- Mi 6 »Treffen der drei *Yin*«
  Wirkung: beruhigt den *Geist*
- Le 2 »Zwischenraum des Gehens«
  Wirkung: klärt Hitze
- Le 3 »Äußerer Ansturm«/»großes Branden«
  Wirkung: beseitigt stressbedingte Anspannung
- Ma 36 »Drei Meilen des Fußes«
  Wirkung: beruhigt den *Geist*
- Ma 40 »Reiche Wölbung«
  Wirkung: eliminiert *Schleim* überall im Körper

14 Behandlung bei demenzbedingten Symptomen

14.1 Akupressur kann Demenzkranke beruhigen

Pilotstudie — Eine kleine Pilotstudie der Yang-Ming-University in Taipeh, Taiwan, zeigt, dass bestimmte Symptome der Demenz, des altersbedingten Verfalls der geistigen Leistungsfähigkeit, durch Akupressur vermindert werden können. 31 demenzkranke ältere Patienten erhielten zunächst vier Wochen lang zweimal täglich je 15 Minuten Akupressur. Darauf folgte eine Woche ohne jegliche Therapie und im Anschluss ein vierwöchiger Behandlungszyklus, der aus intensiver Zuwendung und Gesprächsbegleitung bestand.

Beim Vergleich der Behandlungsphasen bewies die chinesische Punktmassage klare Vorteile, da sie das für Demenzkranke häufig typische aggressive Verhalten deutlich abschwächte: Während der Akupressurtherapie kam es seltener zu verbalen oder körperlichen Attacken durch die Patienten als während der Phase, in der sie mit Gesprächen und Zuwendung behandelt wurden (Akupunktur Magazin 2008).

Kritische Anmerkung: Hier ist nicht genauer beschrieben, was unter »intensiver Zuwendung und Gesprächsbegleitung« zu verstehen ist. Auch sind zweimal 15 Minuten Akupressur im hiesigen Pflegealltag unrealistisch.

14.2 Projekt zur Wirkung von Akupressur auf demenzspezifische Symptome

Akupressur in einer Wohngemeinschaft mit an Demenz erkrankten Bewohnern — Um eine Idee zu bekommen, ob und wie sich einzelne Behandlungssequenzen wirkungsvoll in den alltäglichen Ablauf von Betreuung und Pflege integrieren lassen, ist 2011 die folgende Erhebung gemacht worden.

Fragestellungen — **Fragestellungen zum Projekt von Dorothee Wellens-Mücher:**

- Können an Demenz erkrankte Menschen von Akupressur profitieren bei der Besserung von Anspannung, Angst, Unruhe, depressiver Symptomatik und herausforderndem Verhalten?

14.2 Projekt zur Wirkung von Akupressur auf demenzspezifische Symptome

Lassen sich Akupressursequenzen in den Pflege- und Betreuungsalltag von Demenzerkrankten integrieren?
- Hat die Arbeit mit Akupressur Auswirkungen auf die Pflege- und Betreuungskräfte?

Rahmenbedingungen und Durchführung des Projekts: Rahmenbedingungen

- Das Projekt wurde in einer Wohngemeinschaft mit zehn an Demenz erkrankten Bewohnern durchgeführt.
- Alle Mitarbeiter aus der Pflege und Hauswirtschaft bekamen eine eintägige Schulung. Diese umfasste eine kurze Einführung in die theoretischen und praktischen Grundlagen der Akupressur.
- Sie lernten vier unterschiedliche Punktkombinationen sowie deren Wirkspektrum und übten mehrmals aneinander deren praktische Ausführung.
- Der Zeitaufwand zur Durchführung der einzelnen Bausteine liegt zwischen drei und zehn Minuten. Die Bausteine konnten bei den Bewohnern einzeln oder in Kombination angewandt werden.

Kurz nach der Schulung gab es größere Umstrukturierungen im Team (Krankheit, Stellenwechsel). Am Ende wandten fünf Pflegekräfte Akupressur unregelmäßig, in unterschiedlichen, auch akut schwierigen Betreuungssituationen, bei neun Bewohnern mit unterschiedlichen Demenzformen an.

Demenzformen der teilnehmenden Bewohnenden: Demenzformen

- 1-mal Multi-Infarkt-Demenz,
- 2-mal leichte Demenz mit koronaren Herzerkrankungen (KHK),
- 2-mal Morbus Alzheimer,
- 2-mal vaskuläre Demenz,
- 1-mal unklare Form der Demenz,
- 1-mal Störungen der Impulskontrolle.

Nach jeder Einheit wurden die Reaktionen der Patienten nach folgenden **Kriterien** bewertet: Bewertungskriterien

- Aufmerksamkeit,
- Kontakt,
- Mimik,
- Körperhaltung,
- Atmung,
- Motivation,
- Angst,
- Unzufriedenheit,
- Freude,
- Weinen oder Klagen,

14 Behandlung bei demenzbedingten Symptomen

- Äußern von Bedürfnissen,
- Fluchttendenz,
- Distanzlosigkeit,
- Motorische Unruhe,
- Verbales Mitteilen.

Außerdem wurde erfragt, ob die Akupressurbehandlung Einfluss auf die Beziehung von Betroffenen und Ausführenden hatte.

Auswertung

Auswertung:
Es wurden im Zeitraum vom 01.09. bis 30.10.2011 in unregelmäßiger Folge bei neun Bewohnern insgesamt 44 Behandlungen durchgeführt. Bei 39 Anwendungen wurden die verwendeten Punkte dokumentiert.

Häufigkeit

Anwendung der Bausteine in ihrer Häufigkeit:

- 20-mal LG 20 mit Pe 6 und He 7 beidseits (ca. 5 Minuten), 4-mal LG 20 mit Pe 6 und He 7 beidseits plus Mi 6 und Ni 3 beidseits gleichzeitig gehalten (ca. 10 Minuten);
- 10-mal »das *qi* wecken« (ca. 5 Minuten);
- 2-mal Schulter/Nacken plus Mi 6 und Ni 3 beidseits gleichzeitig gehalten (ca. 10 Minuten);
- 1-mal Schulter/Nacken (ca. 8 Minuten);
- 1-mal Schulter/Nacken, LG 20 mit Pe 6 und He 7 beidseits plus Mi 6 und Ni 3 beidseits gleichzeitig gehalten (ca. 20 Minuten).

Zusammenfassung

Zusammenfassung der Bewertung in Bezug auf Veränderungen der Symptome (▶ Tab. 14.1):
Bei fünf Bewohnern wurde mehrmals Akupressur angewendet. Bei der Auswertung der Dokumentation ließ sich Folgendes erkennen:

- Bei zwei Bewohnern ließ sich im Verlauf eine Steigerung der positiven Wirkungen erkennen.
- Bei zwei Bewohnern waren die Reaktionen auf die Akupressur gleich.
- Bei einem Bewohner wechselten die Reaktionen ab.
- Bei einem Bewohner wurde eine Einheit wegen starker Ablehnung abgebrochen.
- Bei den übrigen Bewohnern wurde die Akupressur trotz positiver Ergebnisse nur selten angewandt, sodass sich keine Aussagen über den Verlauf machen lassen.

14.2 Projekt zur Wirkung von Akupressur auf demenzspezifische Symptome

Tab. 14.1: Bewertung der Veränderungen der Symptome durch die Pflegekräfte (Angabe wenn Beurteilung möglich und je Anwendung)

Im Vergleich zum Anfang der heutigen Sitzung ...	deutlich weniger	etwas weniger	gleich	etwas mehr	deutlich mehr
... ist der Patient aufmerksam?		1	10	17	16
... nimmt der Patient Kontakt auf?		1	15	16	12
... hat der Patient eine entspannte Mimik?		1	5	27	10
... hat der Patient eine entspannte Körperhaltung?			13	19	13
... hat der Patient eine regelmäßige, entspannte Atmung?			15	13	16
... lässt sich der Patient motivieren?			12	16	12
... hat der Patient Angst?	13	13	6		
... äußert der Patient Unzufriedenheit? (z.B. schimpfen, nörgeln)?	7	9	11		1
... freut der Patient sich (z.B. lächelt oder lacht er)?			19	10	6
... weint oder klagt der Patient?	5	10	10	1	
... äußert der Patient Wünsche und Bedürfnisse?			17	5	2
... möchte der Patient die Situation verlassen?	7	1	11	2	1
... ist der Patient distanzlos?	5	5	6	1	
... ist der Patient motorisch unruhig?	13	9	5	1	
... äußert sich der Patient verbal?			17	6	7
	sehr schlecht	schlecht	neutral	gut	sehr gut
Meine Beziehung zum Patienten ist:				5	31

Weiterhin gab es für die Pflegekräfte die Möglichkeit, Kommentare zum Verlauf der Behandlung in Bezug auf die Bewohner und auf sich selbst aufzuschreiben.

Aussagen zu den Bewohnern

Aussagen in Bezug auf die Bewohner:

- Sehr häufig: Ruhe, Entspannung und Zufriedenheit beobachtet.
- Mehrmals: Der Bewohner ist beobachtend umgänglicher, beweglicher im Transfer, spricht mehr, genießt den Körperkontakt.
- Selten: ist irritiert.

Aussagen zum Erleben der Pflegekräfte

Aussagen der Pflegekräfte über sich selbst:

- Sehr häufig: Ruhe, Entspannung, Konzentration, Zufriedenheit, Nähe.

Zusammenfassung

Abschließende Zusammenfassung

- Die überwiegend positiven Reaktionen der Bewohner auf die Akupressur zeigen, dass Akupressur eine geeignete Methode zur Integration in die Betreuung von an Demenz erkrankten Menschen ist.
- Akupressur benötigt keine besonderen Voraussetzungen in Bezug auf das Setting, sie kann also in allen Betreuungssituationen eingesetzt werden.
- Kontakt und Motivation des behandelten Bewohners verbessern sich teilweise.
- Akupressur unterstützt die Entschärfung schwieriger Situationen, besonders in Bezug auf Angst und (motorische) Unruhe.
- Bewohner und Pflegekräfte reagieren auf die Akupressur häufig mit Ruhe, Entspannung und Zufriedenheit.

14.3 Bausteine

- »Das *qi* wecken« → Beschreibung in Kapitel 6.1 (▶ Kap. 6.1),
- »Schulter, Kiefer, Nacken« → Beschreibung in Kapitel 6.2 (▶ Kap. 6.2),
- Handakupressur → Beschreibung in Kapitel 6.4 (▶ Kap. 6.4),
- LG 20 mit Pe 6 und/oder He 7,
- Mi 6 und Ni 3 beidseits gleichzeitig gehalten,
- Alle Punkte aus dem Kapitel 13 (▶ Kap. 13) Angst und Unruhe.

14.4 Besonderheiten zur Ausführung

- Da für viele Demenzerkrankte Blickkontakt wichtig ist, werden die Bausteine »Das *qi* wecken« und »Schulter, Kiefer, Nacken« so ausgeführt, dass der Patient die Ausführende sehen kann. Reagiert er mit mehr Ruhe, ist es möglich, auch einmal das Sichtfeld zu verlassen und dabei die Reaktion aufmerksam zu beobachten.

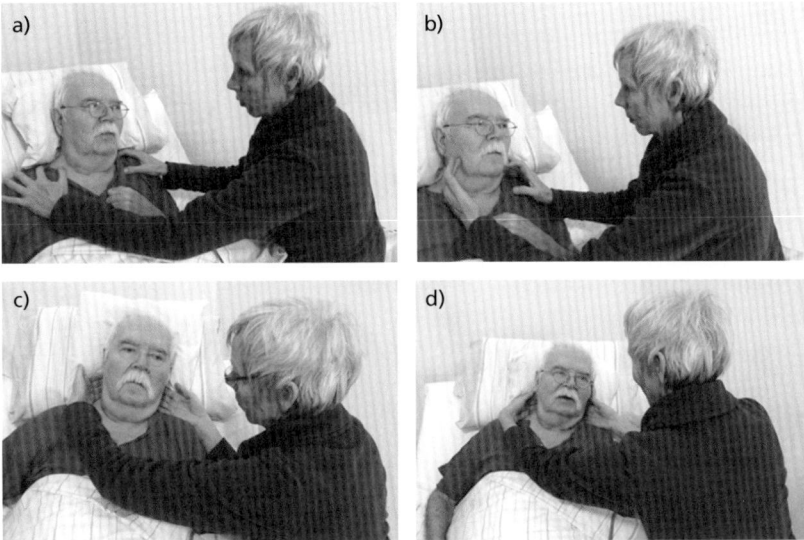

Abb. 14.1:
Gb 21 (a), Ma 6 (b), Bl 10 (c) und Gb 20 (d)

- Demenzerkrankte sind oft motorisch unruhig. Daraus ergibt sich, dass die betreuende Person während des Haltens der Punkte die Bewegung des Bewohners mit übernimmt und ggf. beim gemeinsamen Gehen Punkte einsetzt.

14.5 Demenz und Schmerz

Dadurch, dass sich viele Demenzkranke nicht adäquat zu ihren Schmerzen äußern können, ist es sehr schwer, ihre Schmerzsymptomatik zu erfassen. Häufig treten Unruhe und Anspannung sowie herausforderndes Verhalten auf. Die Bausteine »das *qi* wecken« und »Schulter, Kiefer, Nacken« sowie *ampuku*, tragen zur allgemeinen Entspannung bei und sind wichtig in Bezug auf die angestrebte Schmerzreduktion. Die anderen oben beschriebenen Punkte sowie die Handakupressur wirken gezielt auf die Unruhe ein, so wie in dem Kapitel 13 (▶ Kap. 13) Angst, Unruhe und Schmerz beschrieben. In Kombination mit einer angemessenen Schmerzmedikation ist die Akupressur eine wirkungsvolle Ergänzung.

2008 berichtet eine Fachärztin für Schmerztherapie in ihrem Vortrag auf dem Qualitätstreffen der Hospize in Mecklenburg-Vorpommern über die Schmerzmittelversorgung bei dementen Patienten. Laut ihrer Aussage gab es Statistiken, die besagten, dass dieser Patientengruppe im Vergleich zu Gleichaltrigen ca. ein Drittel weniger Schmerzmittel verordnet wurde. Sie stellte verschiedene, zum Teil sehr erschütternde Beispiele aus ihrer Praxis vor.

Es gibt inzwischen einige Arbeiten und Studien zu dieser Thematik. Die folgende Studie wird aufgrund der besonderen Studienanordnung zitiert.

Studie

Studie Demenz und Schmerz

Viele klassische Texte der chinesischen Medizin sagen: Wenn der *Geist* ruhig ist, ist der Schmerz minimal. Die folgende Studie zeigt auch die umgekehrte Beziehung: Ist der Schmerz minimal, so ist der *Geist* ruhig. Bei allen Möglichkeiten, die die Akupressur bietet, sollten solche Aspekte berücksichtigt werden.

Im Deutschen Ärzteblatt wurde am 18. Juli 2011 folgende Studie vorgestellt, die in einer eindrücklichen Form die Schmerzmittelversorgung Demenzerkrankter beleuchtet.

> **Schmerzmittel lindern Agitiertheit bei Demenz**
>
> »Bergen – Die bei dementen Patienten häufig beobachtete Agitiertheit könnte in einigen Fällen Ausdruck von Schmerzen sein. Hierfür sprechen die Ergebnisse einer randomisierten klinischen Studie im Britischen Ärzteblatt (BMJ 2011; 343: d4065). Die Gabe beziehungsweise die Höherdosierung von Analgetika führte dort zu einer signifikanten Abschwächung der Agitiertheit.
>
> Nicht wenige demente Bewohner von Pflegeheimen werden durch Antipsychotika ›ruhiggestellt‹. Der Anlass ist häufig eine vermehrte Agitiertheit, die die Pflege deutlich erschwert. Die hohe Verordnung von Antipsychotika wirft jedoch nicht nur aus diesem Grund ethische Fragen auf.
>
> Neuere Untersuchungen haben gezeigt, dass einige der bevorzugten atypischen Neuroleptika die Sterberate erhöhen. Die Verordnung von Antipsychotika stellt drittens ein medizinisches Dilemma dar, da einige demente Patienten möglicherweise unter ganz anderen Beschwerden leiden, die sie mangels kognitiver Kompetenzen nicht kommunizieren können. Zu diesen Störungen könnten Schmerzen gehören, die bei nicht-dementen Pflegeheimbewohnern sehr häufig sind.
>
> Da die einzelnen Patienten nicht gefragt werden können, haben Bettina Husebo von der Universität Bergen und Mitarbeiter in einigen norwegischen Pflegeheimen alle dementen Bewohner, die eine vermehrte Agitiertheit (39 oder mehr Punkte im Cohen-Mansfield Agitations-Inventar, CMAI) zeigten, mit Schmerzmitteln behandelt.
>
> Bei denjenigen, die bereits Analgetika erhielten, wurde die Therapie um eine Stufe intensiviert. Die Grundbehandlung erfolgte mit Parace-

tamol. Stufe 2 war orales Morphin, Stufe 3 ein Buprenorphin-Schmerzpflaster und Stufe 4 orales Pregabalin. Patienten mit Schluckstörungen erhielten gleich zu Beginn ein Buprenorphin-Schmerzpflaster.

Ergebnis: Die Agitiertheit besserte sich unter der (intensivierten) Schmerzmitteltherapie kontinuierlich. Am Ende der 8-wöchigen Therapiephase lag der CMAI um 7,0 Punkte niedriger als in einer Vergleichsgruppe von Demenzpatienten aus anderen Pflegeeinrichtungen, in denen keine (zusätzliche) Schmerztherapie betrieben wurde.

Der Unterschied ist nach Ansicht von Studienleiter Clive Ballard vom King's College London durchaus mit der Wirkstärke von Antipsychotika vergleichbar. Frühere Studien hätten auch gezeigt, dass unter einer Schmerztherapie nicht-dementer Pflegeheimbewohner die Agitiertheit zurückgehe. All das spricht dafür, dass die Agitiertheit dementer Patienten Ausdruck von Schmerzen sein kann. Eine sichere Diagnose ist derzeit allerdings nicht möglich.

Eine generelle Analgetikabehandlung aller dementen Patienten würde einige von ihnen ohne Grund den Risiken und Nebenwirkungen von Schmerzmitteln aussetzen. Vorstellbar ist, dass einige Medikamente, ähnlich wie die Antipsychotika, die Prognose der dementen Patienten negativ beeinflussen. Vor einer Empfehlung durch die Leitlinien dürften deshalb weitere Studien erforderlich sein, was aber nicht ausschließt, dass bei dem einen oder anderen dementen Patienten gute Erfolge erzielt werden«

(© rme/aerzteblatt.de, Quelle: www.aerzteblatt.de/nachrichten/46665/Schmerzmittel-lindern-Agitiertheit-bei-Demenz 01.03.2013).

15 Finalphase

15.1 Seele

Seele · Nicht nur die chinesische Philosophie, sondern auch andere Kulturen kennen unterschiedliche Aspekte der Seele. In China wird deren *Yin*-Aspekt als Körperseele (*po*) bezeichnet. In der ägyptischen Mythologie wird ein ähnlicher Seelenanteil »Ka« genannt. Der *Yang*-Aspekt der Seele heißt in China Wanderseele (*hun*) und entspricht im alten Ägypten der Freiseele »Ba«. Diese wird dort als Vogel dargestellt, der sich nach dem Tod vom Körper löst und sich frei bewegen kann. Das Bild des »Seelenvogels« ist auch in den indianischen Kulturen anzutreffen.

Da es sich sowohl bei den Vorstellungen in Bezug auf die Seele wie auch bei dem Verständnis von Tod und Sterben um kulturell und persönlich sehr sensible Themen handelt, möchte ich die Sicht der chinesischen Philosophie und Medizin ohne weitere Erläuterungen von mir darstellen. In den Beispielen versuche ich den Bezug zur Praxis aufzuzeigen.

15.1.1 *Hun (Yang)*

Wanderseele · »Die Wanderseele-hun [...] entspricht im Wesentlichen unserem westlichen Konzept der ›Seele‹. Nach alten chinesischen Glaubensvorstellungen betritt sie den Körper kurz nach der Geburt. Sie ist von ätherischer Natur [...] und nach dem Tod überlebt sie den Körper« (Maciocia 1994, S. 77). »Die Wanderseele ist also von Yang Natur im Unterschied zur Körperseele, sie überlebt den Tod des Körpers und zieht sich dann wieder in die Welt der feinen, nichtmateriellen Energie zurück. [...] Es heißt, dass die Wanderseele unsere Fähigkeit beeinflusst, unser Leben zu planen und in unserem Dasein eine Richtung zu finden. Ein Fehlen dieser Richtung und psychische Verwirrung können wir mit dem einsamen Umherschweifen der Wanderseele in Zeit und Raum vergleichen« (Maciocia 1994, S. 85).

15.1.2 *Po (Yin)*

Körperseele · »Die Körperseele-po kann definiert werden als ›jener Teil der Seele (im Unterschied zur Wanderseele-hun), der unlösbar mit dem Körper verbunden ist und mit diesem beim Tod in die Erde eingeht‹« (Maciocia 1994, S. 77). »Die Lunge wird als Residenz der Körperseele gesehen, die den Yin oder physischen Gegenpol zur Wanderseele ›hun‹ darstellt [...]. ›Die Körperseele bewegt sich [...] und ist für gut unterscheidbare, klare Empfindungen und auch Bewegungen zuständig‹. Über die Beziehung zur Lunge ist die Körperseele auch eng mit der Atmung verbunden. [...] sie ist eine Manifestation des Lebensatems« (Maciocia 1994, S. 92).

15.2 Wenn *Yin* und *Yang* sich trennen

Wie in dem Kapitel 1 (▶ Kap. 1.4) Grundlagen besprochen, entsteht Leben durch die Vereinigung von *Yin* und *Yang*, im Tod trennen sich beide Aspekte wieder voneinander, indem sie sich auflösen. Dabei löst sich *Yang* nach oben, was oftmals daran zu erkennen ist, dass der sterbende Mensch den Kopf und die Augen nach oben dreht. *Yin* »zerfällt«, was bei manchen Menschen an einer vermehrten Stuhlausscheidung in den letzten Lebenstagen, Stunden und nach dem Tod erkennbar ist. Verläuft diese »Trennung« in natürlicher Art und Weise, so verstirbt der Mensch in Ruhe und Frieden. Kommt es zu Störungen bei der Auflösung der Verbindung von *Yin* und *Yang*, hat dies sehr viele unterschiedliche Auswirkungen auf den Sterbeprozess des Menschen.

Sterben

15.2.1 Wenn *Yin (po)* sich auflöst und absinkt und das *Yang (hun)* noch verweilt

Ein 43-jähriger Patient mit einem weit fortgeschrittenen metastasierten Karzinom entschied sich zum Sterben in einem Hospiz. In ihrer Prognose sprachen die Ärzte von zwei bis drei Wochen, die der Patient noch zu leben hätte. Der Patient wog weniger als 40 kg, Atmung und Kreislauf waren sehr schwach, ihm war es kaum möglich zu schlucken. So nahm er nur wenig flüssige Nahrung zu sich. Im Gegensatz zu seinem körperlichen Verfall war er geistig sehr rege und wenn er wach war, schaute er Nachrichten und Dokumentarfilme im Fernsehen. Wenn man in sein Zimmer kam und er schlief, machte es oft den Anschein, als sei er tot, so selten atmete er. Er entwickelte trotz aller Sorgfalt und Pflege Druckgeschwüre am Gesäß, der Wirbelsäule und den Fersen, später auch am Kopf. Und er lebte weiter. In seinem Zimmer breitete sich ein Verwesungsgeruch aus, der von Woche zu Woche zunahm, aber immer noch war er im Wachzustand geistig ganz klar. Als er nach drei Monaten verstarb, waren alle im ersten Moment erstaunt, aber auch erleichtert. Sein Körper verfiel innerhalb weniger Stunden und es war kaum noch möglich, eine Totenpflege durchzuführen.

15.2.2 Wenn *Yang (hun)* sich auflöst und nach oben steigt, während *Yin (po)* noch verweilt

Eine 56-jährige Patientin erkrankte an einem schnell wachsenden, sich über das gesamte Gehirn ausbreitenden Tumor. Zwischen den ersten Symptomen – einer leichten Trittunsicherheit und Koordinationseinschränkung im linken Bein – und ihrem Tod lagen nur drei Wochen. Zum Schluss lag sie auf einer Intensivstation, auf der sie unter anderem mit hohen Gaben Kortison gegen das Hirnödem behandelt wurde. Dann begannen sich ihre Augen immer mehr einzutrüben und ihr Blick wurde immer leerer, dabei entstand ein Gefühl von »sie ist nicht mehr da«. Aufgrund der aussichtslosen Situation wurde entschieden, alle Medikamente abzusetzen und sie versterben zu lassen. Der Körper kämpfte, und mit großer, scheinbar nicht versiegender Kraft schien er bei jedem Einatmen die Luft aufzusaugen. Ein Tubus, der die Zunge am Zurückfallen hinderte, wurde entfernt, aber das Ringen schien kein Ende zu nehmen. Es war eine große Qual für sie. Bestürzung und Fassungslosigkeit war auch bei den Begleitenden spürbar. Nach einer Stunde atmete sie endlich zum letzten Mal aus.

Der Weg des Sterbens und die dabei auftretenden möglichen Schwierigkeiten sind sicher nicht in »pathologischen Mustern« beschreibbar. Dafür sind diese letzten Stunden, Tage und Wochen viel zu individuell. Aus diesem Grund sollten die unten beschriebenen Bausteine mit besonders viel Achtsamkeit und Sorgfalt ausgewählt werden. Je vertrauter die Beziehung mit einem Patienten/Bewohner ist und je mehr Erfahrungen mit der Akupressur bestehen, umso einfacher ist es zu erkennen, ob und in welcher Form der Mensch in seinem Sterbeprozess Unterstützung benötigt. Dabei spielen auch religiöse und spirituelle Ansichten und Überzeugungen eine wichtige Rolle. Es kann durchaus sein, dass ein Patient, der sehr positiv auf die Akupressur reagiert hat, diese trotzdem in der letzten Lebensphase ablehnt.

Ein 60-jähriger Patient mit einem Bauchspeicheldrüsenkrebs hatte sich begleitend zu seiner OP und Chemotherapie mit Akupressur behandeln lassen. Er entspannte sich auf eine Art und Weise, wie er es – so sagte er – nie vorher in seinem Leben gekonnt habe. Er strahlte eine tiefe Ruhe, Frieden und Hingabe aus. In dem Moment, in dem er erfuhr, dass es zu einer Metastasierung gekommen war und er nur noch wenige Monate leben würde, lehnte er ohne jede Begründung weitere Akupressurbehandlungen ab.

15.3 Bausteine

- Das *qi* wecken (▶ Kap. 6.1),
- Schulter, Kiefer, Nacken (▶ Kap. 6.2),

»Eine 56-jährige Patientin mit metastasiertem Ovarialkarzinom, Ödemen in den Beinen, Aszites und erschwerter Atmung wurde während ihres Aufenthaltes im Hospiz regelmäßig mit Akupressur betreut. Sie litt unter den großen körperlichen Veränderungen, fühlte sich oft bleiern schwer und trotz hoher Medikation spitzten sich phasenweise die Symptome Schmerz, Anspannung und Angst zu. Diese drückten sich hauptsächlich in Verspannungen im Bereich der Schulter und des Nackens aus. Eine Behandlung über fünf zentrale Punkte in diesem Bereich verschaffte ihr immer wieder Erleichterung, sogar die bleierne Schwere verwandelte sich in Leichtigkeit. Mit sehr leichtem Druck wurden Punkte beidseits etwa zwei bis drei Minuten gehalten. In den letzten Stunden ihres Lebens spannten sich ihre Schultern an und der Kopf zog sich durch die verkürzte Nackenmuskulatur nach hinten. Sie war sehr unruhig und atmete mit großer Anstrengung. Auch in dieser Situation wurden die ihr bekannten Akupressurpunkte gehalten. Die Patientin beruhigte und entspannte sich und starb mit weniger Anstrengung« (Wellens-Mücher 2011, S. 532).

- dantian

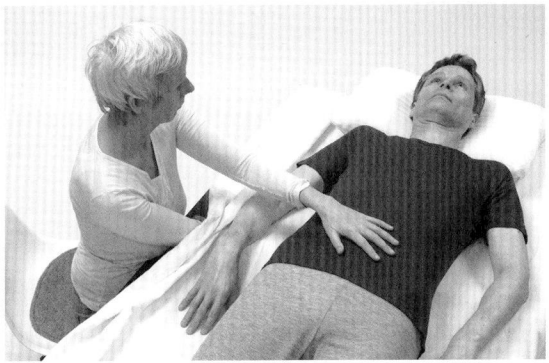

Abb. 15.1: dantian

»Ein an Bauchspeicheldrüsenkrebs erkrankter 33-jähriger Mann, Vater zweier Kinder, war bis zu seinem Tod zu Hause und wurde von einem erfahrenen Palliativpflegeteam betreut. Er hatte trotz seiner Erkrankung körperlich viel Kraft, die sich in den letzten Tagen in starker Anspannung und Anstrengung im ganzen Körper, gepaart mit großer Unruhe, äußerte. Am letzten Morgen reagierte der Patient kaum noch auf Ansprache. Seine Frau und die nächsten Angehörigen erlebten die Unruhe als ›Festhalten‹. Medikamentös war im Rahmen des Möglichen alles für ihn getan, und es stellte sich die Frage, ob Akupressur in dieser Situation helfen könnte. Die Frau des Patienten legte flächig eine Hand weich in den Rücken und die andere leicht und weich auf den Bauch ihres Mannes. Nach etwa vier bis fünf Minuten begann der Patient sich langsam zu entspannen, seine Atmung wurde leichter und die Anstrengung im Körper ließ langsam nach. Immer wenn seine Frau bei ihm saß, legte sie ihre Hände auf die oben beschriebenen Punkte. Sie erzählte, dass ihr Mann am Nachmittag ruhig und entspannt in ihren Händen verstorben sei« (Wellens-Mücher 2011, S. 533).

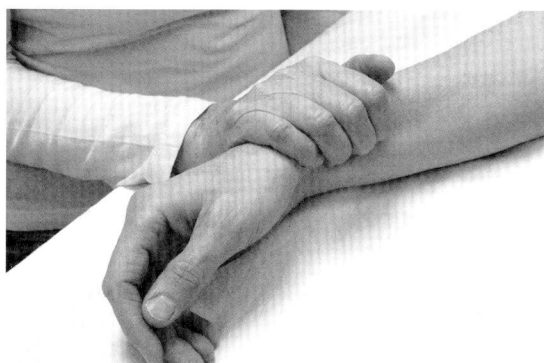

Abb. 15.2: Pe 6

- LG 20 mit Pe 6 und He 7 (Fallbeispiel ▶ Kap. 13.2.2)
- Pe 6

Wie schon in verschiedenen Kapiteln erwähnt, ist Pe 6 ein Punkt mit einer komplexen Wirkung. Er wird bei Unruhe, Angst, Kreislaufinstabilität, Atemnot und Übelkeit eingesetzt. All diese Symptome können in der Finalphase auftreten und dann kann es sinnvoll sein, diesen Punkt mit leichtem Druck zu halten.

 Eine Pflegekraft begleitete einen Patienten in seiner finalen Sterbephase. Der Patient machte einen sehr unruhigen und angespannten Eindruck, die Atmung war schwer. Die anwesende Ehefrau saß hilflos dabei und hatte den Wunsch, ihrem Mann etwas Gutes zu tun. Die Pflegekraft wies die Frau an, den Punkt Pe 6 mit mittlerem Druck zu halten, da dieser ja auch bei Angst, Unruhe und Atemnot eingesetzt werden kann. Nach einer Weile wurde der Patient ruhiger. Plötzlich richtete er sich im Bett auf, erbrach in entspannter Weise im hohen Bogen. Danach legte er sich zurück, um wenige Momente später zu versterben.

Zuerst erscheint dieses Beispiel erschreckend. Wenn man aber weiß, dass Erbrechen nicht selten im Rahmen des Sterbeprozesses vorkommen kann, ist es gut, um die erleichternde Wirkung dieses Punktes zu wissen.

16 Punkte, Lokalisationen und Indikationen

Bei den Angaben von Daumen-, Finger- und Handbreiten sind die Maße des Patienten gemeint. Bei Erwachsenen spielen geringe Unterschiede keine Rolle. Wird mit Kindern gearbeitet, so müssen die Abweichungen vorher ermittelt werden. Mit Handbreit ist die Hand ohne Daumen gemeint, es wird im Bereich der Fingermittelgelenke gemessen. Zur Kontrolle: Zwei Daumenbreiten entsprechen in etwa drei Fingerbreiten und drei Daumenbreiten einer Handbreit.

Maßeinheiten

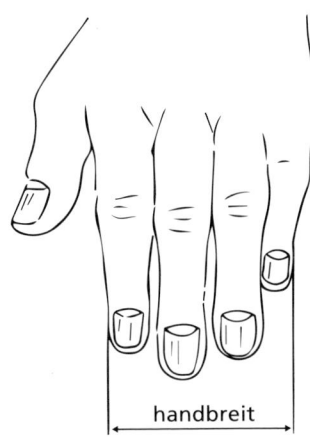

Abb. 16.1: Eine Handbreit

16 Punkte, Lokalisationen und Indikationen

16.1 Punkte der Lungenleitbahn

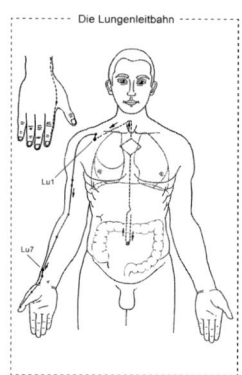

▶ Abb. 18.1: Lungenleitbahn

Lu 1 »Zentrale Residenz« (Lokalpunkt)

Wirkung: Lindert Husten und Keuchen, reguliert die Wasserwege.

Indikationen: Alle Formen von Atemnot, Ödeme in der oberen Körperhälfte, Husten.

Lokalisation:

1. Möglichkeit: Zwei Handbreit (ohne Daumen) von der Körpermitte entfernt auf der Höhe des oberen Endes des Brustbeins. Druckrichtung zuerst in die Tiefe und dann Richtung Brustkorb.
2. Möglichkeit: Von der Schulterkugel außen schräg nach vorne unten. Gleiche Druckrichtung. Wird diese Variante gewählt, so kann der Weg der ersten Möglichkeit als Kontrolle dienen.

Mögliche Fernpunkte: Lu 7 bei Ödemen in der oberen Körperhälfte und bei Husten, Pe 6 zur Atemunterstützung, Ma 40 bei Schleim in der Lunge.

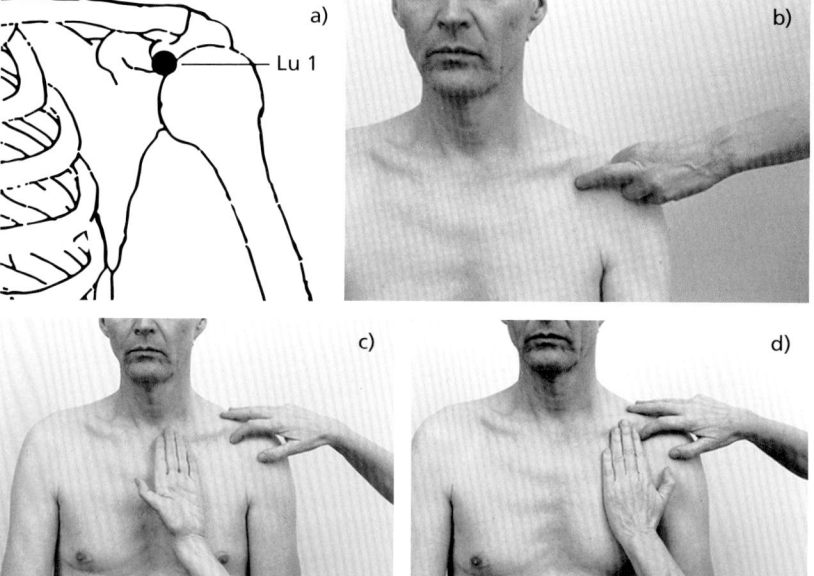

Abb. 16.2: Grafik Lu 1 (a), Lu 1 (b) und Lokalisation Lu 1 (c, d)

Lu 7 »Unterbrochene Reihenfolge« (Fernpunkt)

Wirkung: Reguliert die Wasserwege, fördert die absenkende Funktion der *Lunge*.

Indikationen: Husten, erschwerte Atmung, Ödeme in der oberen Körperhälfte.

Lokalisation: Wenn Daumen und Zeigefinger beider Hände über Kreuz liegen, liegt der Punkt unter der Spitze des Zeigefingers. Das ist hinter einem Knochenvorsprung, dem Griffelfortsatz der Speiche, auf dem daumenseitigen Rand der Speiche, dort wo sich die Hautpigmentierung verändert. Dort ist eine Knochenfurche zu spüren, wie eine kleine Regenrinne, und in deren Mitte liegt eine Vertiefung, das »Abflussrohr«. Der Punkt ist sehr klein, aber wenn er getroffen wird, ist er deutlich spürbar.

Dauerstimulation: Feinlokalisation entlang der Knochenrinne.

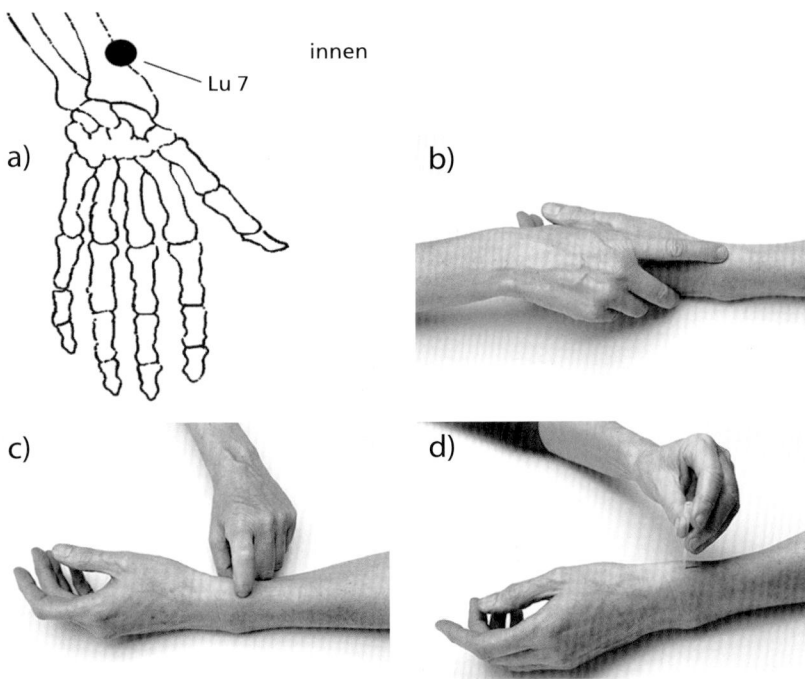

Abb. 16.3: Grafik Lu 7 (a), Dauerstimulation Lu 7 (b) und Lokalisation Lu 7 (c, d)

16.2 Punkte der Dickdarmleitbahn

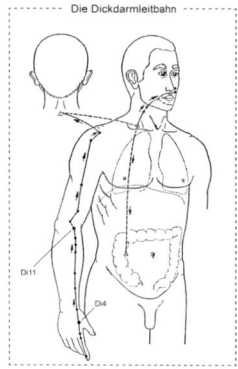

► Abb. 18.2 Dickdarmleitbahn

Di 4 »Talverbindung« (Fernpunkt)

Besonderheit: Regional wirksamer Punkt für das Gesicht.

Wirkung: Reguliert den Fluss des *qi* im Gesicht.

Indikationen: Verstopfung und Durchfall, Kopfschmerzen, Nackenschmerzen.

Lokalisation: Wenn Daumen und Zeigefinger der Hand der Patienten zusammen liegen, am Ende der Falte, die sich dabei bildet. Druckrichtung: Auf den Muskelbauch Richtung Mittelhand.

 Achtung: Darf bei Schwangeren bis zur 36. Woche nicht eingesetzt werden.

Abb. 16.4: Grafik Di 4 (a) und Di 4 (b)

a)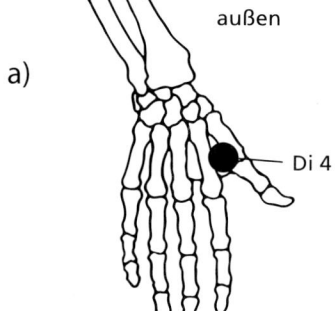

b)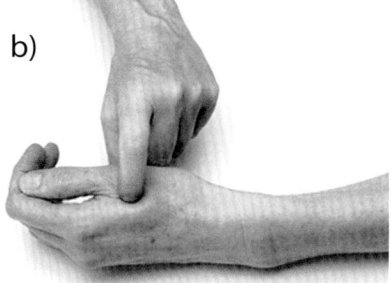

14.2 Punkte der Dickdarmleitbahn

Di 11 »Gewundener Teich« (Fernpunkt)

Wirkung: Klärt Hitze

Indikationen: Fieber und Hitzewallungen

Lokalisation: Direkt am äußeren Ende der Ellbogenbeugefalte bei rechtwinklig gebeugtem Ellbogen. Wird der Ellbogen langsam ausgestreckt, kommt der Punkt aus der Tiefe an die Oberfläche. Druckrichtung: Senkrecht zum Muskel.

Dauerstimulation: Wie oben beschrieben, den Punkt mit der Fingerkuppe lokalisieren und den Ellbogen langsam ausstrecken lassen. Wenn der Punkt gespürt wird, Feinlokalisation entlang der Beugefalte.

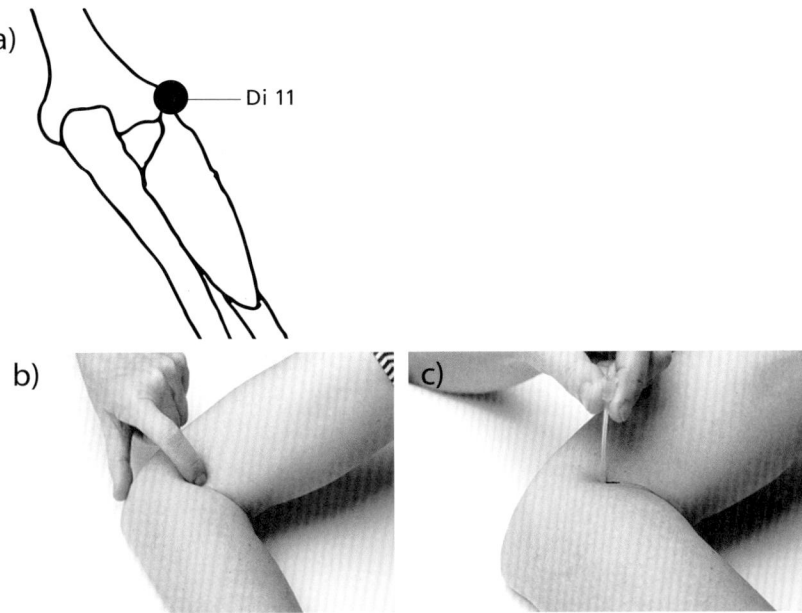

Abb. 16.5: Grafik Di 11 (a), Di 11 (b) und Dauerstimulation Di 11 (c)

16.3 Punkte der Magenleitbahn

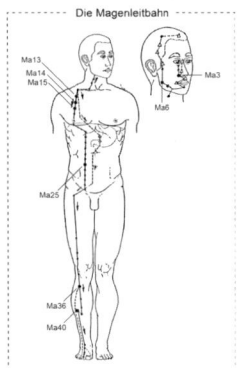

▶ Abb. 18.3 Magenleitbahn

Ma 3 »Großer Knochen« (Lokalpunkt)

Besonderheit: Auf dem Jochbogen liegt das Foramen infraorbitale, ein Austrittsloch des Trigeminusnervs, des sensiblen Gesichtsnervs. Um nicht auf den Nerv zu drücken, ist es wichtig, dass der Punkt von unten gegen den Jochbogen lokalisiert wird.

Wirkung: Löst Schwellungen und lindert Schmerzen, lindert Schmerzen im Gesicht.

Indikationen: Gesichtsödeme, Verschleimung in den Nasennebenhöhlen.

Lokalisation: Eine Fingerbreite neben dem Nasenflügel mit Druckrichtung von unten gegen den Wangenknochen (Jochbogen).

Mögliche Fernpunkte: Di 4 als regional wirksamer Fernpunkt, Ma 40 bei festsitzendem Schleim in den Kieferhöhlen oder Stirnhöhlen, Ma 13–16 bei Gesichtsödemen.

Abb. 16.6: Grafik Ma 3 und Lokalisation Ma 3

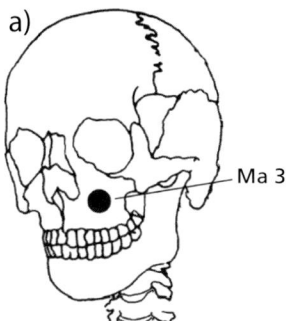
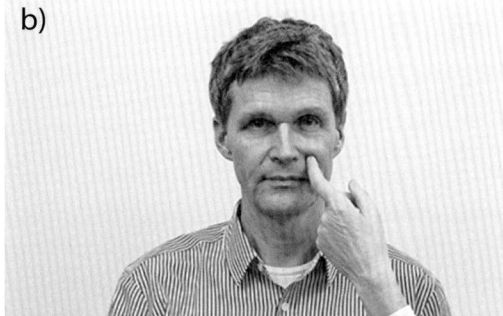

Ma 6 »Kieferkutsche« (Lokalpunkt)

Wirkung: Mobilisiert den Kiefer.

Indikationen: Schmerzen und Bewegungseinschränkung im Kiefergelenk, Gesichtsschmerzen, Zähneknirschen, Kopfschmerzen.

Lokalisation: Der Punkt ist am leichtesten zu finden, wenn die Hände im hinteren Bereich der Wange vor und unterhalb des Kiefergelenkes liegen. Beißt der Patient kurz die Zähne zusammen, wird der Muskelbauch unter den Fingern spürbar. Der Punkt liegt auf der höchsten Erhebung, der dicksten Stelle des Muskels. Mittel- und/oder Zeigefingerkuppen kontaktieren den Punkt. Druckrichtung: Zum Muskelbauch. Die übrige Hand hält Abstand zum Kopf, da es sonst zu Gefühlen von Einengung kommen kann.

Möglicher Fernpunkt: Di 4 als regional wirksamer Fernpunkt, Gb 34 bei hoher Spannung

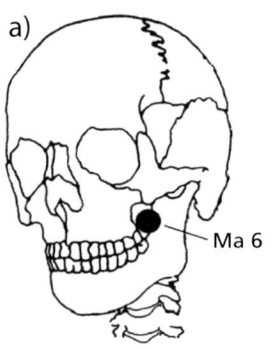 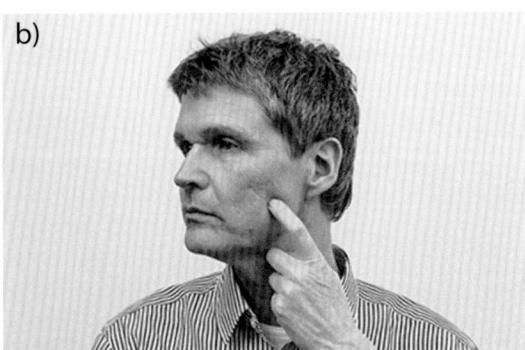

Abb. 16.7: Grafik Ma 6 (a) und Lokalisation Ma 6 (b)

Ma 13 »Tür des *qi*« (Lokalpunkt)

Besonderheit: Bei fülligeren Patienten ist es wichtig, entlang des Schlüsselbeins zu tasten, um seine Länge zu erfassen. Eine rein optische Lokalisation führt in der Regel zu weit nach außen!

Wirkung: Öffnet den Brustraum.

Indikationen: Unterstützt in Kombination mit Ma 3 den Ödemabfluss aus Gesicht und Hals, wirksam bei Spannungsgefühlen im Brustraum, Atemnot, Husten, Schulter-Arm-Syndrom.

Lokalisation: Unter dem Mittelpunkt des Schlüsselbeins (Medioclavicularlinie) in einer Vertiefung direkt unterhalb des Schlüsselbeins. Diese befindet sich im ersten Zwischenrippenraum (ICR). Druckrichtung: Entweder etwas nach unten zur zweiten Rippe oder nach oben zur ersten, dorthin wo der Punkt deutlicher gespürt wird.

Möglicher Fernpunkt: Pe 6 als regional wirksamer Punkt für den Brustraum, Dü 11 bei Problemen in Schulter und Arm.

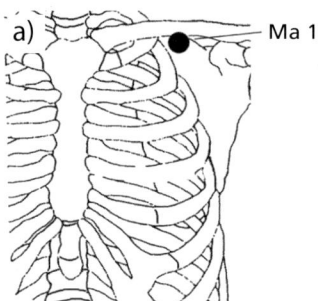 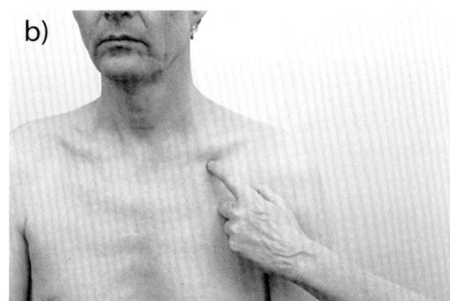

Abb. 16.8: Grafik Ma 13 (a) und Lokalisation Ma 13 (b)

16.3 Punkte der Magenleitbahn

Ma 14, 15 und 16 (Lokalpunkte)

Besonderheit: Diese Punkte können auch zusammengehalten werden.

Indikationen: Unterstützen in Kombination mit Ma 3 den Ödemabfluss aus Gesicht und Hals.

Lokalisation: Unter Ma 13 in den nächsten Zwischenrippenräumen. Druckrichtung: In die Zwischenrippenräume.

Mögliche Fernpunkte: Pe 6, Ma 36 bei Problemen im Brustraum, Ma 40 bei Schleim im Brustkorb.

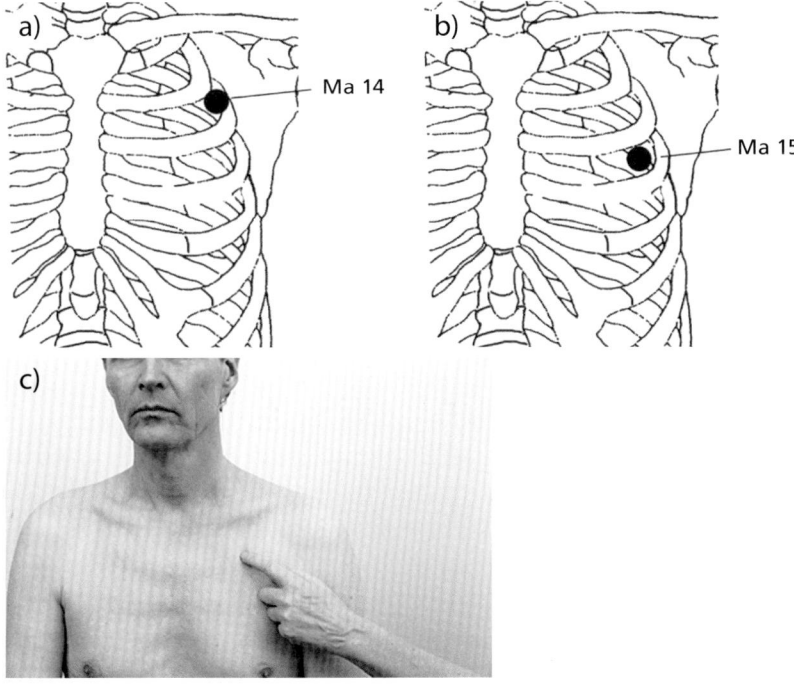

Abb. 16.9: Grafik Ma 14 (a), grafik Ma 15 (b) und Lokalisation Ma 14 (c)

Ma 25 »Himmelssäule« (Lokalpunkt)

Besonderheit: Wird bei Verstopfung massiert.

Wirkung: Reguliert die Därme und beseitigt Stagnation.

Indikationen: Durchfall, Verstopfung, Blähungen.

Lokalisation: Drei Fingerbreit von der Mitte des Bauchnabels auf dem Bauchmuskel. Druckrichtung: Senkrecht auf den Bauchmuskel.

Achtung: Darf bei Schwangeren bis zur 36. Woche nicht angewendet werden

Mögliche Fernpunkte: Di 4 bei Verstopfung und Durchfall, Ma 36 bei Schmerzen im Bauchraum.

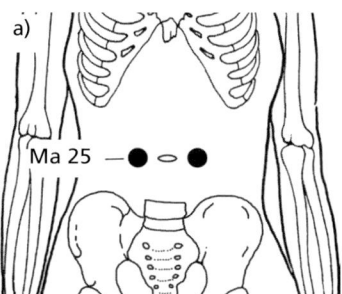
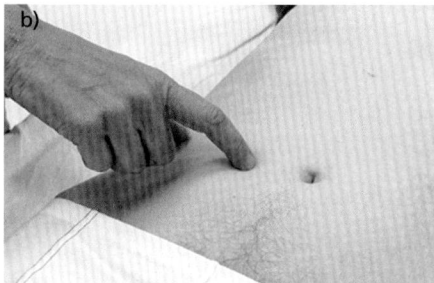

Abb. 16.10: Grafik Ma 25 (a) und Lokalisation Ma 25 (b)

Ma 36 »Drei Meilen des Fußes« (Fernpunkt)

Besonderheit: Regional wirksamer Punkt für den Oberbauch.

Wirkung: Beruhigt den *Geist*, wirkt allgemein stärkend, befreit den Oberbauch.

Indikationen: Übelkeit, erschwerte Nahrungsaufnahme, Schmerzen und Völlegefühl im Brustraum und Oberbauch, Schluckauf, Stauungen im Bauchraum, Durchfall, Unruhe, Kurzatmigkeit und Husten.

Lokalisation: Eine Handbreit (ohne Daumen) unterhalb der Unterkante der Kniescheibe. Das entspricht dem unteren Ende der Tuberositas tibiae, einer ungefähr drei Fingerbreit langen, rauen Stelle auf der vorderen Schienbeinkante. Von dort aus liegt der Punkt einen Fingerbreit seitlich der vorderen Schienbeinkante nach außen, am inneren Rand des M. tibialis anterior, dem Fußhebermuskel. Druckrichtung: zum Muskelrand.

Dauerstimulation: Punkt mit der Fingerkuppe ertasten und entlang einer Längslinie zwischen Knie und Knöchel feinlokalisieren. Kontrollieren, da sich auf der Linie etwas weiter unten Ma 37 befindet sowie weiter oben und außen Gb 34.

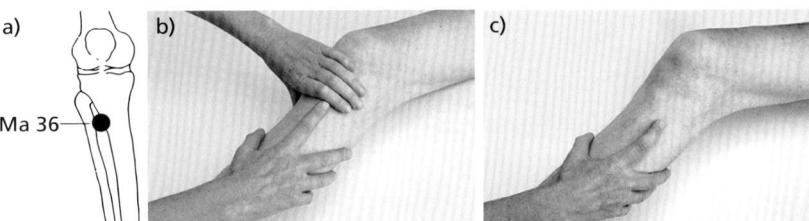

Abb. 16.11: Grafik Ma 36 (a), Lokalisation Ma 36 (b) und Dauerstimulation Ma 36 (c)

16 Punkte, Lokalisationen und Indikationen

Ma 40 »Reiche Wölbung« (Fernpunkt)

Wirkung: Wandelt *Schleim* und Feuchtigkeit um, beruhigt den *Geist*.

Indikationen: Eliminiert Schleim, egal wo. Wirksam auch bei Unruhe.

Lokalisation: In der Mitte zwischen Kniegelenk und Außenknöchel, zwei Querfinger von der vorderen Schienbeinkante seitlich nach außen auf dem M. tibialis anterior, dem Fußhebermuskel. Druckrichtung: auf den Muskelbauch. Am einfachsten ist dieser Punkt zu finden, wenn man den kleinen Finger einer Hand auf den höchsten Punkt des Außenknöchels und den anderen seitlich auf den Kniegelenksspalt legt. Wenn die Finger gespreizt werden, treffen sich die Daumen auf der Mitte des Unterschenkels. Auf dieser Höhe werden dann von der vorderen Schienbeinkante zwei Fingerbreit nach außen abgemessen. Achtung: Der Fußhebermuskel kann in diesem Bereich sehr ausgeprägt und fest sein und dadurch mit der Schienbeinkante verwechselt werden. Das führt dann zu einem anderen Punkt.

Dauerstimulation: Kontrollieren, da der Punkt sich etwas innerhalb und unterhalb Ma 39 befindet.

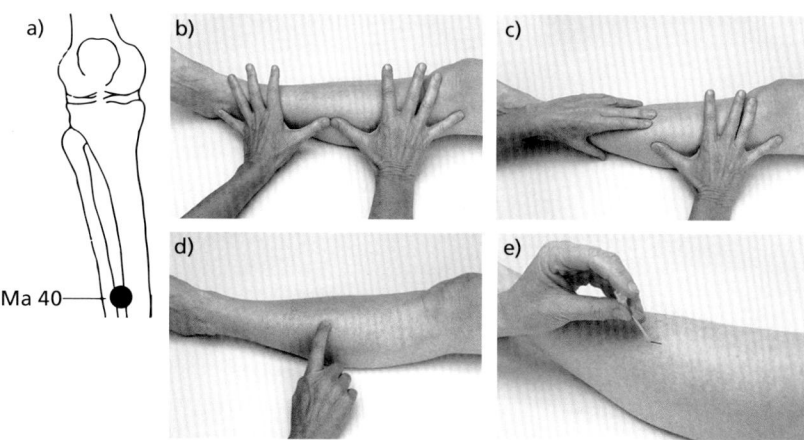

Abb. 16.12: Grafik Ma 40 (a), Lokalisation Ma 40 (b, c, d), Dauerstimulation Ma 40 (e)

16.4 Punkte der Milzleitbahn

Mi 6 »Treffen der drei Yin« (Fernpunkt)

Besonderheit: Regional wirksamer Punkt für das Becken.

Wirkung: Beruhigt den *Geist*, öffnet das kleine Becken, reguliert das Wasserlassen, stärkt die *Milz* und den *Magen*, harmonisiert die *Leber*.

Indikationen: Menstruationsschmerzen, Schmerzen im kleinen Becken, Harnverhalt, Ödeme in der unteren Körperhälfte, Durchfall, Angst und Unruhe, Schlaflosigkeit.

Lokalisation: Am Hinterrand des Schienbeins, eine Handbreit (ohne Daumen) senkrecht über dem höchsten Punkt des Innenknöchels, mit Druck in Richtung auf den Knochen. Dort mit der Fingerkuppe einhaken.

Dauerstimulation: Zunächst wird der Punkt wie oben mit der Fingerkuppe ertastet. Mit einer Knopfsonde oder einem Streichholz auf der Linie zwischen Innenknöchel und Knie in engen Abständen die Feinlokalisation vornehmen. Auf jeden Fall kontrollieren, da sich in der Nähe ein weiterer Punkt (Ni 7) befindet.

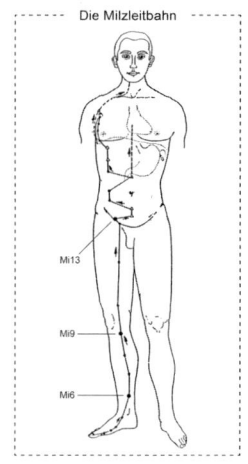

▶ Abb. 18.4 Milzleitbahn

Dieser Punkt darf bei Schwangeren bis zur 36. Woche nicht benutzt werden. Ansonsten »bei Frauenleiden immer gut«.

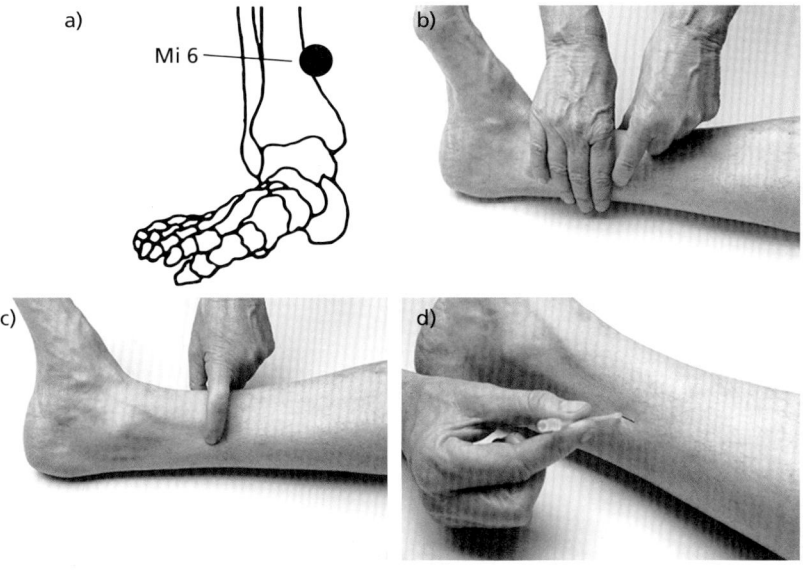

Abb. 16.13: Mi 6 Grafik (a), Mi 6 Lokalisation (b), Mi 6 (c) und Mi 6 Dauerstimulation (d)

Mi 9 »Yin Hügel-Quelle« (Fernpunkt)

Wirkung: Öffnet die Wasserwege.

Indikationen: Ödeme und Schwellung in den Beinen, erschwertes Wasserlassen.

Lokalisation: In einer Vertiefung zwischen dem inneren Gelenkkopf des Schienbeins, der Schienbeininnenkante und dem Wadenmuskel. Schrittweises Vorgehen:

1. Zur leichteren Lokalisation sollte das Bein angewinkelt werden, da es dadurch leichter ist, zwischen Knochen und Muskel zu greifen.
2. Eine Hand wird quer auf das Schienbein gelegt, sodass sie mit der unteren Spitze der Kniescheibe abschließt. Hinter dieser Handbreit (ohne Daumen) befindet sich die richtige Höhe. Das ist identisch mit der unteren Begrenzung der Tuberositas tibiae, einer länglichen rauen Stelle vorne auf der Schienbeinkante. (Fühlt sich an wie ein Waschbrett.)
3. Auf dieser Höhenlinie nach innen und eine Fingerbreite nach oben an der Innenkante des Schienbeins liegt der Punkt. Da er sich bei den meisten Menschen recht unangenehm anfühlt, gibt es eine klare Rückmeldung, wenn er getroffen worden ist. Das gilt auch für Patienten, die dort ein ausgeprägtes Ödem haben.

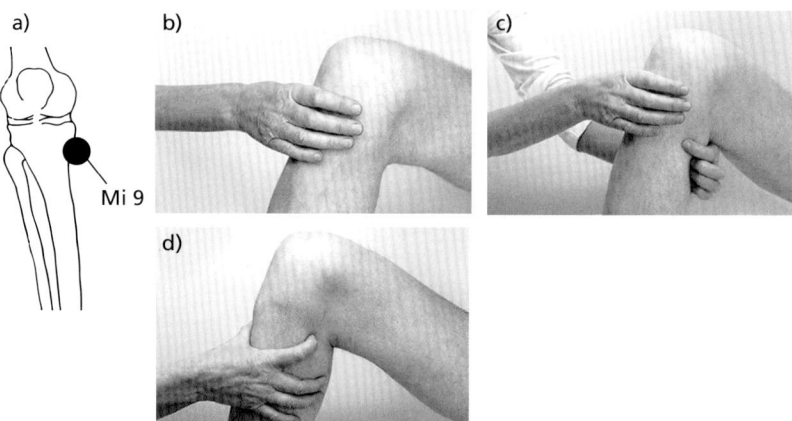

Abb. 16.14: Mi 9 Grafik (a), Mi 9 Lokalisation (b, c) und Mi 9 Knie innen (d)

Mi 13 »Bezirkshaus« (Lokalpunkt)

Wirkung: Reguliert das *qi*.

Indikationen: Bei allen Problemen im kleinen Becken, Ödeme in den Beinen, Völlegefühl im Bauchraum, Hüftgelenksbeschwerden, Schmerzen und Schwäche im unteren Rücken. Lumbago und Ischialgie, wenn im Bereich des Punktes eine Tonuserhöhung tastbar ist.

Lokalisation: Zwei Fingerbreit oberhalb der Schambeinoberkante und etwas mehr als eine Handbreit (ohne Daumen) nach außen auf dem Leistenband. Schrittweises Vorgehen:

1. Eine Hand legt sich flächig auf den Bauch und fährt von dort so weit nach unten, bis die Handkante an die Oberkante des Schambeins stößt.
2. Von dort werden zwei Fingerbreit nach oben und auf der Höhe etwas mehr als eine Handbreit nach außen abgemessen. Druckrichtung: auf das Leistenband.

Hinweis: Wird ein Puls unter dem Finger gespürt, liegt dieser etwas zu weit zur Körpermitte. Wird ein Knochen wahrgenommen, liegt der Finger zu weit nach außen. Manchmal ist das Leistenband sehr fest und fühlt sich »knochenhart« an, dann wird zur genaueren Klärung achtsam getastet.

Mögliche Fernpunkte: Mi 6 und 9.

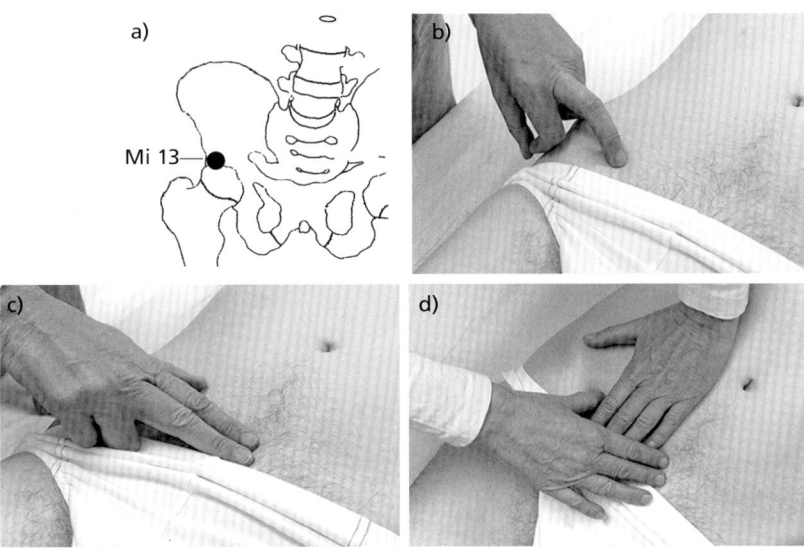

Abb. 16.15: Mi 13 Grafik (a), Mi 13 (b) und Mi 13 Lokalisation (c, d)

16.5 Punkte der Herzleitbahn

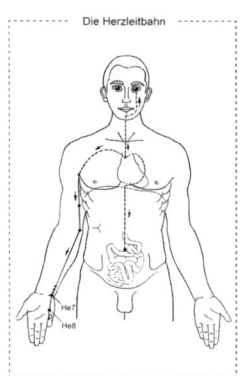

▶ Abb. 18.5 Herzleitbahn

He 7 »Tor des Geistes« (Fernpunkt)

Wirkung: Beruhigt und befriedet den *Geist*.

Indikationen: Akute Angst und Unruhe, Herzklopfen, Desorientiertheit (auch Demenz), Schlaflosigkeit, Alpträume, Jucken, Manie.

Lokalisation: Liegt auf der Innenseite der Handgelenksbeugefalte, in Verlängerung der Ringfingerseite kleinen Fingers. Um diesen Punkt zu lokalisieren, gibt es zwei Möglichkeiten:

1. Ein Finger zieht vom der Ringfingerseite des Kleinfinger zwischen 4. und 5. Mittelhandkochens Richtung Handgelenk und fällt dann automatisch in den Handgelenksspalt. Dort hakt sich der Finger etwas auf der Innenseite des Gelenks Richtung Erbsenbein. Der Punkt liegt unter der Sehne. Er kann von der Innenseite oder Außenseite der Sehne lokalisiert werden, je nachdem wo er besser spürbar ist.
2. Zur Dauerstimulation des Punktes wird dieser möglichst mit Rückmeldung des Patienten aufgesucht. Zur Feinlokalisation mit dem Streichholz oder einer Knopfsonde entlang des Gelenkspalts »staken«.

Da sich auf der Rück- sprich Außenseite des Gelenkes ein Punkt der Dünndarmleitbahn (Dü 4) befindet, ist es wichtig, darauf zu achten, den Punkt auf jeden Fall im Bereich der Innenseite des Gelenkspaltes zu halten.

16.5 Punkte der Herzleitbahn

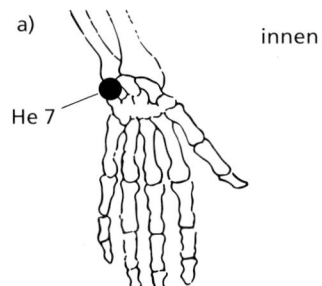

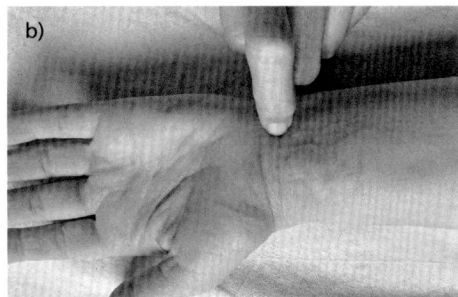

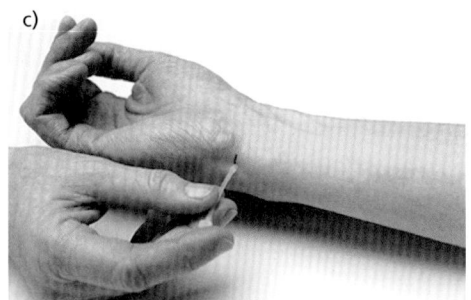

Abb. 16.16:
He 7 Grafik (a), He 7 Lokalisation (b) und He 7 Dauerstimulation (c)

16 Punkte, Lokalisationen und Indikationen

He 8 »Residenz des kleinen Yin« (Fernpunkt)

Wirkung: Beseitigt *Hitze* aus dem *Herzen*, beruhigt den *Geist*.

Indikationen: Herzklopfen, Angst und Unruhe, Brustschmerzen.

Lokalisation: Auf der Handinnenfläche zwischen dem vierten und fünften Mittelhandknochen, dort wo der kleine Finger zu liegen kommt, wenn man eine Faust macht. Druckrichtung: Zwischen die Mittelhandknochen.

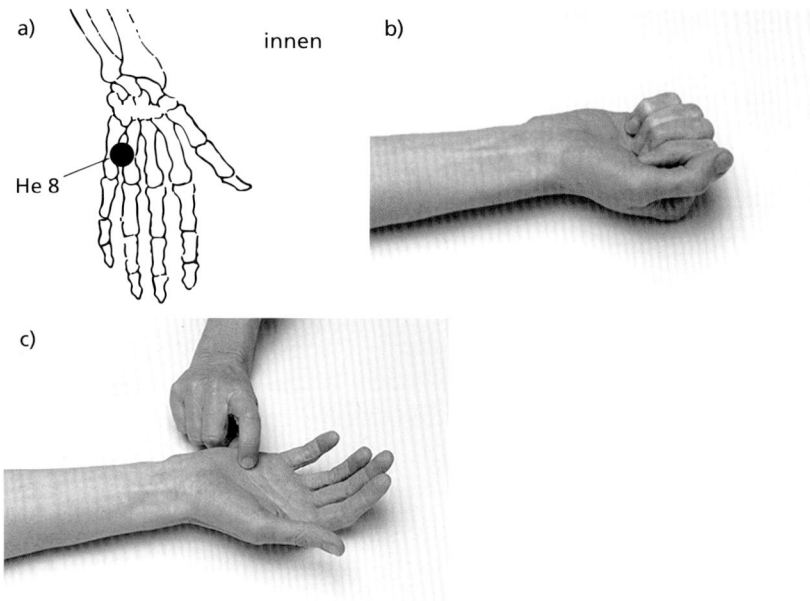

Abb. 16.17: He 8 Grafik (a), He 8 Lokalisation (b) und He 8 (c)

16.6 Punkte der Dünndarmleitbahn

Dü 3 »Hinterer Fluss« (Fernpunkt)

Wirkung: Unterstützt Nacken und Rücken, Beruhigt den *Geist*.

Indikationen: Rücken- und Nackenbeschwerden.

Lokalisation: Der Punkt liegt im Bereich der Handkante, handgelenkwärts vom Köpfchen des fünften Mittelhandknochens. Am Ende der Handquerfalte bei halb geballter Faust an der Grenze der weißen zur pigmentierten Haut. Druckrichtung: Circa 45° zum Köpfchen des fünften Mittelhandknochens.

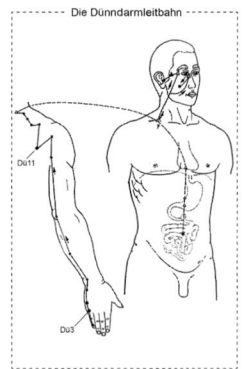

▶ Abb. 18.6 Dünndarmleitbahn

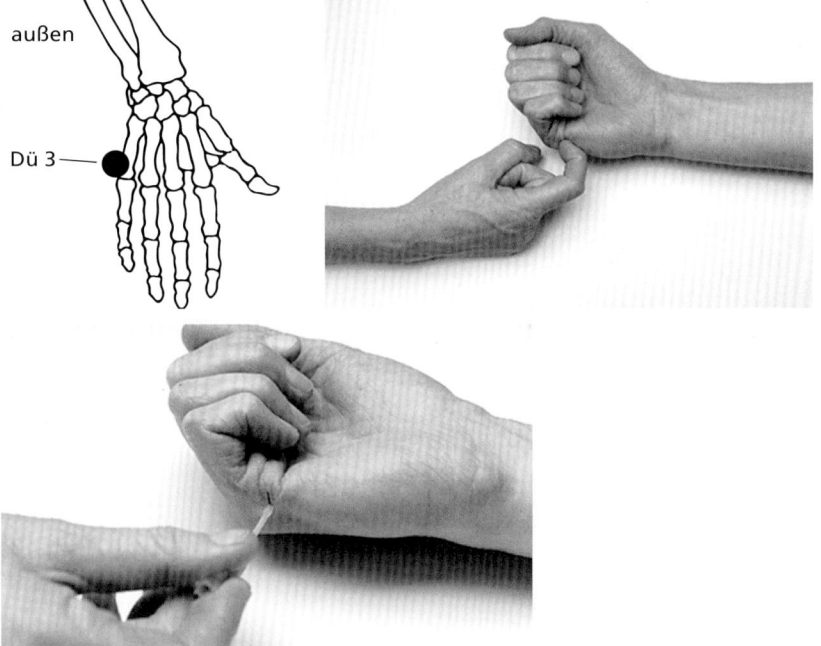

Abb. 16.18: Dü 3 Grafik (a), Dü 3 (b) und Dü 3 Dauerstimulation (c)

Dauerstimulation bei Lumbalpunktionen: Der Punkt wird zuerst wie beschrieben mit der Fingerkuppe ertastet. Die Feinlokalisation erfolgt im Verlauf der Handgelenksquerfalte.

Dü 11 »Himmlische Zuordnung« (Fernpunkt)

Besonderheit: Regional wirksamer Punkt für die Schulter.

Wirkung: Aktiviert die Leitbahn.

Indikationen: Probleme in Schulter und Arm.

Lokalisation: Im Zentrum des Schulterblattes in einer Mulde auf der Hälfte der Verbindungslinie zwischen dem oberen Rand des Schulterblattes und der Schulterblattspitze. Zur Lokalisation wird das Schulterblatt in die gespreizte Hand genommen, sodass Daumen und Kleinfinger an dem oberen Rand der Schulterblattgräte beziehungsweise an der Schulterblattspitze liegen. Dadurch fällt der Mittelfinger automatisch auf Höhe der Schulterblattmitte in die Nähe der Wirbelsäule. Mit leicht aufgestelltem Mittelfinger wird die Hand nach außen gezogen, bis der Mittelfinger im Zentrum des Schulterblattes landet. Der Punkt ist sehr klein, aber wenn er getroffen wird, ist er deutlich zu spüren.

Dauerstimulation: Bei akutem Schulter-Arm-Syndrom.

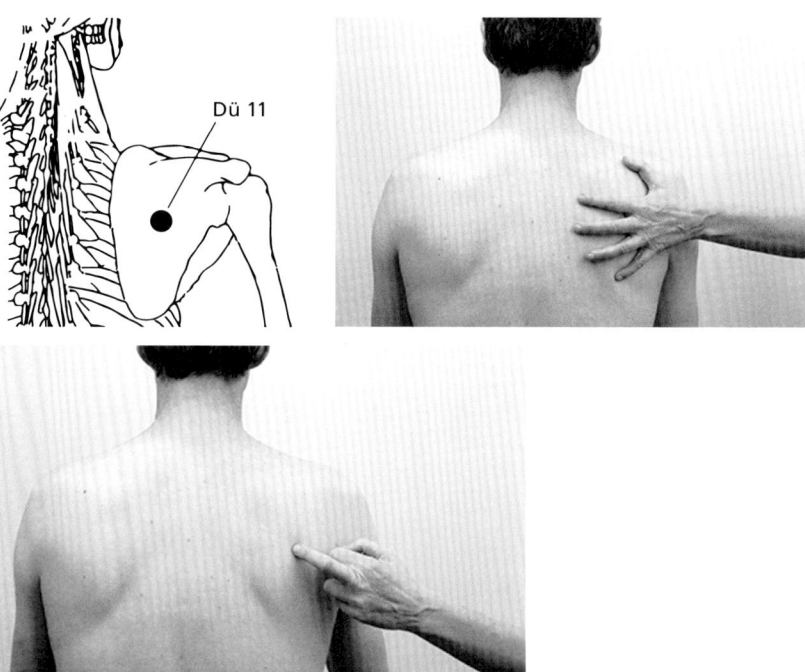

Abb. 16.19: Dü 11 Grafik (a), Dü 11 Lokalisation (b) und Dü 11 (c)

16.7 Punkte der Blasenleitbahn

Bl 10 »Himmelspfeiler« (Lokalpunkt)

Wirkung: Unterstützt den Kopf, beruhigt den *Geist*.

Indikationen: HWS-Syndrom, Bewegungseinschränkung in der Kopfdrehung, Kopfschmerzen, Schwindel, allgemeine Anspannung, Angst und Unruhe, Krampfanfälle, Spastik, Rigor, Tremor.

Lokalisation: liegt 1,5 Fingerbreit unterhalb der Schädelbasis am Außenrand des Musculus Trapezius.

Mögliche Fernpunkte: 3E 5 als regional wirksamer Fernpunkt für den Trapeziusrand, Bl 40 und 60.

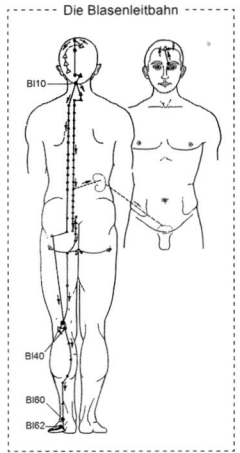

▶ Abb. 18.7 Blasenleitbahn

Abb. 16.20: „Himmelspfeiler"

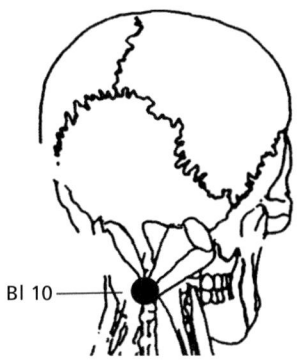
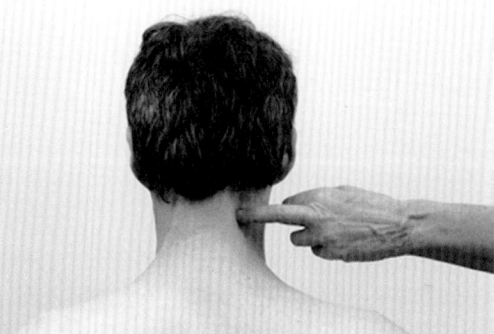

Bl 13 »Zustimmungspunkt der Lunge« (Lokalpunkt)

Wirkung: Tonisiert die *Lunge*.

Indikationen: Husten, Atemnot, Kurzatmigkeit, Schmerzen im Brustraum, Verschleimung in der Lunge, Schmerzen in der Brustwirbelsäule, Schulterschmerzen.

Lokalisation: Seitlich des Unterrandes des dritten Brustwirbeldornfortsatzes, am Innenrand des Rückenstreckers.

Lokalisation im Sitzen: Die Hand fährt gerade unter den Rücken, sodass bei gespreizter Hand die Daumenkuppe an der Schulterblattgräte (Mitte) liegt und die Kleinfingerkuppe an der unteren Spitze des Schulterblatts. Der Mittelfinger landet dann automatisch an der Wirbelsäule und liegt am Unterrand des vierten Brustwirbeldornfortsatzes. Von dort aus wandert der Mittelfinger über den Dornfortsatz nach oben und gelangt dadurch an den Unterrand des dritten Brustwirbeldornfortsatzes. Der Mittelfinger wird leicht aufgestellt und dann ein wenig nach außen gezogen, um so an den Innenrand des Rückenstreckers zu gelangen. Diese Vorgehensweise ist im Sitzen und Liegen gleich.

Lokalisation im Liegen: Wird der Punkt im Liegen aufgesucht, fährt die Hand unter dem Bettlaken unter den Rücken. Mit der anderen Hand kann das Laken strammgezogen und der Patient kann damit ein wenig angehoben werden.

Mögliche Fernpunkte: Bl 40 und 60, Pe 6 als regional wirksamer Fernpunkt für den Brustkorb, Lu 7 bei Husten und Atemnot, Ma 40 bei festsitzendem Schleim in der Lunge.

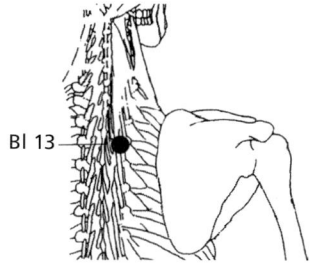

Abb. 16.21: Grafik Bl 13

Bl 14 »Zustimmungspunkt der jueyin-Schicht« (Lokalpunkt)

Wirkung: Reguliert das *Herz*, befreit den Brustkorb.

Indikationen: Husten, Kurzatmigkeit, Herzschmerzen, Enge und Beklemmung im Brustraum, Schmerzen im Brustraum, Angst und Unruhe.

Lokalisation: Seitlich des Unterrandes des vierten Brustwirbeldornfortsatzes, am Innenrand des Rückenstreckers.

Lokalisation im Sitzen: Die Hand fährt seitlich unter den Rücken, sodass bei gespreizter Hand die Daumenkuppe an der Schulterblattgräte (Mitte) liegt und die Kleinfingerkuppe an der unteren Spitze des Schulterblatts. Der Mittelfinger landet dann automatisch an der Wirbelsäule und liegt am Unterrand des vierten Brustwirbeldornfortsatzes. Der Mittelfinger wird leicht aufgestellt und dann ein wenig nach außen gezogen, um so an den Innenrand des Rückenstreckers zu gelangen. Diese Vorgehensweise ist im Sitzen und Liegen gleich.

Lokalisation im Liegen: Wird der Punkt im Liegen aufgesucht, fährt die Hand unter dem Bettlaken unter den Rücken. Mit der anderen Hand kann das Laken strammgezogen und der Patient kann damit ein wenig angehoben werden.

Mögliche Fernpunkte: Bl 40 und 60, Pe 6 als regional wirksamer Fernpunkt für den Brustkorb, He 7 und 8 sowie Pe 7 bei Angst, Unruhe und Schmerz.

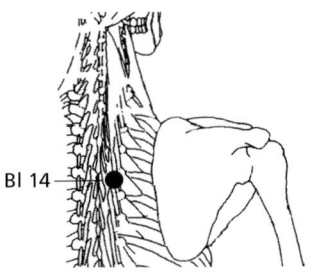

Abb. 16.22: Grafik Bl 14

Bl 15 »Zustimmungspunkt des *Herzens*« (Lokalpunkt)

Wirkung: Reguliert das *Herz*, beruhigt den *Geist*, befreit den Brustraum.

Indikationen: Husten, Herzschmerzen, Engegefühl im Brustraum, Schlaflosigkeit, Demenz.

Lokalisation: Seitlich des Unterrandes des fünften Brustwirbeldornfortsatzes, am Innenrand des Rückenstreckers.

Lokalisation im Sitzen: Die Hand fährt gerade seitlich unter den Rücken, sodass bei gespreizter Hand die Daumenkuppe an der Schulterblattgräte (Mitte) liegt und die Kleinfingerkuppe an der unteren Spitze des Schulterblatts. Der Mittelfinger landet dann automatisch an der Wirbelsäule und liegt am Unterrand des vierten Brustwirbeldornfortsatzes. Von dort aus wandert der Mittelfinger über den Dornfortsatz nach unten und gelangt dadurch an den Unterrand des fünften Brustwirbeldornfortsatzes. Der Mittelfinger wird leicht aufgestellt und dann ein wenig nach außen gezogen, um so an den Innenrand des Rückenstreckers zu gelangen. Diese Vorgehensweise ist im Sitzen und Liegen gleich.

Lokalisation im Liegen: Wird der Punkt im Liegen aufgesucht, fährt die Hand unter dem Bettlaken unter den Rücken. Mit der anderen Hand kann das Laken strammgezogen und der Patient kann damit ein wenig angehoben werden.

Mögliche Fernpunkte: Bl 40 und 60, Pe 6 als regional wirksamer Fernpunkt für den Brustkorb, He 7 und 8 sowie Pe 7 bei Angst, Unruhe und Schmerz.

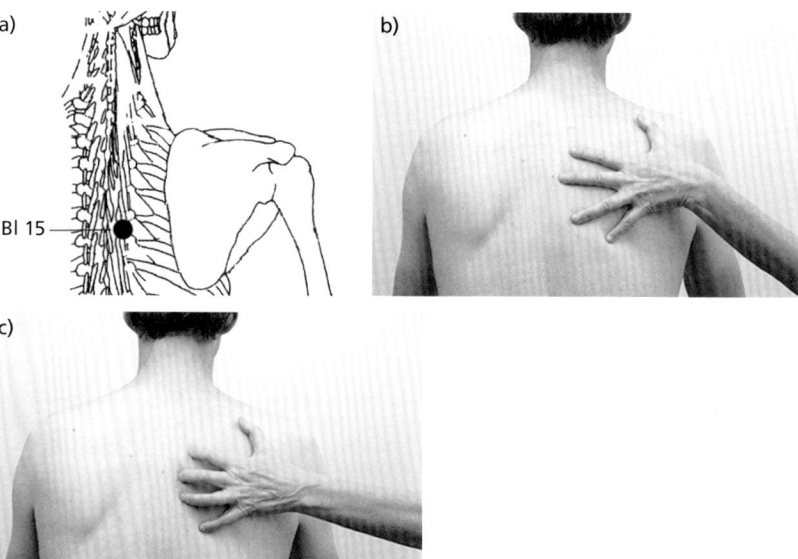

Abb. 16.23: Bl 15 Grafik (a), Bl 15 Lokalisation (b) und Bl 13–15 (c)

16.7 Punkte der Blasenleitbahn

Bl 40 »Unterstützende Mitte« (Fernpunkt)

Besonderheit: Regional wirksamer Punkt für den Rücken.

Wirkung: Unterstützt den Rücken.

Indikationen: Schmerzen und Schwäche im unteren Rücken – dabei wir eine Hand flächig in den Rücken gelegt – Bewegungseinschränkung in der Hüfte, Schmerzen und Kontraktion im Knie, erschwertes Wasserlassen.

Lokalisation: Im Zentrum der Kniekehle. In Rückenlage, bei leicht gebeugtem Knie legt sich ein Finger in das Zentrum der Kniekehle. Danach wird das Knie langsam ausgestreckt. Druckrichtung: Richtung Kniescheibe.

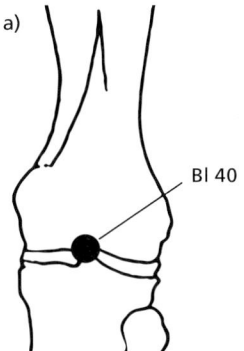
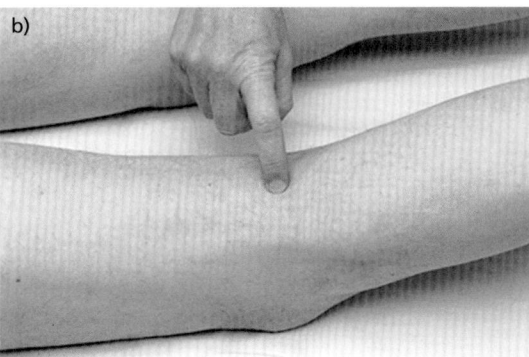

Abb. 16.24: Bl 40 Grafik (a) und Bl 40 (b, Abb. in Bauchlage, Punkt wird in Rückenlage gehalten)

16 Punkte, Lokalisationen und Indikationen

Bl 60 »Kunlun-Berge« (Fernpunkt)

Besonderheit: Regional wirksamer Punkt für den Rücken.

Wirkung: Aktiviert die Leitbahn, unterstützt den Rücken.

Indikationen: Rücken-, Kopfschmerzen, Schwindel, HWS-Syndrom, Bewegungseinschränkung in der Schulter.

Lokalisation: Im Zentrum der Mulde zwischen dem höchsten Punkt des Außenknöchels und dem äußeren Rand der Achillessehne. Dort wird ein Finger oder der Daumen eingehakt, wie bei Ni 3 dem Punkt auf der Innenseite.

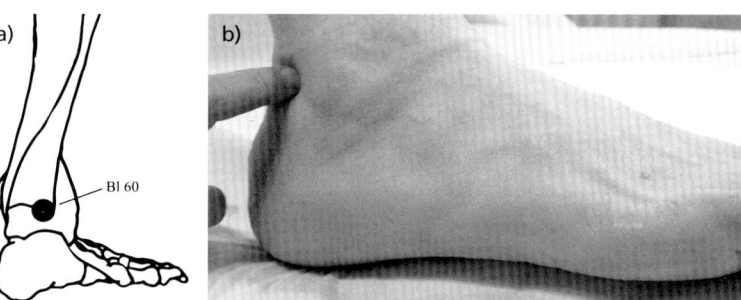

Abb. 16.25: Bl 60 Grafik (a) und Bl 60 Lokalisation (b)

Bl 62 »Shenmai« (Fernpunkt)

Wirkung: Beruhigt inneren Wind und beseitigt äußeren Wind, Beruhigt den *Geist*, aktiviert die Leitbahn und erleichtert Schmerz

Indikation: Rücken-, Kopfschmerz, Schwindel, Steifheit des Nackens und Rückens.

Lokalisation: ca. 1 Fingerbreite senkrecht unterhalb des Außenknöchels.

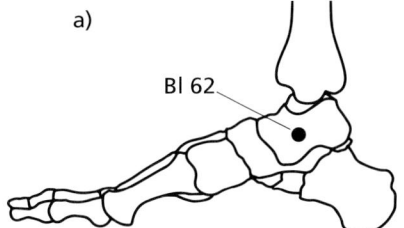 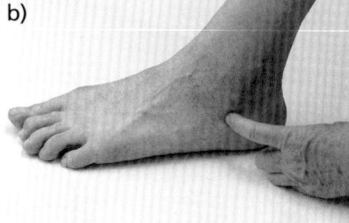

Abb. 16.26: Bl 62 Grafik (a) und Bl 62 (b)

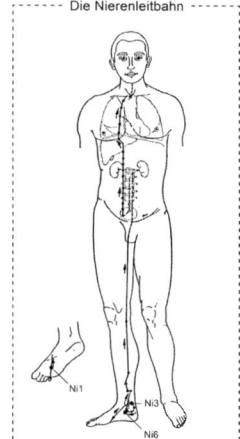

▶ Abb. 18.8 Nierenleitbahn

16.8 Punkte der Nierenleitbahn

Ni 1 »Sprudelnde Quelle« (Fernpunkt)

Wirkung: Führt Fülle aus dem Kopf nach unten, beruhigt den *Geist*, stellt das Bewusstsein wieder her.

Indikationen: Angst, Unruhe, Schlaflosigkeit, Desorientiertheit (auch Demenz), bei Krampfanfällen, wenn alle anderen Punkte keine Wirkung zeigen

Lokalisation: In einer Vertiefung zwischen dem vorderen und mittleren Drittel der Fußsohle zwischen dem zweiten und dem dritten Mittelfuß-Zehen-Gelenk. Druckrichtung: Fußsohle.
Dieser Punkt lässt sich im Liegen gut mit dem Daumen halten, der Rest der Hand liegt dann auf dem Fußrücken. Im Sitzen legt sich der Mittelfinger in die Grube auf der Fußsohle, die übrige Hand legt sich um den Fuß.

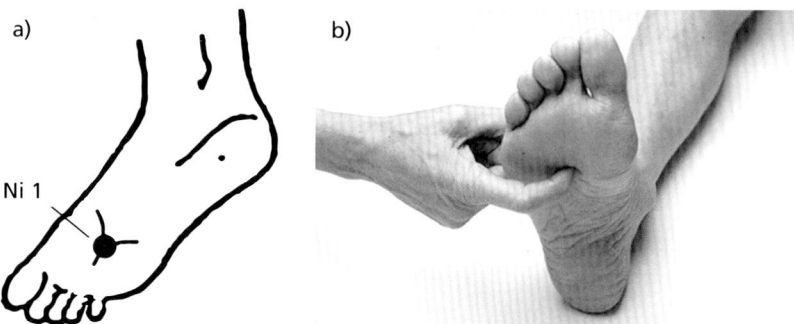

Abb. 16.27: Ni 1 Grafik (a) und Ni 1 Lokalisation (b)

Ni 3 »Großer Wildbach« (Fernpunkt)

Wirkung: Nährt die *Nieren* und klärt *Leere-Hitze*.

Indikationen: Schlaflosigkeit, intensives Träumen, schlechtes Gedächtnis, Schmerzen und Schwäche im unteren Rücken – dabei wir eine Hand flächig in den Rücken gelegt.

Lokalisation: Mitten zwischen dem höchsten Punkt des Innenknöchels und der Achillessehne, dort wo ein Puls spürbar ist. Hier können sich Daumen oder Mittelfinger einhaken, sodass der Druck in die Tiefe zwischen Knochen und Sehne geht.

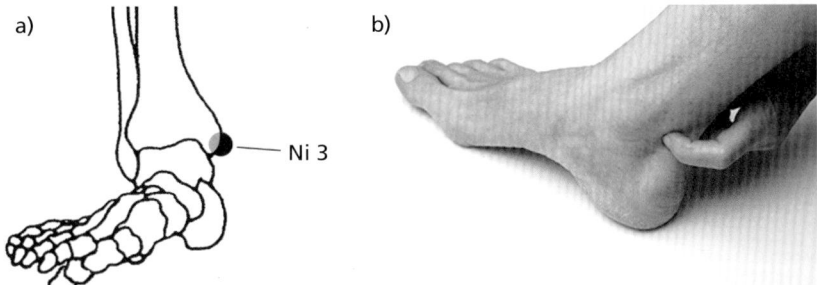

Abb. 16.28: Ni 3 Grafik (a) und Ni 3 Lokalisation (b)

16 Punkte, Lokalisationen und Indikationen

Ni 6 »Leuchtendes Meer« (Fernpunkt)

Wirkung: Nährt die *Nieren* und klärt *Leere-Hitze*.

Indikationen: Angst, Unruhe, Schlaflosigkeit, Alpträume, Ödeme in den Beinen.

Lokalisation: Senkrecht unterhalb der Mitte des Innenknöchels in einer Vertiefung ein Finger- bis Daumenbreit unterhalb seiner Unterkante auf dem Fersenbein. Druckrichtung: zum Knochen. Dieser Punkt ist sehr klein, aber wenn er gefunden wurde, ist er meist deutlich spürbar.

Dauerstimulation: Zuerst wird der Punkt wie oben beschrieben mit der Fingerkuppe ertastet. Anschließend wird mit einer Knopfsonde oder einem Streichholz kreisförmig fein lokalisiert.

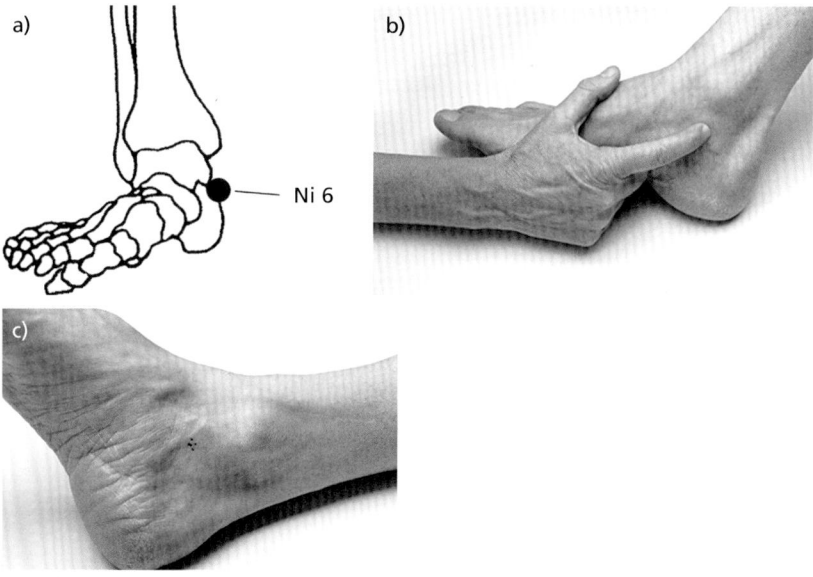

Abb. 16.29: Ni 6 Grafik (a), Ni 6 (b) und Ni 6 Bereich Dauerstimulation (c)

16.9 Punkte der Pericardleitbahn

Pe 5 „Vermittler" (Fernpunkt)

Wirkung: Wandelt Schleim um, beruhigt den *Geist*, reguliert den Magen.

Indikation: Schleim besonders in der oberen Körperhälfte, Übelkeit Erbrechen, Unruhe.

Lokalisation: eine Handbreit von der Handgelenksbeugefalte auf der Innenseite des Unterarms.

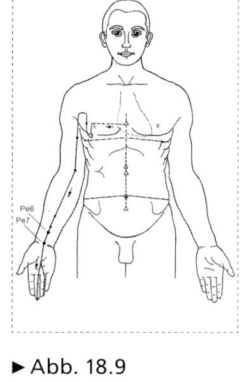

▶ Abb. 18.9 Pericardleitbahn

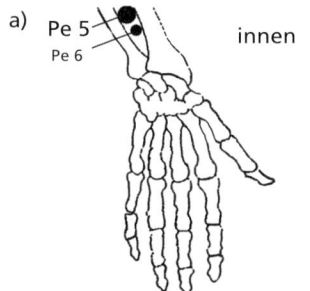
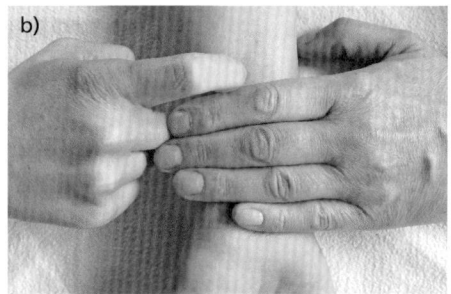
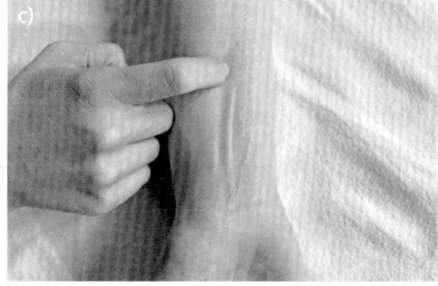

Abb. 16.30:
Pe 5 Grafik (a), Pe 5 Lokalisation (b) und Pe 5 (c)

Pe 6 »Inneres Tor« (Fernpunkt)

Besonderheit: Regional wirksamer Fernpunkt für den Brustraum.

Wirkung: Harmonisiert das *Herz* und beruhigt den *Geist*, harmonisiert den *Magen*.

Indikationen: Angst und Unruhe, Atemnot, Kreislaufinstabilität, Reise-, Schwangerschafts- und medikamentenbedingte Übelkeit und Erbrechen, Schmerzen im Oberbauch, erschwerte Nahrungsaufnahme, Schluckauf.

Lokalisation: Drei Fingerbreit von der inneren Handgelenksfalte entfernt mittig auf der Innenseite des Unterarms zwischen den dort verlaufenden Sehnen. Druckrichtung: in die Tiefe, wo oft eine kleine Vertiefung gespürt wird. Wird der Punkt mit der Daumenkuppe lokalisiert, sollte diese quergestellt sein, damit sie in der Tiefe zwischen den Knochen landen kann.

Dauerstimulation: Zunächst wird der Punkt, wie oben beschrieben, unter Rückmeldung des Patienten mit der Fingerkuppe lokalisiert und mit dem Nagel leicht markiert. Dafür ist es wichtig, dass der Arm und die Hand entspannt liegen, damit der Punkt gespürt werden kann. Zum Ausmessen des Abstands vom Handgelenk aus muss sich dieses in einer Mittelposition befinden. Anschließend wird auf einer Linie zwischen Handgelenk und Ellbogen per Feinlokalisation der Punkt genau lokalisiert und markiert. Da sich etwas weiter ellbogenwärts ein weiterer Punkt befindet (Pe 5), muss noch einmal kontrolliert werden. Sollte der markierte Punkt zu weit Richtung Ellbogen erscheinen, wird eine weitere Feinlokalisation Richtung Handgelenk vorgenommen. Findet sich auf diesem Weg noch ein Punkt, handelt es sich um Pe 6, da sich der nächste (Pe 7) erst wieder direkt in der Handgelenksspalte befindet.

16.9 Punkte der Pericardleitbahn

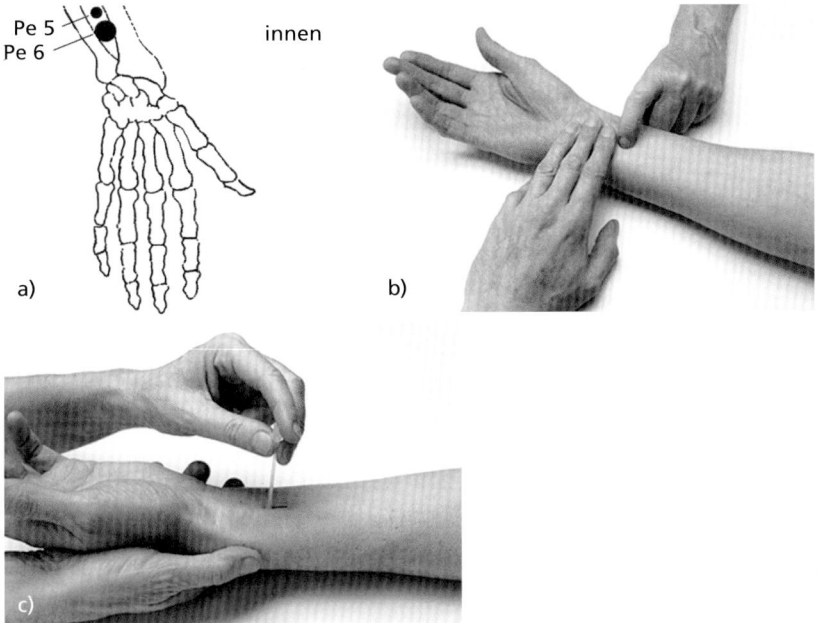

Abb. 16.31: Pe 6 Grafik (a), Pe 6 Lokalisation (b) und Pe 6 Dauerstimulation (c)

Pe 7 »Großer Hügel« (Fernpunkt)

Wirkung: Klärt Hitze aus dem *Herzen* und beruhigt den *Geist*.

Indikationen: Angst, Unruhe, Herzklopfen, Völlegefühl und Schmerzen im Brustkorb, übermäßiges Lachen.

Lokalisation: Auf der Innenseite des Unterarms in der Mitte der Handgelenksbeugefalte in Verlängerung des Mittelfingers. Druckrichtung: In den Gelenkspalt.

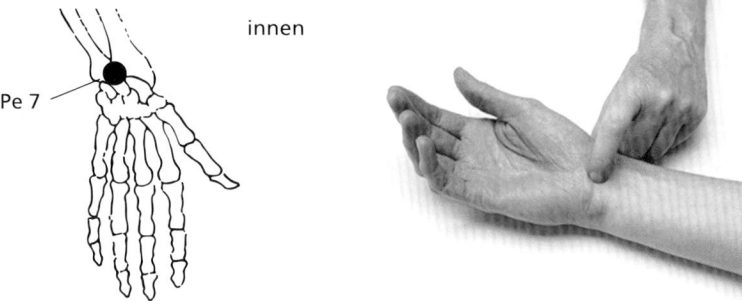

Abb. 16.32: Pe 7 Grafik (a) und Pe 7 (b)

16.10 Punkte der dreifachen Erwärmerleitbahn

3E 5 »Äußeres Tor« (Fernpunkt)

Besonderheit: Regional wirksamer Fernpunkt für den seitlichen Nacken und den Trapeziusrand vom Hinterhaupt über die äußere Schulter und entlang der Außenseite des Arms.

Wirkung: Aktiviert die Leitbahn und lindert Schmerz.

Indikationen: Schmerzen und Steifheit in Schulter und Nacken, Kopfschmerzen.

Lokalisation: Drei Fingerbreit vom Handgelenk entfernt, mittig auf der Außenseite des Unterarms zwischen Elle und Speiche. Wird der Punkt mit der Daumenkuppe lokalisiert, sollte diese quergestellt sein, damit sie in der Tiefe zwischen den Knochen landen kann. Druckrichtung: Zwischen Elle und Speiche.

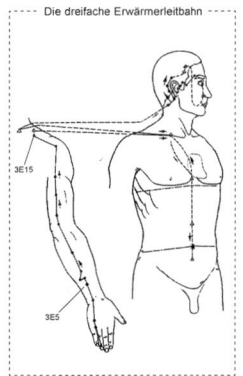

▶ Abb. 18.10 Dreifache Erwärmerleitbahn

Dauerstimulation: Bei akuter Steifigkeit im seitlichen Nacken, Schulter-Arm-Syndrom, Schmerzen oder Bewegungseinschränkungen im Bereich der Flanke.

Die Hand und das Handgelenk des Patienten liegen entspannt auf einer Unterlage und das Handgelenk ist in seiner Mittelstellung. Der Punkt wird mit der Fingerkuppe ertastet und zwischen Elle und Speiche entlang einer Längslinie zwischen Handgelenk und Ellbogen feinlokalisiert. Kontrollieren, da etwas weiter Richtung Ellbogen der Punkt 3E 6 liegt.

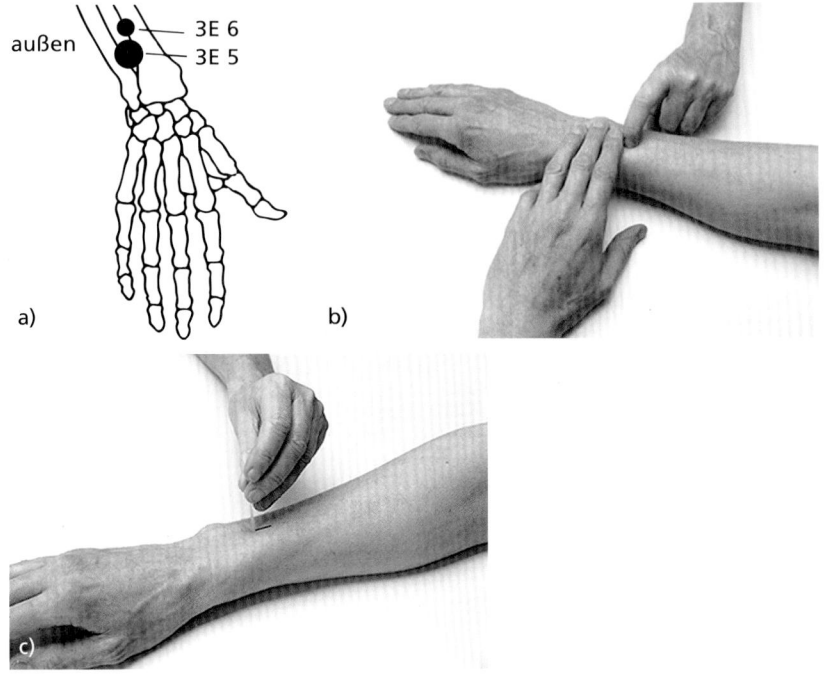

Abb. 16.33: 3E 5 Grafik (a), 3E 5 Lokalisation (b) und 3E 5 Dauerstimulation (c)

3E 15 »Himmelsspalte« (Lokalpunkt)

Wirkung: Aktiviert die Leitbahn und lindert Schmerz.

Indikationen: Schulterschmerzen, Schulter-Arm-Syndrom, Bewegungseinschränkungen in Schulter und Arm, Kopfschmerzen, Anspannung, Atemnot.

Lokalisation: An der inneren oberen Schulterblattecke, der Punkt liegt von Gb 21 eine Daumenbreit nach hinten und eine Daumenbreit nach innen. Druckrichtung: Zum inneren oberen Schulterblattwinkel. Hier bietet es sich an, den Punkt mit der Daumenkuppe zu halten, sowohl wenn der Patient sitzt, als auch wenn er liegt. Der Rest der Hand liegt mit leichtem Kontakt am Körper.

Mögliche Fernpunkte: 3E 5, Gb 34, Gb 41

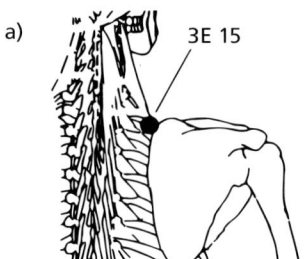
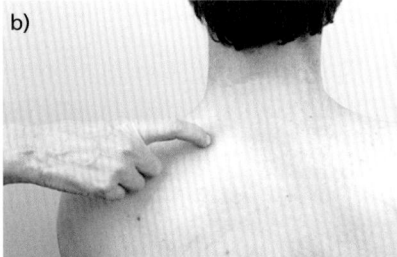

Abb. 16.34: 3E 15 »Himmelsspalte«

16.11 Punkte der Gallenblasenleitbahn

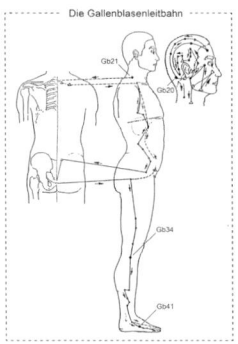

▶ Abb. 18.11 Gallenblasenleitbahn

Abb. 16.35: »Wind-Teich«

Gb 20 »Wind-Teich« (Lokalpunkt)

a)
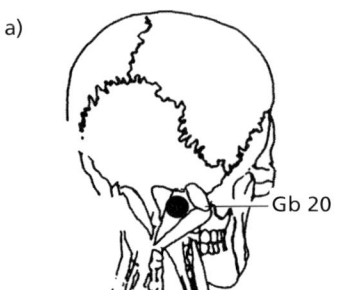

b)
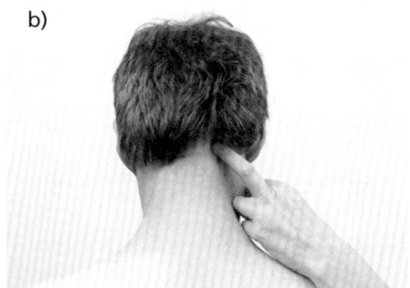

Wirkung: Unterstützt den Kopf und die Augen.

Indikationen: Kopfschmerzen, Sehstörungen, Einschränkung in der Rotation des Kopfes und der Halswirbelsäule, Schlaflosigkeit, Angst, Unruhe, Schmerz, Spastik, Rigor, Tremor.

Lokalisation: In einer Vertiefung am Unterrand der Schädelbasis zwischen Sternocleido- und Trapezmuskel (ca. drei Fingerbreit außerhalb der Körpermitte). Druckrichtung: Sanft um das Hinterhaupt nach innen oben. Dadurch liegen die Finger in der Mitte des oben beschriebenen Muskeldreiecks. Im Liegen ziehen die Mittelfinger vom Kopfende aus von Bl 10 weiter nach oben und runden sich in die oben beschriebene Vertiefung hinein. Auch im Sitzen ziehen die Mittelfinger nach oben bis zum Hinterhaupt. Dort drehen sich die Hände so, dass die Handflächen sich zu Schalen formen und zum Himmel zeigen. Die Handgelenke sind in einer mittleren Stellung. Mittel- und/oder Zeigefinger runden sich um das Hinterhaupt herum in die Muskellücke. Der Patient legt den Kopf ein wenig in den Nacken, damit dieser auf den Fingerkuppen ruht.

Mögliche Fernpunkte: 3E 5 als regional wirksamer Fernpunkt für den Nacken, Gb 34, Gb 41

Gb 21 »Schulter-Brunnen« (Lokalpunkt)

Wirkung: Aktiviert die Leitbahn und lindert Schmerz.

Indikationen: Schulterschmerzen, Schulter-Arm-Syndrom, Bewegungseinschränkungen in Schulter und Arm, Kopfschmerzen, Anspannung, Atemnot, Ödeme in der oberen Körperhälfte, Angst, Unruhe, Schmerz.

Lokalisation: Auf der höchsten Erhebung der Schulter in der Mitte zwischen dem Dornfortsatz des siebten Halswirbels und dem Akromion, d.h. der äußeren Schulterecke. Liegt der Träger einer Tasche oder eines Rucksacks auf diesem Punkt, fühlt sich das unangenehm an. Druckrichtung: Füße.

Hinweis: Bei sehr kräftigen, adipösen oder auch muskulösen Patienten wirken die Schultern sehr breit, was dazu verleitet, den Punkt zu weit außen zu lokalisieren.

Wird der Punkt bei einem Patienten im Sitzen lokalisiert, bietet es sich an, mit dem Mittel- und/oder dem Zeigefinger zu arbeiten. Diese werden mit den Kuppen auf den Punkt gelegt. Die übrige Hand liegt leicht mit am Körper. Im Liegen bietet sich bei der Arbeit vom Kopfende aus die Daumenkuppe an, auch dabei liegen die restlichen Finger leicht mit am Körper.

Mögliche Fernpunkte: 3E 5 als regional wirksamer Fernpunkt für den Trapeziusrand, Dü 11 als regional wirksamer Punkt für die Schulter, Gb 34, Gb 41.

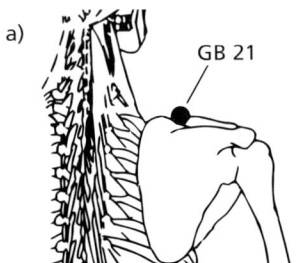
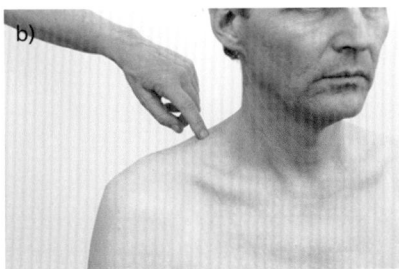

Abb. 16.36: »Schulter-Brunnen«

Gb 34 »Quelle am Yang Hügel« (Fernpunkt)

Besonderheit: Gb 34 kann zu allen Lokalpunkten zur Senkung des Muskeltonus und bei Spastik allein gehalten werden.

Wirkung: Unterstützt die Sehnen und Gelenke.

Indikationen: Verspannungen, Muskelkontrakturen, Krämpfe, Spastik.

Lokalisation: Vor und unterhalb des Wadenbeinköpfchens in einer Mulde zwischen Schien- und Wadenbein. Um diesen Punkt aufzusuchen, gibt es zwei Möglichkeiten:

1. Eine Hand legt sich mit abgespreiztem Daumen unterhalb des gebeugten Knies vorn auf den Unterschenkel, sodass der Daumen auf der Außenseite des Beins auf dem Wadenbeinköpfchen zu liegen kommt. Achtung: Das Wadenbeinköpfchen liegt weiter unten und außen als häufig angenommen. Vom Wadenbeinköpfchen zieht der Daumen nach vorne und unten und fällt so in eine Mulde zwischen Schien- und Wadenbein. Die Druckrichtung führt leicht nach oben in den Winkel, der sich durch das Zusammentreffen der Knochen bildet.
2. Der Daumen fährt die äußere seitliche Schienbeinkante entlang, bis es nicht mehr weitergeht, und landet in der Grube, die sich zwischen den Köpfen von Schien- und Wadenbein bildet. Auch hier ist das Knie gebeugt. Druckrichtung siehe oben.

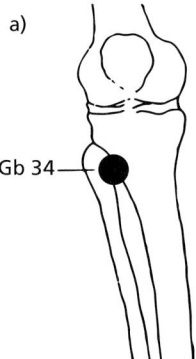 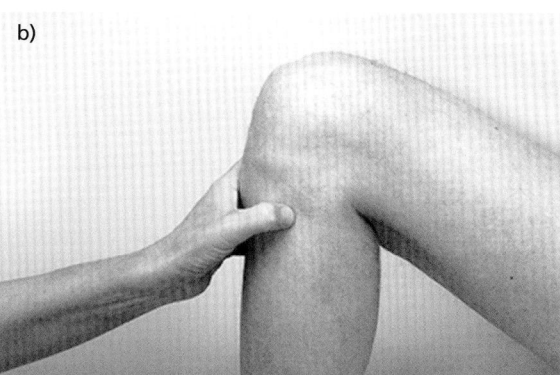

Abb. 16.37: Gb 34 Grafik (a) und Gb 34 Knie außen (b)

16.11 Punkte der Gallenblasenleitbahn

Gb 41 »Fließende Tränen am Fuß« (Fernpunkt)

Besonderheit: Regional wirksamer Fernpunkt für die Flanke (seitlicher Rumpf und Nacken) bis zur Schädelbasis.

Wirkung: Unterstützt den Brustkorb und die seitlichen Rippen.

Indikationen: Alle Beschwerden im seitlichen Rumpfbereich und Nacken. Verspannungskopfschmerz

Lokalisation: Zwischen dem vierten und fünften Mittelfußknochen in der Grube, dort wo sie zusammenstoßen. Beginnend an der Schwimmhaut zwischen der vierten Zehe und der Kleinzehe fährt ein Finger – quergestellt – zwischen den Mittelfußknochen Richtung Fußgelenk, bis es nicht mehr weitergeht. Ein hilfreiches Bild ist, sich vorzustellen, so weit in eine Schlucht zu laufen, bis die Felswände zusammenstoßen. Druckrichtung: In die Mulde zwischen den Knochen und in der Tiefe ein wenig Richtung Fußgelenk.

Dauerstimulation: Feinlokalisation entlang der Mulde zwischen den beiden Mittelfußknochen.

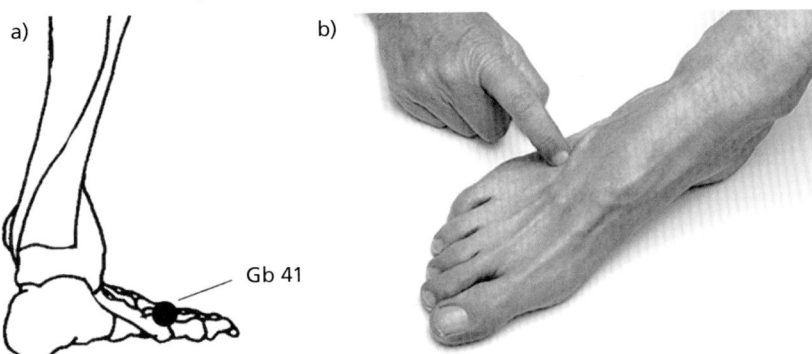

Abb. 16.38: Gb 41 Grafik (a) und Gb 41 (b)

16.12 Punkte der Leberleitbahn

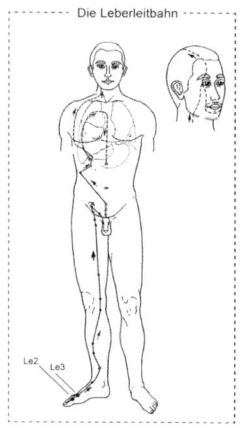

▶ Abb. 18.12 Leberleitbahn

Le 2 »Vorübergehendes Dazwischentreten« (Fernpunkt)

Wirkung: Klärt den Kopf, hat eine herabführende Wirkung.

Indikationen: Angst, Unruhe, Schlaflosigkeit, plötzlich auftretende Kopfschmerzen, Spastik und Krämpfe, plötzlich einschießende Spastik, Harnverhalt, krampfartige Schmerzen im kleinen Becken.

Lokalisation: Zwischen dem ersten und zweiten Mittelfußzehengelenk, eine halbe Daumenbreite von der Schwimmhautfalte entfernt. Druckrichtung: Zwischen die Mittelfußknochen.

Abb. 16.39: Le 2 Grafik (a) und Le 2 (b)

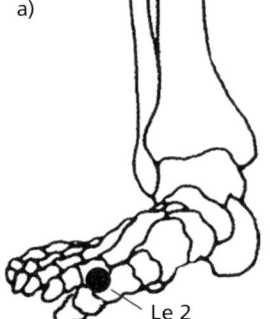
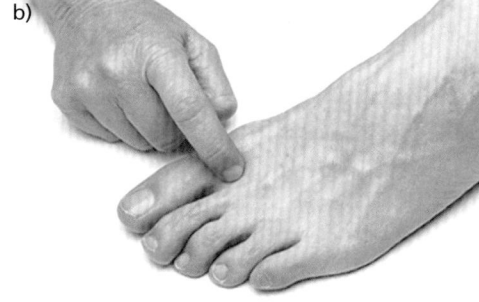

Le 3 »Großes Branden« (Fernpunkt)

Wirkung: Beseitigt Stagnation.

Indikationen: Angst, Unruhe, Schlaflosigkeit, Spannung und Schmerzen im Bereich des Rippenbogens, Spastik und Krämpfe, plötzlich einschießende Spastik, Harnverhalt, krampfartige Schmerzen im kleinen Becken.

Lokalisation: In einer Vertiefung zwischen dem ersten und zweiten Mittelfußknochen, zwei bis zweieinhalb Fingerbreit von der Schwimmhautfalte entfernt. Druckrichtung: Zwischen die Mittelfußknochen. Zur Lokalisation von Le 2 und 3 ist es sinnvoll, den Finger so zwischen die Mittelfußknochen zu legen, dass der Nagel parallel zu ihnen liegt. So kann sich der Finger in der Tiefe der Mulde vorwärts tasten. Ein hilfreiches Bild ist es, sich vorzustellen, in eine Schlucht zu laufen.

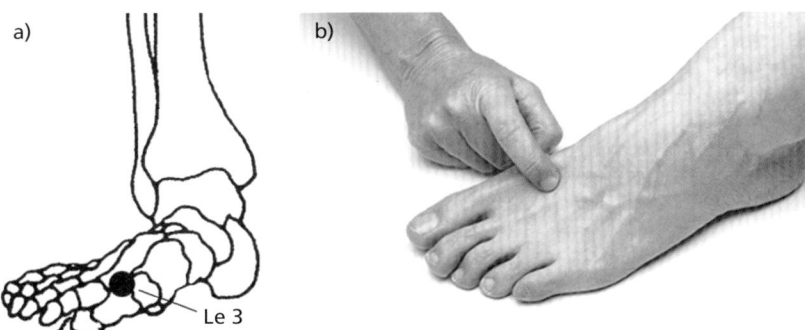

Abb. 16.40: Le 3 Grafik (a) und Le 3 (b)

16.13 Punkte des Konzeptionsgefäßes

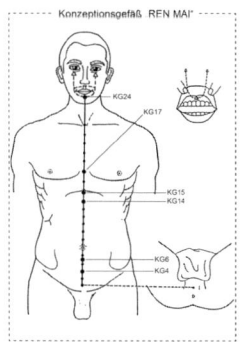

▶ Abb. 18.13 Ren Mai Konzeptionsgefäß

KG 4 »Tor des Ursprungs *qi*« (Lokalpunkt)

Wirkung: Unterstützt die *Essenz* und nährt die *Nieren*, wärmt und stärkt die *Milz*, reguliert den Bereich des Unterbauchs, unterstützt die Blase.

Indikationen: Angst, Unruhe, Harnverhalt, Schmerzen im Unterbauch und im Becken, Menstruationsbeschwerden, allgemeine Schwäche, Auszehrung, Ödeme in den Beinen, Völlegefühl und Unruhe im Bauchraum, Durchfall.

Lokalisation: Drei Fingerbreit oberhalb der Schambeinoberkante. Druckrichtung: Bauchdecke. Um die Schambeinoberkante zu finden, wird die Hand flächig auf den Bauch gelegt und langsam mit leichtem Druck als Ganzes nach unten geschoben, bis die Handkante an die Schambeinoberkante anstößt. Von dort werden drei Fingerbreit nach oben abgemessen. Die Handfläche oder die zusammengelegten Fingerkuppen legen sich leicht auf den Bereich des Punktes.

Mögliche Fernpunkte: Mi 6 als regional wirksamer Fernpunkt für das Becken, Mi 9 als wichtigster Fernpunkt für den Ödemabfluss in der unteren Körperhälfte.

Abb. 16.41: KG 4 Grafik (a) und KG 4 Lokalisation (b)

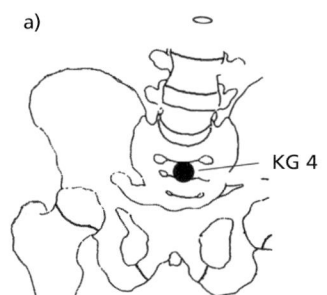
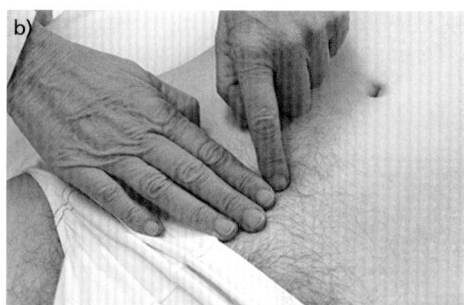

KG 6 »Meer des *qi*« (Lokalpunkt)

Steht für vorderes *dantian*.

KG 14 »Großer Palast« (Lokalpunkt)

Wirkung: Reguliert das *Herz* und transformiert Schleim.

Indikationen: Angst, Unruhe, Schmerz, Atemnot und Schleim, Unruhe im Magen.

Lokalisation: Der Punkt liegt zwei Handbreiten ohne Daumen oberhalb des Bauchnabels auf der Körpermitte. Er wird entweder flächig oder mit zusammengelegten Fingerkuppen sehr leicht berührt. Druckrichtung: Bauchdecke.

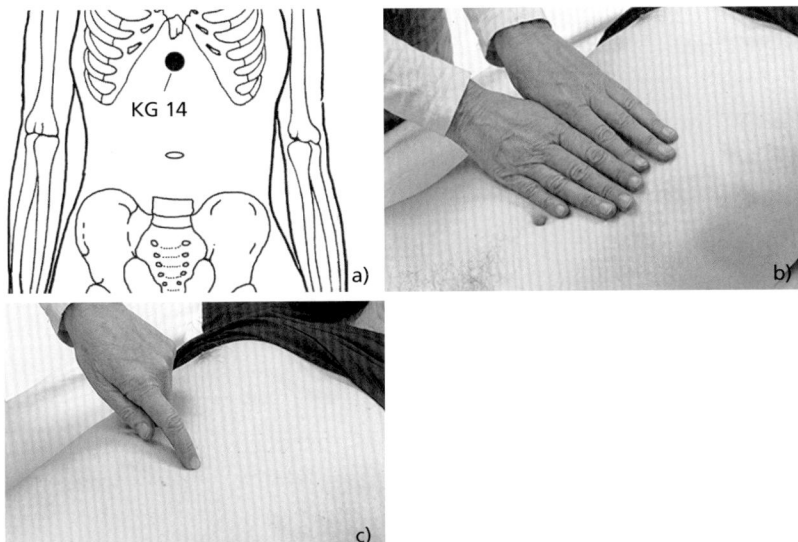

Abb. 16.42:
KG 14 Grafik (a), KG 14 Lokalisation (b) und KG 14 (c)

Mögliche Fernpunkte: Ma 36 als regional wirksamer Fernpunkt für den Oberbauch, Pe 6 zur Atemunterstützung, bei Angst und Unruhe sowie bei Übelkeit, He 7 und 8 sowie Pe 7 bei Unruhe, Ma 40 bei Schleim im Brustraum.

KG 15 »Taubenschwanz« (Lokalpunkt)

Wirkung: Reguliert das Herz, beruhigt den *Geist*.

Indikationen: Angst, Unruhe, Völlegefühl im Brustraum mit Atemnot, erschwerte Nahrungsaufnahme.

Lokalisation: Der Punkt liegt an der Spitze des Brustbeins und wird aufgrund seiner Nähe zu KG 14 oft mit diesem zusammengehalten. Druckrichtung: Brustbeinspitze.

Mögliche Fernpunkte: Ma 36 als regional wirksamer Fernpunkt für den Oberbauch, Pe 6 zur Atemunterstützung, bei Angst und Unruhe sowie bei Übelkeit, He 7 und 8 sowie Pe 7 bei Unruhe.

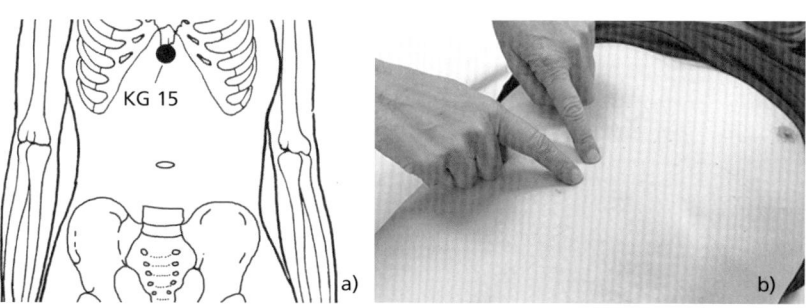

Abb. 16.43: KG 15 Grafik (a), KG 14 und KG 15 (b)

KG 17 »Mitte des Brustkorbs« (Lokalpunkt)

Wirkung: Befreit den Brustkorb.

Indikationen: Angst, Unruhe, Druck- und Engegefühl im Brustraum, alle Formen von Atemnot.

Lokalisation: Der Punkt liegt auf der Mitte des Brustkorbs in Höhe des 4. ICR (Zwischenrippenraums), bei Männern zwischen den Brustwarzen. Auch auf diesen Punkt legt sich die flächige Hand oder die zusammengelegten Fingerkuppen werden ganz leicht auf den Punkt gelegt. Druckrichtung: Brustbein.

Mögliche Fernpunkte: Ma 36 als regional wirksamer Fernpunkt für den Oberbauch, Pe 6 zur Atemunterstützung, bei Angst und Unruhe sowie bei Übelkeit, Ma 40 bei Schleim im Brustraum.

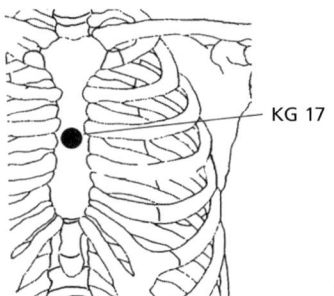
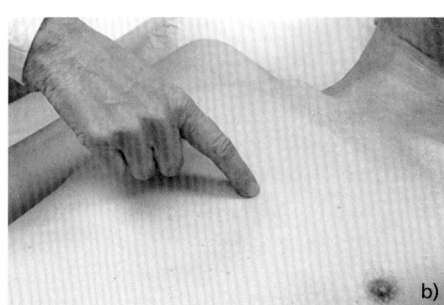

Abb. 16.44: KG 17 Grafik (a) und KG 17 (b)

a) b)

KG 24 »Speichelaufnahme« (Lokalpunkt)

Wirkung: Reguliert das Konzeptionsgefäß.

Indikationen: Gesichtsneuralgien, Lähmungen des Gesichts, übermäßige Produktion von wässrigem Speichel, Mundtrockenheit, Geschwüre im Mund. Der Punkt unterstützt das Öffnen des Mundes z.B. beim Anreichen von Nahrung, Schluckauf.

Lokalisation: Unterhalb der Unterlippe in der Querfurche des Kinns.

Möglicher Fernpunkt: Di 4 als regional wirksamer Fernpunkt für das Gesicht.

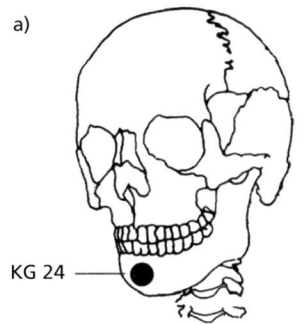
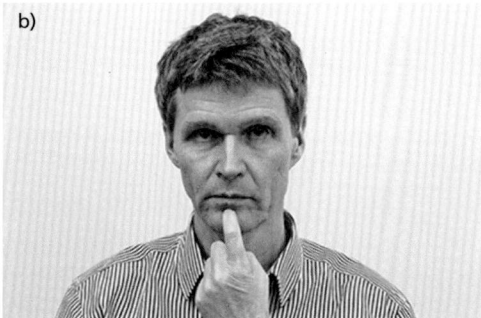

Abb. 16.45: KG 24 Grafik (a) und KG 24 (b)

16.14 Punkte des Lenkergefäßes

LG 4 »Tor der Vitalität« (Lokalpunkt)

Besonderheit: Dieser Punkt wird in der Regel flächig gehalten, indem die Hand unter dem Rücken liegt.

Wirkung: Kräftigt die *Nieren*, unterstützt die Lendenwirbelsäule.

Indikationen: In Kombination mit KG 4 – beide Punkte werden dem *dantian* zugeordnet – zum Sammeln und Zentrieren, Angst, Unruhe.

Lokalisation: Unterhalb des zweiten Lendenwirbeldornfortsatzes. Wenn die Hand bis zur Wirbelsäule unter den Rücken fährt und dabei der kleine Finger auf Höhe des Beckenkamms ist, fällt der Mittelfinger automatisch auf die richtige Höhe.

Mögliche Fernpunkte: Ni 3 und 6, Mi 6.

▶ Abb. 18.14 Du Mai Lenkergefäß

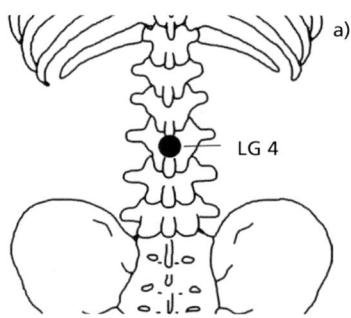
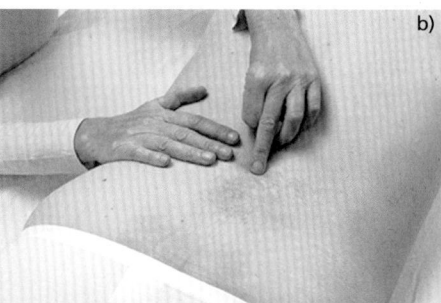

Abb. 16.46: LG 4 Grafik (a) und LG 4 (b)

LG 20 »Hundertfaches Zusammentreffen« (Lokalpunkt/Fernpunkt)

Wirkung: Senkt das *Yang/Feuer* ab.

Indikationen: Angst, Unruhe, Schlaflosigkeit, Desorientiertheit, Schweregefühl im Kopf.

Lokalisation: Dazu wird die Senkrechte durch die Mitte des Ohres nach oben bis zur Mittellinie verlängert. Der Punkt wird nur sehr leicht, mehr flächig gehalten. Manchmal reicht es schon, die Handfläche ohne Berührung über den Punkt zu legen. Wird der Punkt angewendet, wenn der Patient sitzt, ist die Hand leicht wie eine Feder, damit kein Gewicht auf dem Kopf lastet. Variante: Wird der Punkt leicht mit den Fingerspitzen beklopft, wirkt das anregend.

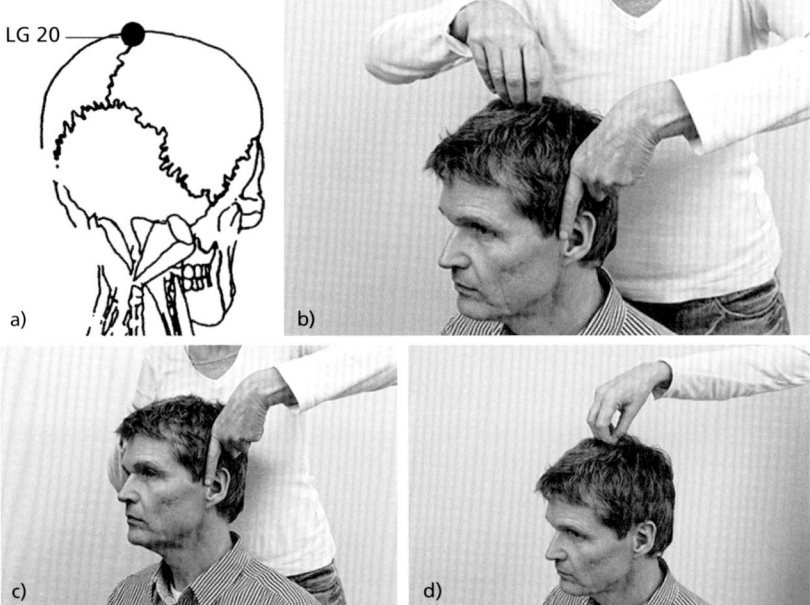

Abb. 16.47: LG 20 Grafik (a), LG 20 (b) und LG 20 Lokalisation (c)

16.14 Punkte des Lenkergefäßes

LG 26 »Mitte des Menschen« (Lokalpunkt)

Besonderheit: Bei Krampfanfällen und plötzlicher Bewusstlosigkeit festen Druck ausüben.

Wirkung: Stellt das Bewusstsein wieder her, beruhigt den *Geist*.

Indikationen: Krampfanfälle, plötzliche Bewusstlosigkeit, Koma. In Bezug auf die Wirbelsäule: Steifheit, Schmerzen, Unfähigkeit sich aufzurichten.

Lokalisation: In der Rinne zwischen Nase und Oberlippe, etwas mehr nasenwärts.

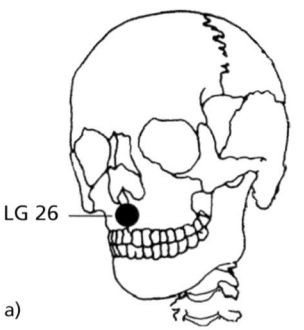
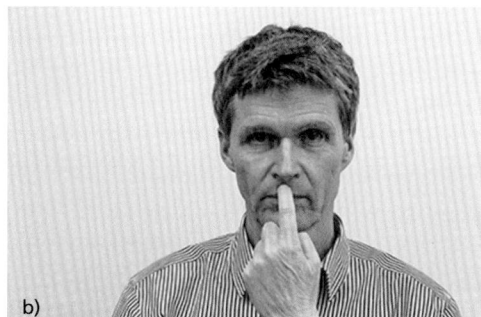

Abb. 16.48:
LG 26 Grafik (a) und LG 26 (b)

17 Zusammenfassung der Punkte nach Regionen und Indikationen

- Die Basispunkte sind fettgedruckt und können als erstes verwendet werden. Um mit den anderen Punkten zu arbeiten, ist es sinnvoll, die spezifische Wirkung in Bezug auf das Symptom nachzulesen.
- DS bedeutet, dass dieser Punkt mit einer Dauerstimulation versehen werden kann.
- Alle Punkte im Überblick sind auf den Leitbahngrafiken zu finden. Dort ist auch die Seite angegeben, auf der die Punkte genauer beschrieben sind.

Indikationen	Lokalpunkte	Fernpunkte
Kopf(-Schmerzen)	**Gb 20, Gb 21, Bl 10,** **3E 15,** Ma 3, **Ma 6**	Le 2 (DS), Le 3 (DS), **Di 4,** 3E 5 (DS), **Gb 41** (DS), Bl 62
Gesicht (Schmerzen)	**Ma 3, Ma 6**	**Di 4**
Ödeme Gesicht	**Ma 3**	Ma 13–15
Nacken	**Gb 20, Bl 10, Gb 21**	3E 5 (DS), **Gb 41** (DS), **Dü 3, Di 4**
Rücken	gesamter Rücken Mi 13, Ma 25	**Dü 3** (DS), **Bl 40, Bl 60,** **Bl 62** (DS)
Schulter, Arm	**Gb 21, 3E 15,** Ma 13, Lu 1	**Dü 11** (DS), **3E 5** (DS), **Gb 41** (DS), Pe 6, Di 4
Brustraum, Atmung	**Lu 1, Bl 13–15, KG 17**	**Pe 6** (DS), **Lu 7** (DS), Pe 5 (DS), Ma 36
Husten Rücken Brustraum	Ma 13–15	Ma 40 (DS), *ampuku* Dü 3, Bl 40, Bl 60, Bl 62
Ödeme obere Körperhälfte	**Lu 1**	**Lu 7** (DS)
Oberbauch	Höhe Zwerchfell vorne Rücken Oberbauch	Ma 36 (DS), Pe 6 (DS) Dü 3, Bl 40, Bl 60, Bl 62
Bauch, Blähungen	**Ma 25**	**Di 4, Ma 36** (DS), Mi 6 (DS)
Darmausscheidung		*ampuku*
Unterbauch, Blase Gebärmutter, Prostata	Mi 13, KG 4	Mi 6 (DS), Mi 9, Le 2, Le 3 *ampuku*
Ödeme untere Körperhälfte	Mi 13	Mi 9, Mi 6 (DS), Ni 6 (DS)

17 Zusammenfassung der Punkte nach Regionen und Indikationen

Indikationen	Lokalpunkte	Fernpunkte
Anspannung, Schmerz, Spastik, Kontrakturen	3E 15, Gb 21, Ma 6, Bl 10, Gb 20	Gb 34, Le 2 (DS), Le 3 (DS), 3E 5, Gb 41, Di 4, *qi wecken*, *ampuku dantian*, Handakupressur
allgemein Angst, Unruhe, Schlaf, Orientierung	LG 20, KG 17, Bl 13–15	He 7 (DS), Pe 6 (DS), Mi 6, Ma 36, Ma 40, *qi wecken*, *ampuku*, Handakupressur
yang im Übermaß	LG 20, KG 14 u. 15, Bl 13–15	He 8 (DS), Pe 7 (DS), **Ni 1**, Le 2 (DS), Le 3 (DS), *qi wecken*, *ampuku*, Handakupressur
yin zu schwach	**LG 4**, *dantian*	N 3, Ni 6, Mi 6, Ma 36, Handakupressur

Symptom	Lokalpunkte	Symptombezogene Fernpunkte (DS)
Der Geist ist vernebelt	KG 14, KG 17	Ma 40 (DS), Pe 5 (DS)
Fieber		Di 11 (DS)
Schleim	Ma 3, Lu 1	Ma 40 (DS), Pe 5 (DS)
Jucken		He 7 (DS)
Übelkeit		Pe 6 (DS), Ma 36 (DS)
Schluckauf		KG 24 (DS), Pe 6 (DS), Ma 36 (DS)
Speichelfluss		KG 24 (DS)
Krampfanfall		LG 26 im akuten Anfall, Le 2, Le 3, Di 4, KG 24, (Ni 1)

Körperregion	Regionalwirksame Fernpunkte (DS)
Bei erhöhtem Muskeltonus egal wo	Gb 34, mit Krämpfen Le 2, Le 3
Gesicht	Di 4
Nacken	3E 5, Gb 41, Dü 3, Di 4
Schulter	Dü 11, 3E 5, Gb 41, Di 4
Brustkorb	Pe 6, Ma 36, Pe 5
Oberbauch	Ma 36, Pe 6
Becken	Mi 6
Rücken	Dü 3, Bl 40, Bl 60, Bl 62
Flanke	Gb 41

18 Leitbahnen und Handakupressur

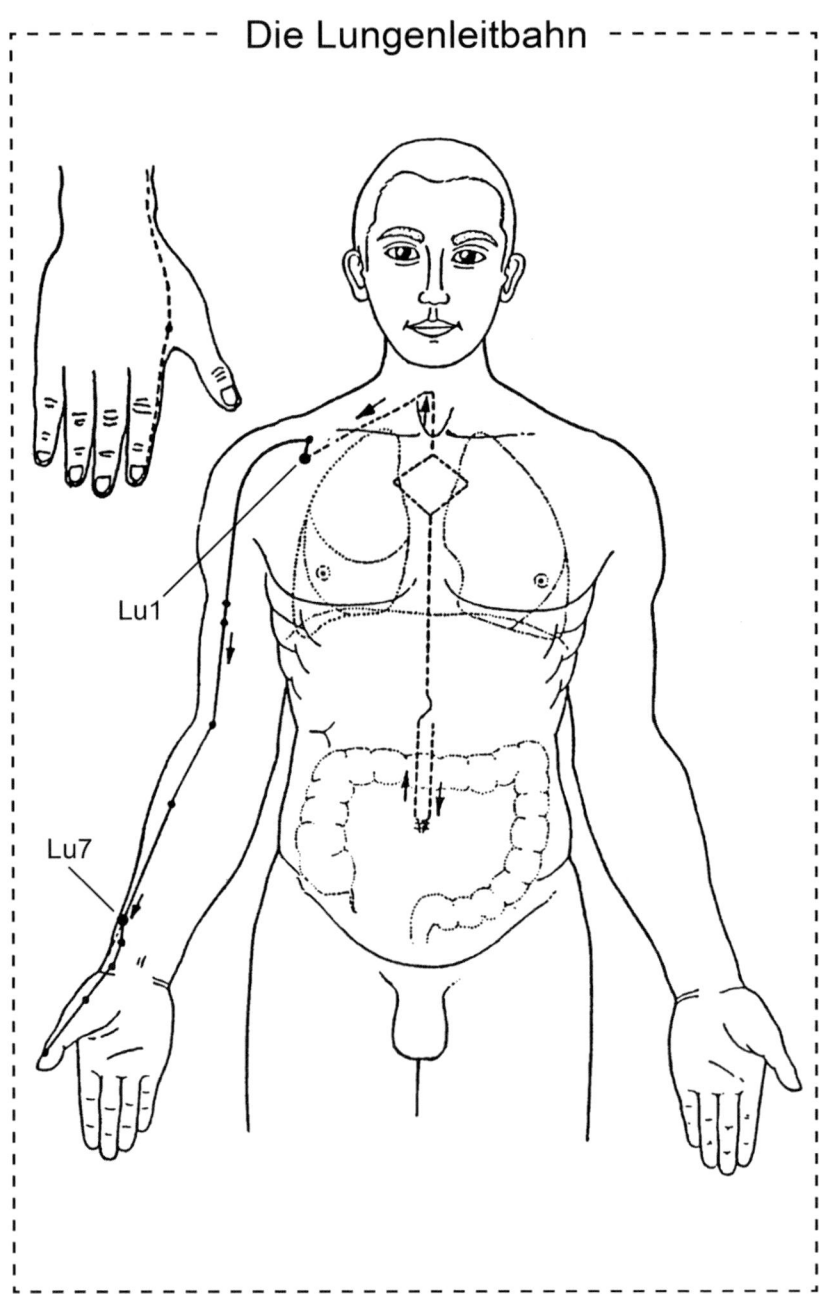

Abb. 18.1: Lungenleitbahn

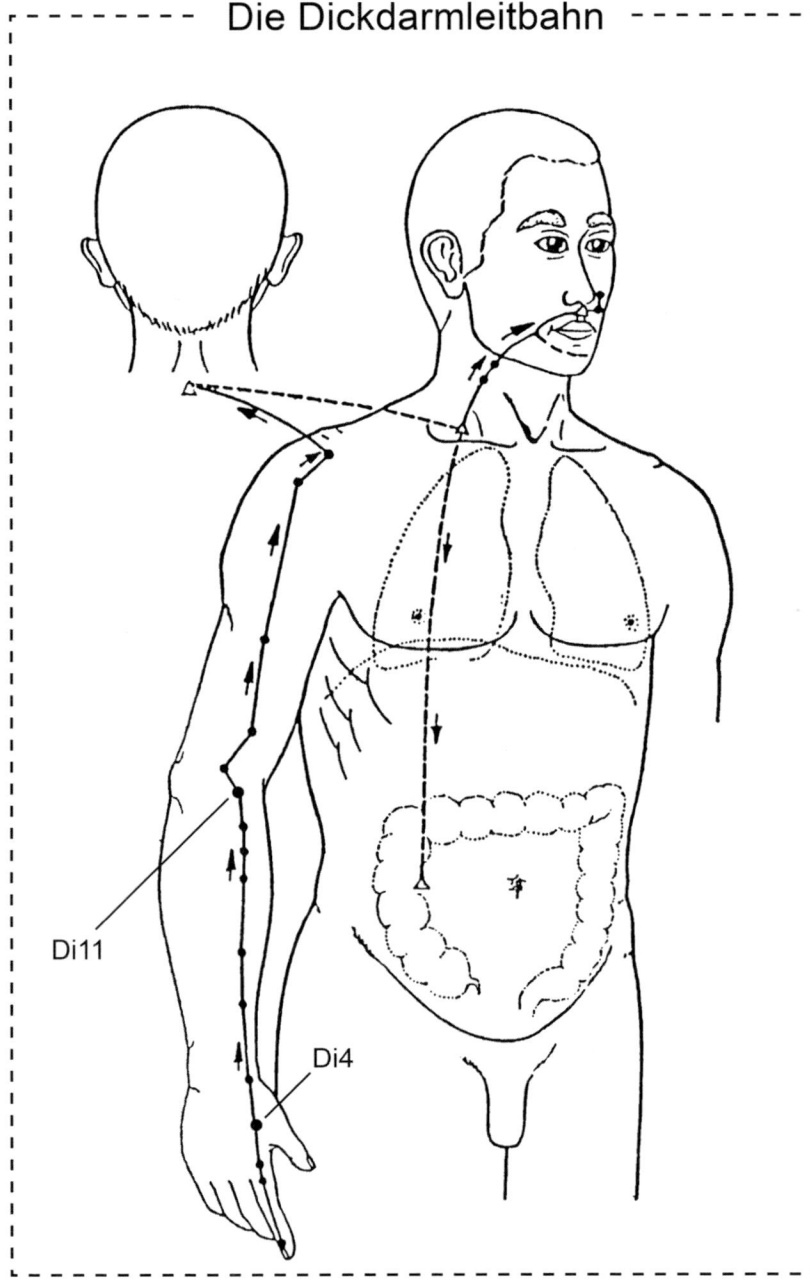

Abb. 18.2: Dickdarmleitbahn

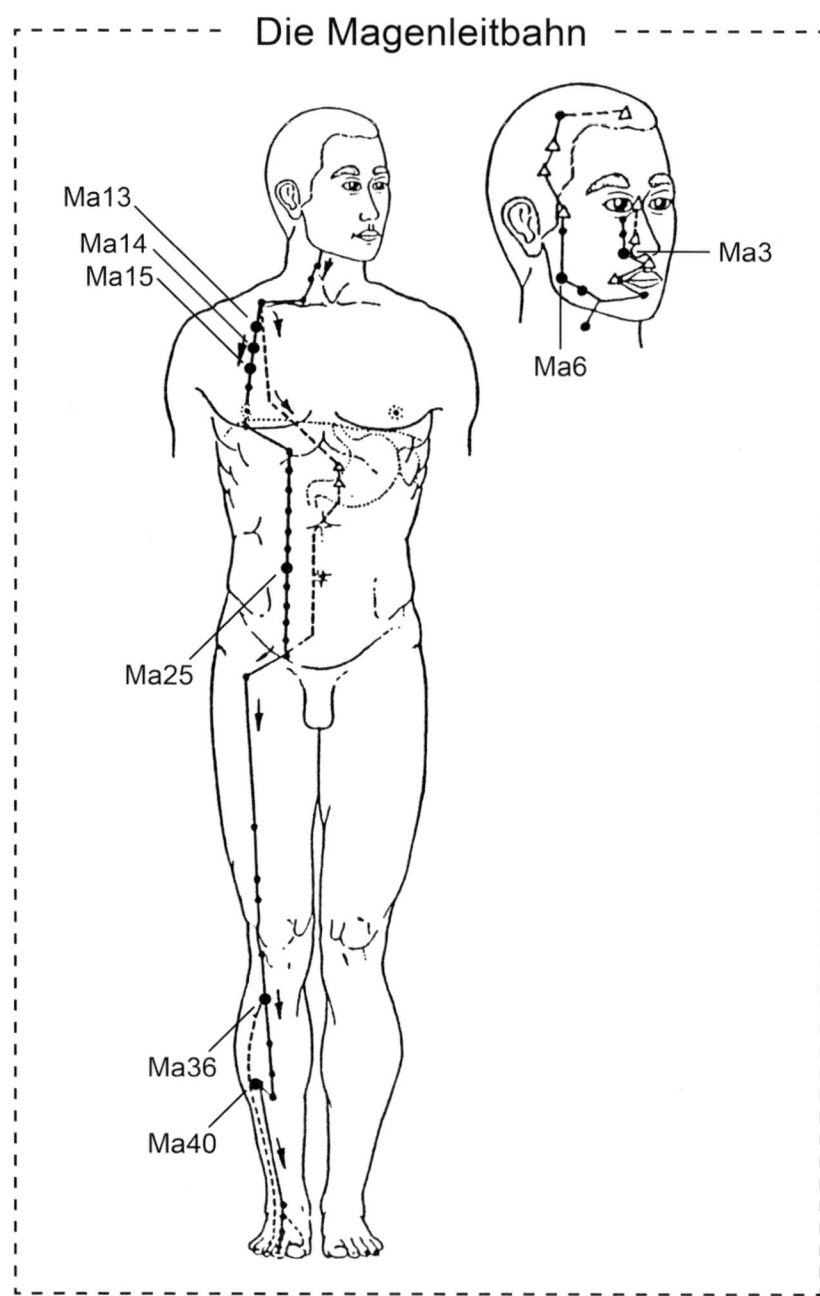

Abb. 18.3: Magenleitbahn

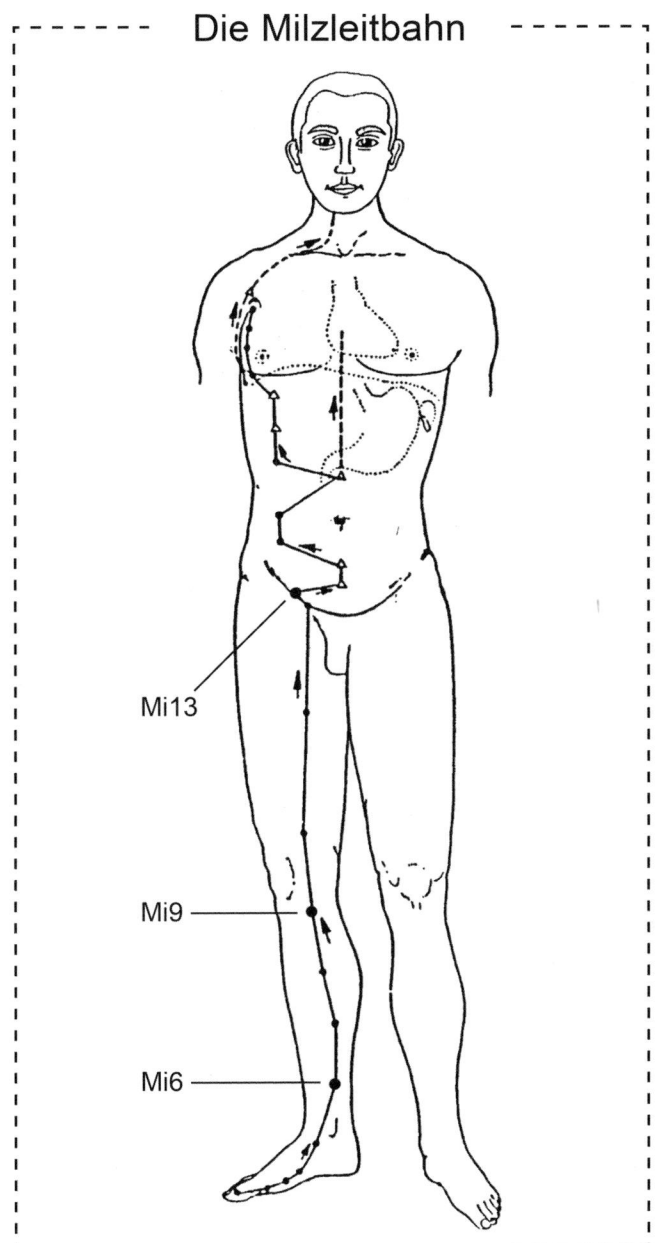

Abb. 18.4: Milzleitbahn

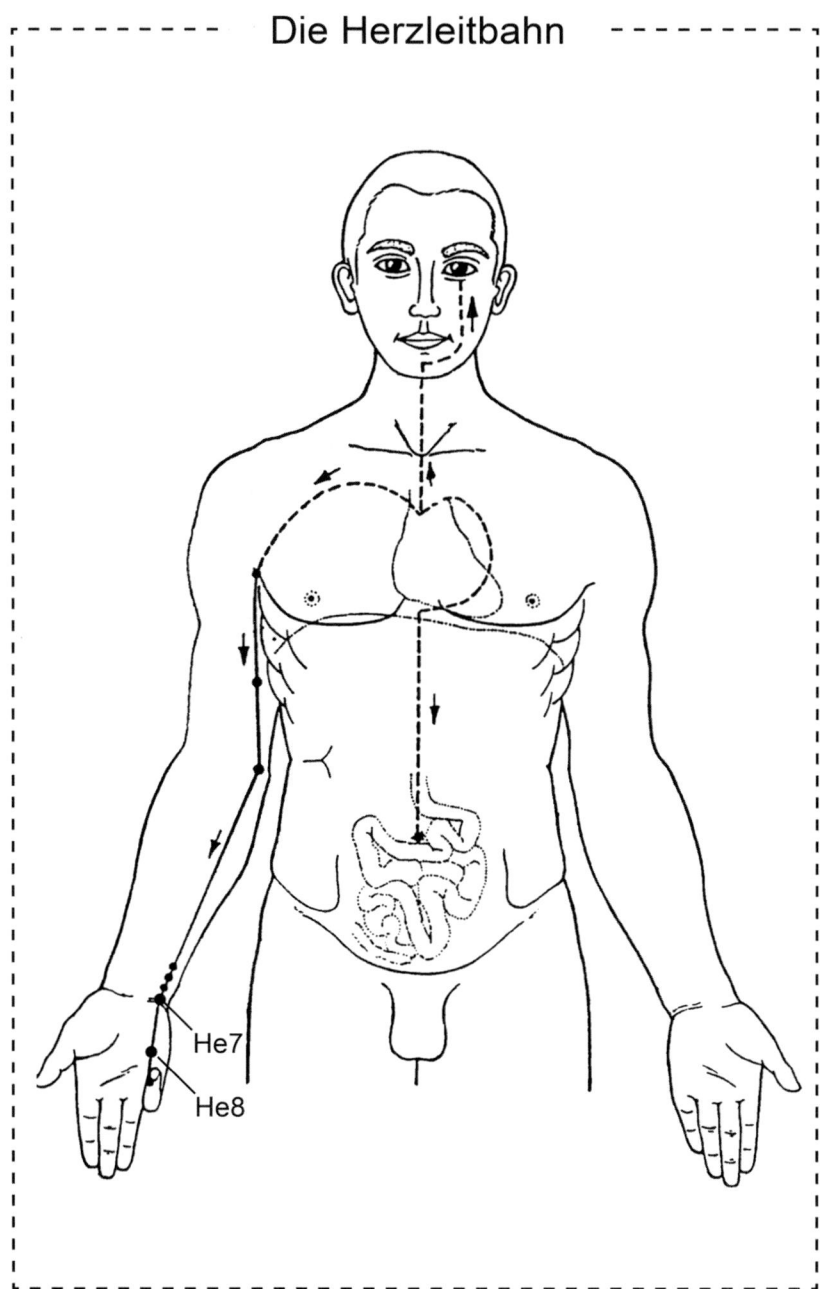

Abb. 18.5: Herzleitbahn

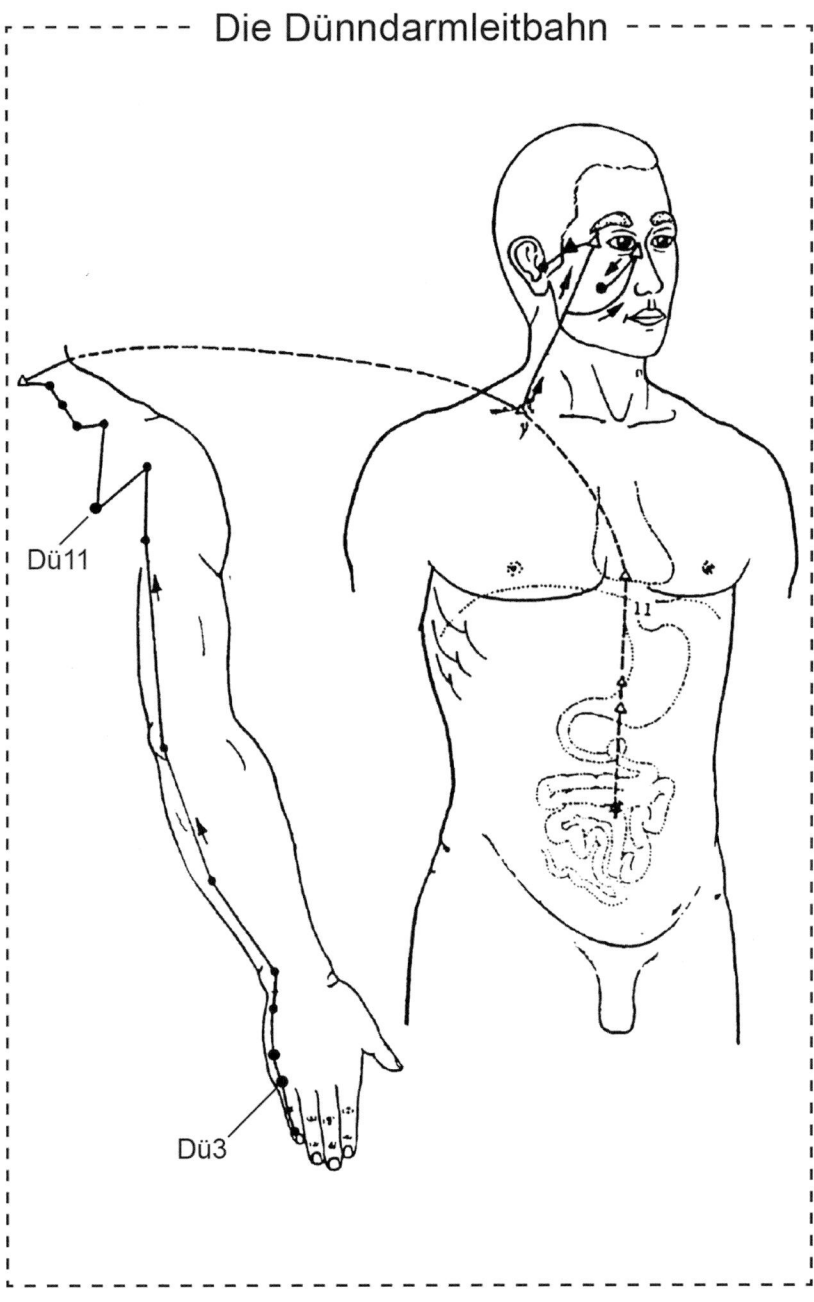

Abb. 18.6:
Dünndarmleitbahn

Abb. 18.7:
Blasenleitbahn

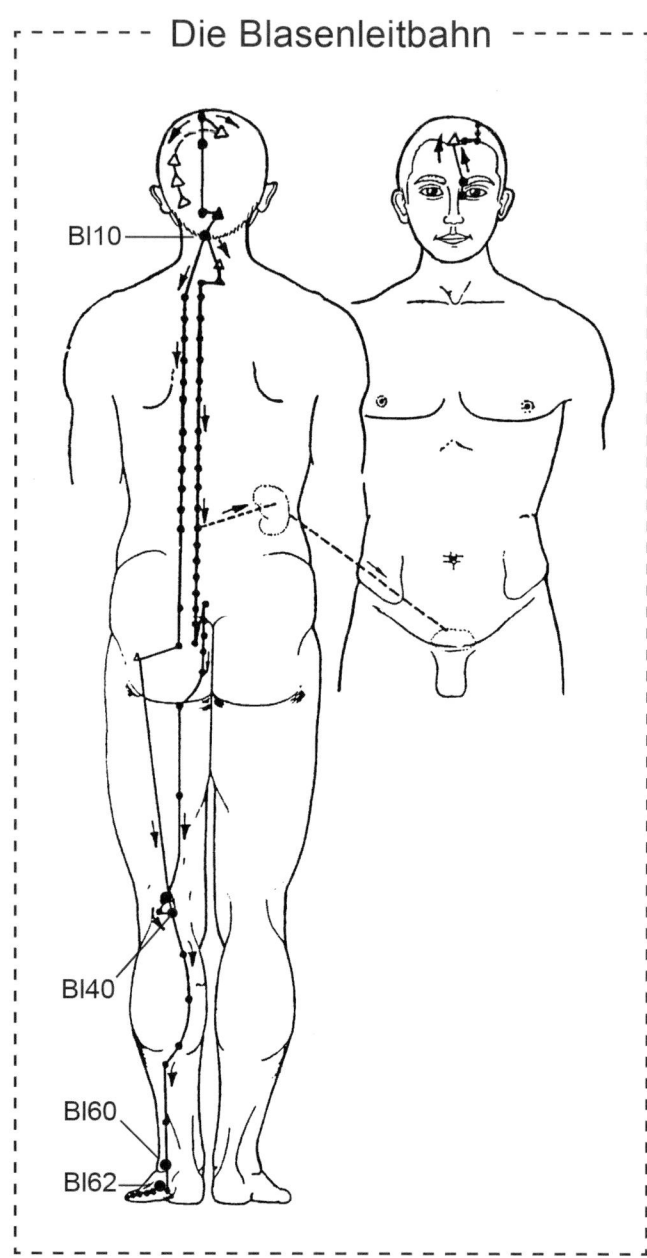

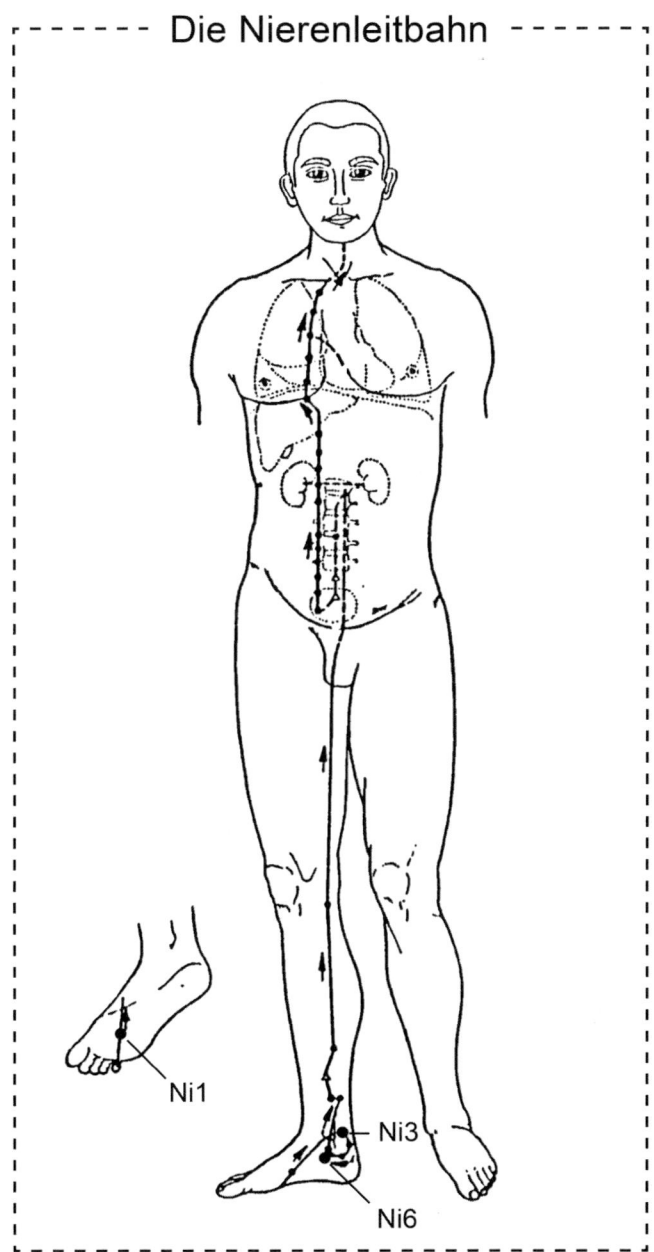

Abb. 18.8: Nierenleitbahn

18 Leitbahnen und Handakupressur

Abb. 18.9: Pericardleitbahn

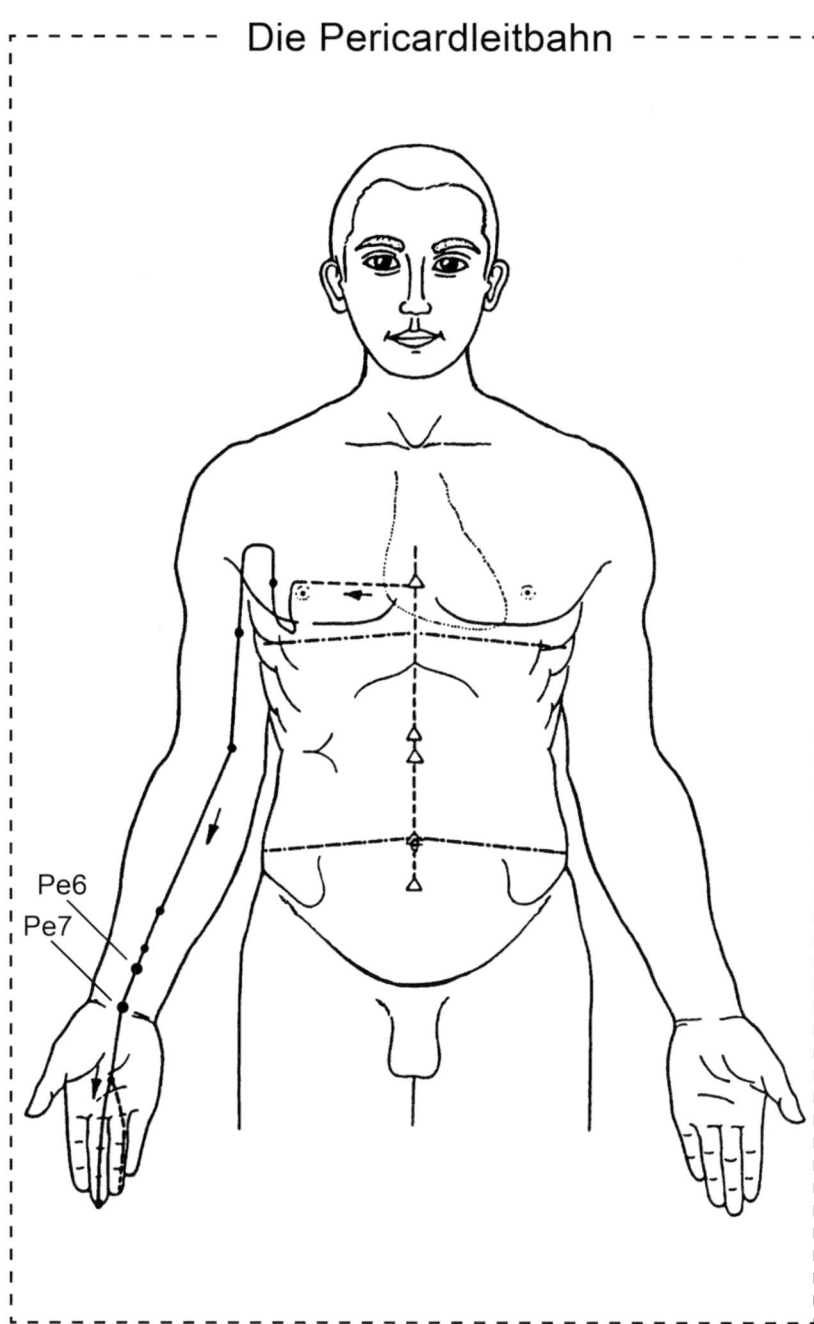

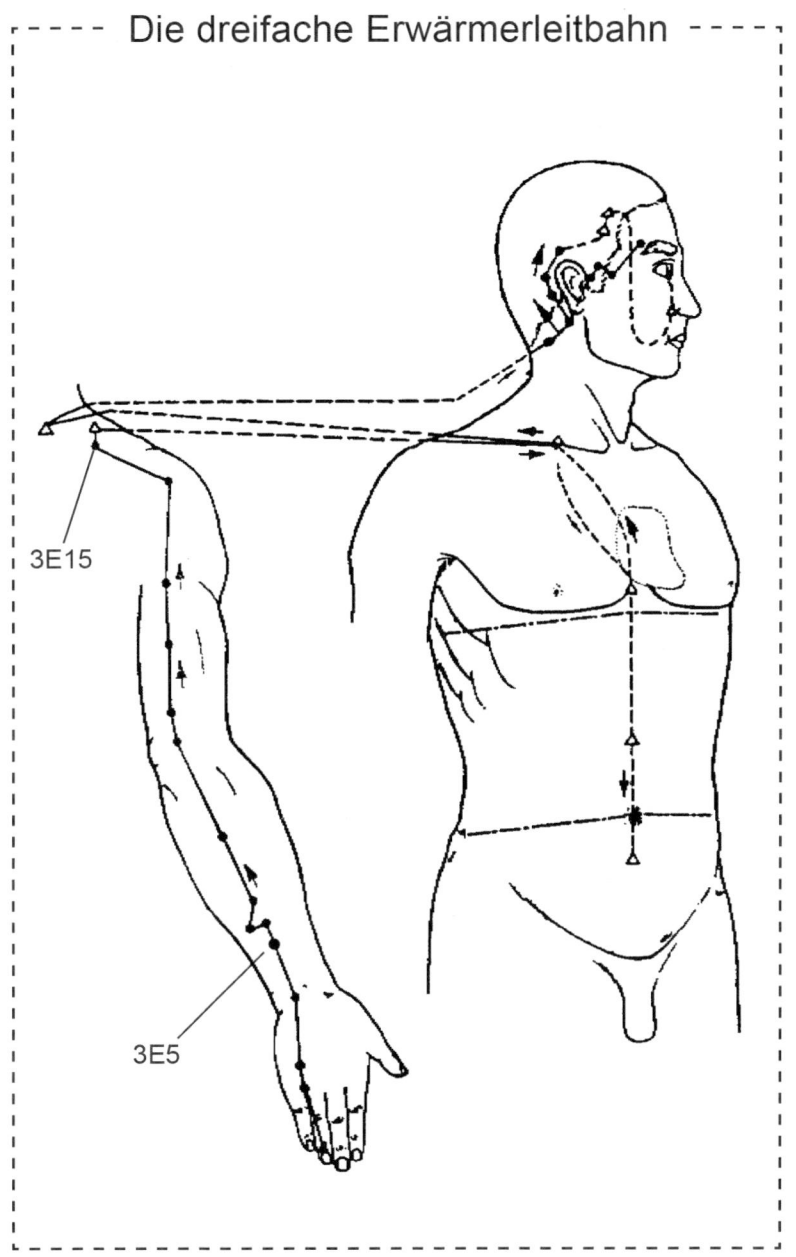

Abb. 18.10:
Dreifache Erwärmerleitbahn

Abb. 18.11:
Gallenblasenleitbahn

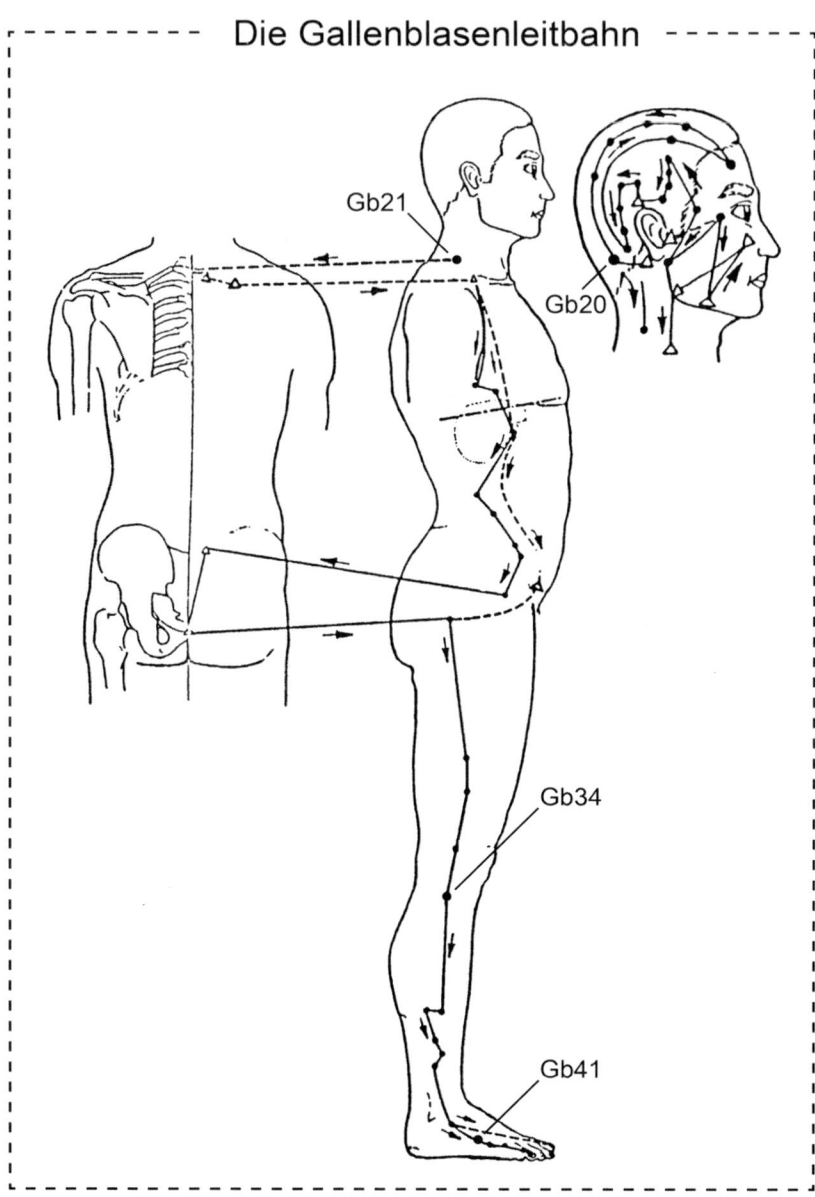

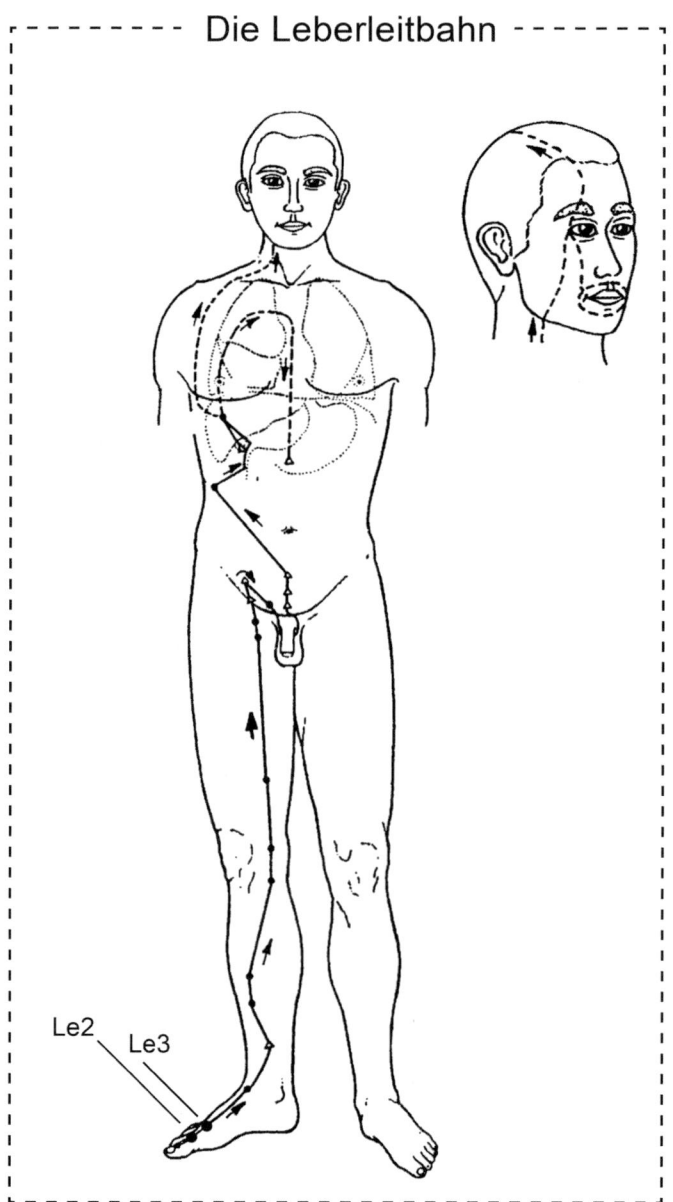

Abb. 18.12: Leberleitbahn

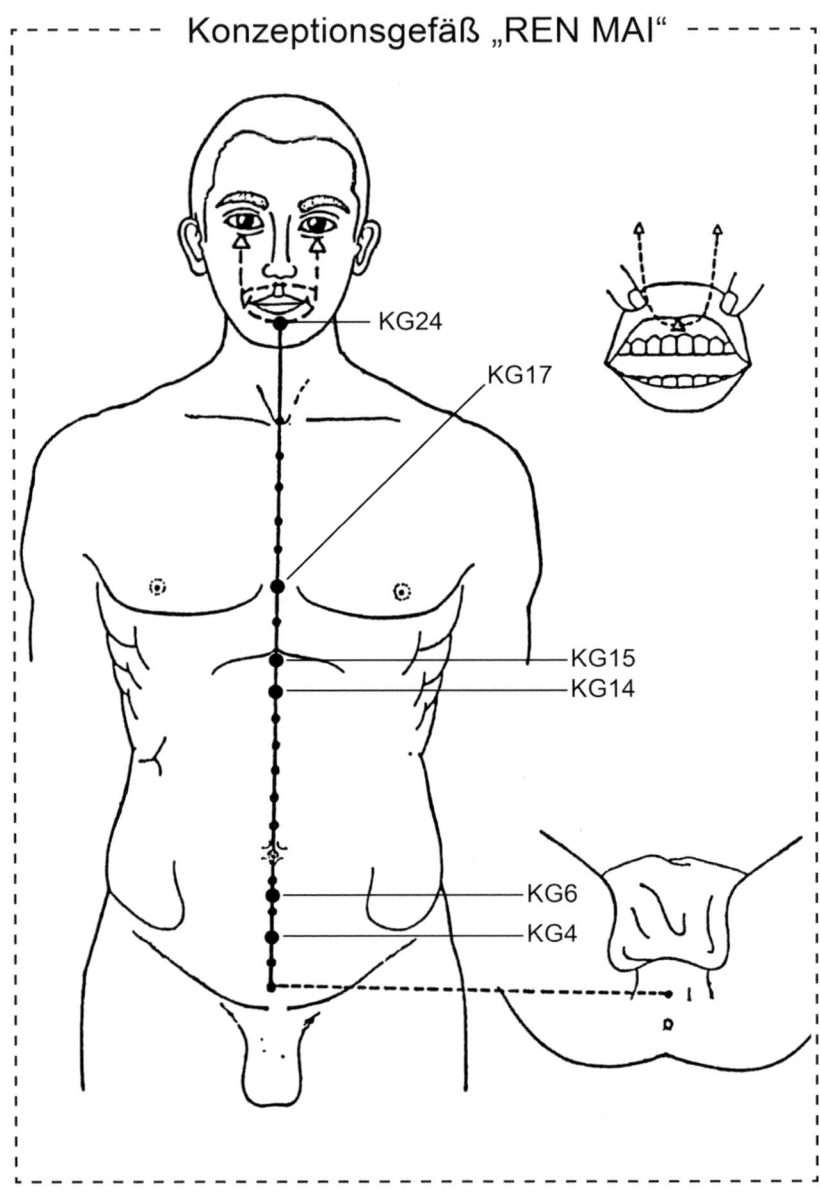

Abb. 18.13: Ren Mai Konzeptionsgefäß

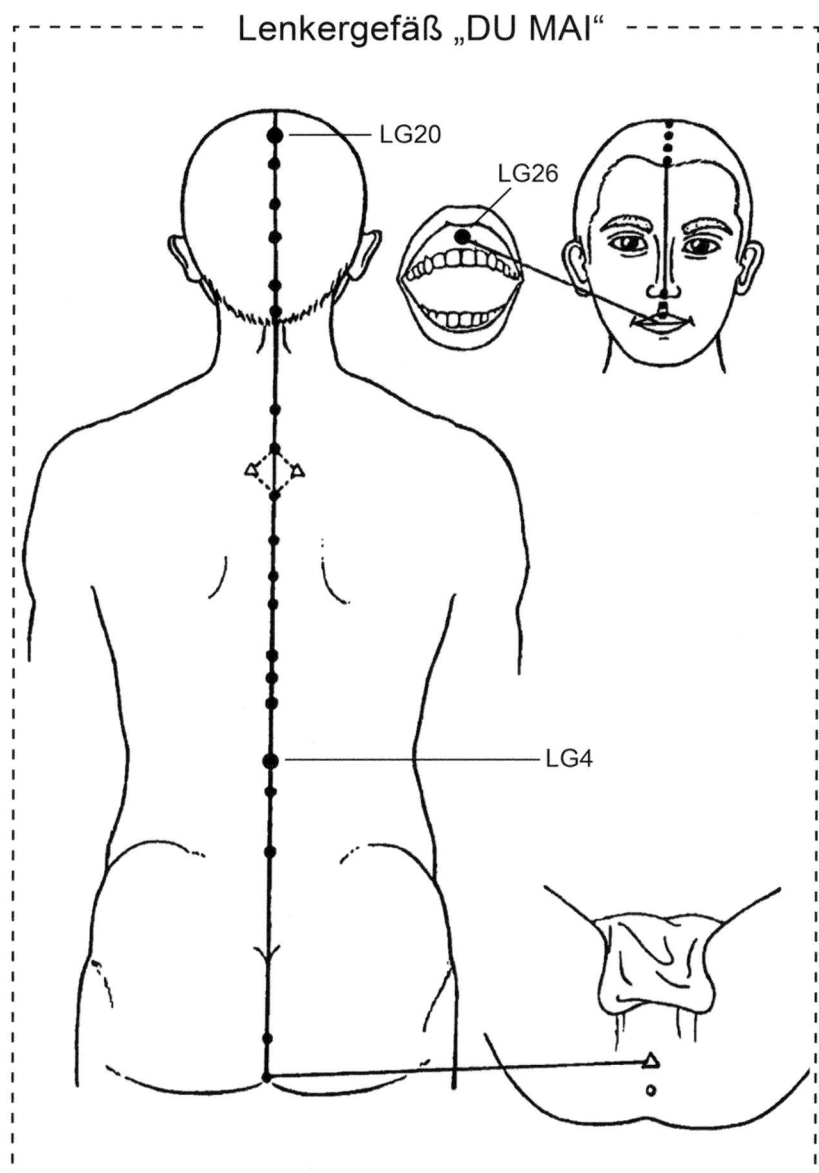

Abb. 18.14:
Du Mai Lenkergefäß

18 Leitbahnen und Handakupressur

Abb. 18.15:
1. Umlauf

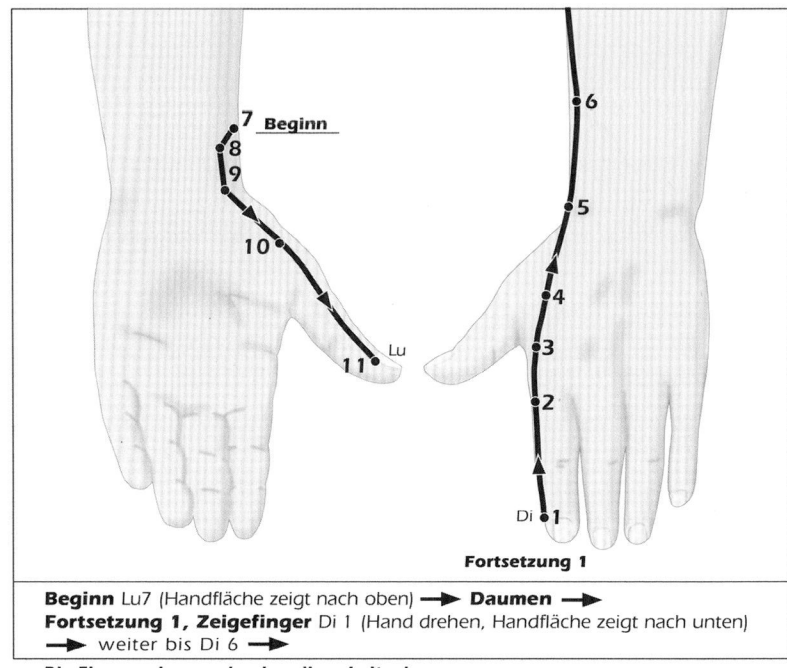

Beginn Lu7 (Handfläche zeigt nach oben) ➜ **Daumen** ➜
Fortsetzung 1, Zeigefinger Di 1 (Hand drehen, Handfläche zeigt nach unten)
➜ weiter bis Di 6 ➜

Die Fingerenden werden jeweils gehalten!

Abb. 18.16:
2. Umlauf

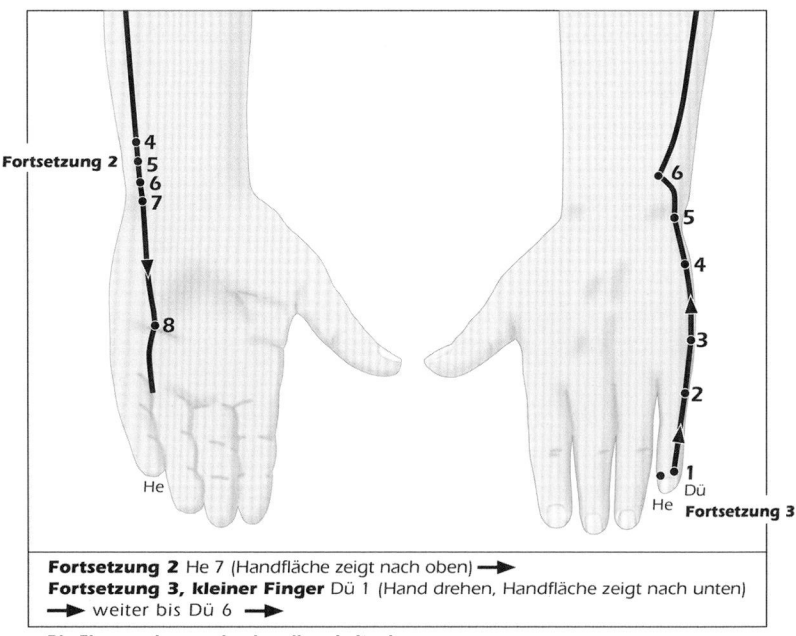

Fortsetzung 2 He 7 (Handfläche zeigt nach oben) ➜
Fortsetzung 3, kleiner Finger Dü 1 (Hand drehen, Handfläche zeigt nach unten)
➜ weiter bis Dü 6 ➜

Die Fingerenden werden jeweils gehalten!

Abb. 18.17:
3. Umlauf

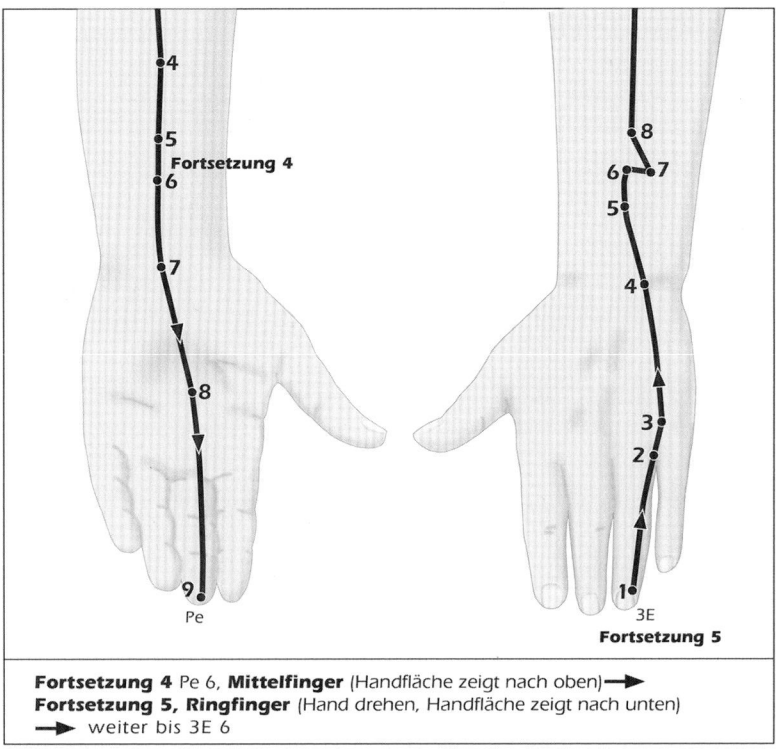

Fortsetzung 4 Pe 6, **Mittelfinger** (Handfläche zeigt nach oben)⟶
Fortsetzung 5, Ringfinger (Hand drehen, Handfläche zeigt nach unten)
⟶ weiter bis 3E 6

Die Fingerenden werden jeweils gehalten!

Zusatzmaterial zum Download

Die Zusatzmaterialien[1] können Sie unter folgendem Link herunterladen:

 https://dl.kohlhammer.de/978-3-17-045361-6

---

[1] Wichtiger urheberrechtlicher Hinweis: Alle zusätzlichen Materialien, die im Download-Bereich zur Verfügung gestellt werden, sind urheberrechtlich geschützt. Ihre Verwendung ist nur zum persönlichen und nichtgewerblichen Gebrauch erlaubt. Jede Verwendung außerhalb der engen Grenzen des Urheberrechts ist ohne Zustimmung des Verlags unzulässig und strafbar. Das gilt insbesondere für Vervielfältigungen, Übersetzungen, Mikroverfilmungen und für die Einspeicherung und Verarbeitung in elektronischen Systemen.

Schulungen

Informationen zu Kursen und Ausbildung sowie zu Team- und Inhouse-Schulungen erhalten Sie bei:

Dorothee Wellens-Mücher
Rudolf-Schulze-Weg 43
28357 Bremen
Telefon 0421/4349069

https://www.mediakupress.de/

Danke

Zunächst möchte ich mich bei allen Patientinnen und Patienten bedanken, die sich auf die Akupressur eingelassen und das Erlebte beschrieben haben. Danke an alle Kolleginnen und Kollegen, nicht nur dafür, dass sie diese Erfahrungen an mich weiterleiteten, sondern auch für die vielen Gespräche, die Ermutigung und Unterstützung, diese Arbeit zu entwickeln und nach außen zu tragen.

Einen ganz besonderen Dank möchte ich meinem Mann Jürgen Mücher aussprechen. Er unterstützt mich seit mehr als 30 Jahren bei meiner Arbeit, zu der er mich immer wieder ermutigt, bei der er mich fachlich berät und mir ein wohlwollend kritischer Supervisor ist. Bei meiner Arbeit an diesem Buch hat er sehr viel dazu beigetragen, die rechten Worte und Formulierungen zu finden.

Herzlichen Dank an Gregor Wellens, der alle Texte auf Verständlichkeit gelesen und sie in Bezug auf Grammatik und Rechtschreibung vorkorrigiert hat. An Michael Eickmann und Jürgen Gocke dafür, dass sie mir ein Wochenende Zeit und Arbeit geschenkt haben, um die Inhalte durch aussagekräftige Fotos zu veranschaulichen. An Volker Dominiczak, der mich seit Jahren mit seinen Kenntnissen und Ideen in Sachen Grafik und Gestaltung unterstützt.

Ohne alle diese Hilfe und Unterstützung hätte ich nie den Mut gehabt, dieses Buch zu schreiben.

Bremen, Mai 2016

Literatur

Akupressurband (2013). Zusammenfassung klin. Studien über Behandlung von Schlafstörungen mittels Akupressur. www.akupressurband.ch/Schlaftest.pdf, Zugriff am 19.04.2016.

Akupunktur Magazin (2008). Aus der Forschung. In: Akupunktur Magazin, 2, S. 2.

aerzteblatt.de (2011). Schmerzmittel lindern Agitiertheit bei Demenz. www.aerzteblatt.de/nachrichten/46665/Schmerzmittel-lindern-Agitiertheit-bei-Demenz, Zugriff am 19.04.2016.

Beinfield H & Korngold E (2003). Traditionelle chinesische Medizin und westliche Medizin. 2. Aufl. München: O.W. Barth.

Berendt JE (2001). Es gibt keinen Weg, es gibt nur gehen. 3. Aufl. Frankfurt a. M.: Verlag Zweitausendeins.

Collins KB & Thomas DJ (2004). Acupuncture and acupressure for the management of chemotherapy-induced nausea and vomiting. In: J Am Acad Nurse Pract. 16(2):76–80. http://www.ncbi.nlm.nih.gov/pubmed/15055425, Zugriff am 19.04.2016.

Gardani G, Cerrone R, Biella C, Mancini L, Proserpio E, Casiraghi M, Travisi O, Meregalli M, Trabattoni P, Colombo L, Giani L, Vaghi M & Lissoni P (2006). Effect of acupressure on nausea and vomiting induced by chemotherapy in cancer patients. In: Minerva Med. 97(5): 391–4. http://www.ncbi.nlm.nih.gov/pubmed/17146420, Zugriff am 19.04.2016.

Hempen CH (1988). Die Medizin der Chinesen. München: Goldmann.

Hoff B (1987). Tao Te Puh. Essen: Synthesis Verlag.

Kaptchuk TJ (1988). Das große Buch der chinesischen Medizin. München: O.W. Barth.

Lusseyran J (1995). Das wiedergefundene Licht. 7. Aufl. München: dtv.

Maciocia G (1994). Die Grundlagen der chinesischen Medizin. Kötzting: Verlag für traditionelle chinesische Medizin.

Molassiotis A, Helin AM, Dabbour R & Hummerston S. (2007). The effects of P6 acupressure in the prophylaxis of chemotherapy-related nausea and vomiting in breast cancer patients. In: Complement Ther Med. 15(1): 3–12. http://www.ncbi.nlm.nih.gov/pubmed/17352966, Zugriff am 19.04.2016.

Mücher J (1995). Materialien zum Verständnis und Behandlung von Psycho-emotionalen Störungen im Sinne der TCM. Skript.

Mücher J (2001). Die fünf Shen. Skript.

Ohashi W (1993). Körperdeutung, östliche Diagnose und Therapie. Freiburg: Verlag Hermann Bauer.

Pothmann R (2008). Akupressur, Akupunktur & Co. zur Schmerzlinderung. http://www.stiftung-leben-pur.de/fileadmin/user_upload/slp/Tagung_2008_Schmerz/PDF/Akupunktur-Schmerz_Behindertes_Kind_Manu-LebenPur08.pdf, Zugriff am 19.04.2016.

Pschyrembel (2007). Klinisches Wörterbuch. 261. Aufl. Berlin: De Gruyter.

Schnorrenberger CC (1985). Lehrbuch der chinesischen Medizin für westliche Ärzte. 3. Aufl. Stuttgart: Hippokrates.

Silberstorff J (2012). Laozi's »Dao De Jing« kommentiert von Meister Jan Silberstorff. Bad Rothenfelde: Lotus Press.

Wellens-Mücher D (2011). Nach alter Lehre Leiden mindern. In: Pflegezeitschrift 64, 9: 532–535.

Stichwortverzeichnis

A

Agitiertheit 160
Akupunkturpunkte 16
Alptraum 151
ampuku 66, 134, 138, 148, 152, 159
Angst 49, 67, 108, 141, 154, 165
Anspannung 48, 58, 59
Appetit 134
Appetitlosigkeit 124
Asthma 110
Atemnot 21, 60, 108, 125, 148, 149

B

Bauch 26, 45, 66, 108, 119, 130, 135
Berührung 32
Beweglichkeit 84
Bluthochdruck 73

C

Colitis ulcerosa 135
COPD 112

D

dantian 67
Darm 134
Darmverschluss 138
Dauerstimulation 40
degenerative Muskelerkrankung 82
Distalpunkt 15
Druckentlastende Matratze 57
Druckstärke 25
Durchfall 134

E

Einschlafstörung 64

Erbrechen 124

F

Facialisparese 90
Fieber 97
Finalphase 162
Funktionskreise 20
Furcht 143

G

Geist 141
Gesichtsödeme 116
Gitterpflaster 43, 84, 112, 123
Gürtelrose 88

H

Handakupressur 75
Harnverhalt 122
Hirnschrittmacher 94
Husten 98

K

Kiefersperre 90
Kontraindikation 38, 46
Kontrakturprophylaxe 56
Kopfschmerz 59, 95, 145
Krampfanfall 94

L

Leitbahnen 16
Lipödem 121
Lokalpunkt 15
Lumbalpunktion 95

M

Magenvirus 127
Medikamentenübelkeit 129
Menstruation 93
Morbus Crohn 135
Mukoviszidose 112
Muskelatrophie 85
Muskeldystrophie 85
Muskeltonus 84

N

Nasennebenhöhlen 90

O

Obstipationsprophylaxe 137
Ödeme 60, 114

P

Panik 39
Parkinson 65
Prüfungsangst 147
Pseudokrupp 107
Punktlokalisation 27

Q

qi 17, 18, 27, 45, 48, 84, 107
Qi-Fülle 84
Querschnittslähmung 92

R

Regional wirksame Fernpunkte 86
Reiseübelkeit 129
Reizdarmsyndrom 139
Rigor 60

S

Schlafstörung 151
Schluckauf 131
Schmerz 150, 159
Schwäche 130
Schwangerschaftsübelkeit 129

Seele 162
Selbstbehandlung 72
Sondennahrung 130
Spitzfuß 101
Sterben 67
Sterbeprozess 164
Sub-Ileus 130

T

Tastbefund 45
Tiefensensibilität 55
Tremor 60
Trigeminusneuralgie 90

U

Übelkeit 124
Unruhe 60

V

Verschleimung 172
Verstopfung 135

W

Wandlungsphasen 20
– Erde 23
– Feuer 83
– Holz 22
– Metall 127
– Wasser 21
Wirbelsäule 58, 95, 111
wuwei 25, 100

Y

Yang 20
Yin 19

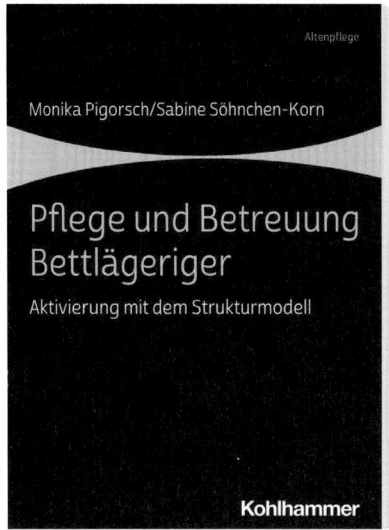

Monika Pigorsch/Sabine Söhnchen-Korn

Pflege und Betreuung Bettlägeriger

Aktivierung mit dem Strukturmodell

2021. 106 Seiten mit 2 Abb. und 1 Tab. Kart.
€ 19,–
ISBN 978-3-17-039367-7

Bettlägerigkeit hat viele Ursachen. In der Regel wird das Augenmerk in dieser Situation auf eine gute medizinische und pflegerische Versorgung gelegt.
Die körperliche Ebene rückt in den Vordergrund. Dabei geschieht es leicht, dass die Persönlichkeit des Betroffenen, mit allem was dazu gehört, in den Hintergrund gerät oder gar nicht mehr wahrgenommen wird. Zu den Aufgaben von Pflegenden muss also auch gehören, Identität, Würde und Teilhabe des bettlägerigen Menschen zu stärken.
Dieses Buch liefert in einem ersten Teil theoretische Hintergründe zu Bettlägerigkeit, stellt hilfreiche Konzepte und Methoden zum ganzheitlichen Umgang – auch mit dementiell veränderten Menschen – vor, gibt Anregungen zur Gestaltung des Lebensbereiches Bett und erläutert das neue Strukturmodell in übersichtlicher Form. In einem zweiten Teil werden über 60 konkrete Übungen zur Aktivierung am Bett dargestellt. Es werden Möglichkeiten aufgezeigt, wie Menschen, deren Lebensmittelpunkt das Bett ist, wieder teilweise selbstbestimmt und autonom handeln können. Weiterhin wird das Selbstbewusstsein erhalten und gefördert, damit es nicht zu apathischen und resignativen Verhaltensweisen kommt. Mit ein wenig Vorbereitung, Zeit und Geduld werden Betreuende, Pflegende und ehrenamtliche Mitarbeiter viel Freude bei sich selbst und den erkrankten Menschen wahrnehmen.

Auch als E-Book erhältlich.
Leseproben und weitere Informationen: shop.kohlhammer.de